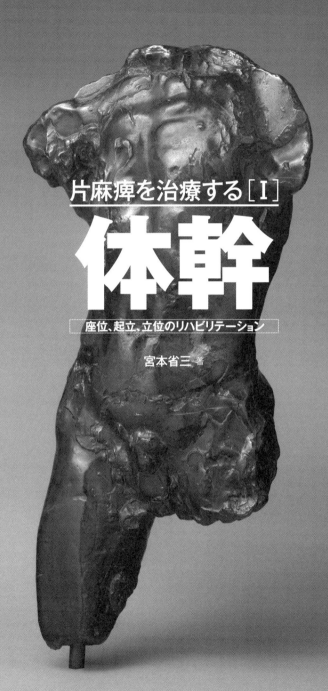

片麻痺を治療する［I］

体幹

座位、起立、立位のリハビリテーション

宮本省三 著

協同医書出版社

「トルソ」（Auguste Rodin, 1877-78　メトロポリタン美術館）

脳は筋肉のことなど何も知らない、運動を知るだけである
　　　　　　　　　　　　　——John Hughlings Jackson, 1889

脳は身体のすべての運動を同時的に制御できる
　　　　　　　　　　　　　　　——Carlo Perfetti, 1998

はじめに 「トルソ」

「体幹(trunk)=身体の中心」は「胴体(torso)」と呼ばれる。トルソとはイタリア語で「木の幹」という意味である。美術の世界ではギリシャ時代の壊れた彫刻で頭部や手足を欠いた胴体像を指す。それをひとつの芸術作品として扱った最初の彫刻家が François-Auguste-René Rodin (1840-1917) である。ロダンは壊れたギリシャ時代の彫像の胴体の形に無限の美が宿っていると感じたという。彼の手によってトルソは芸術として昇華した。

ロダンのトルソに"まなざし"を向けてみよう。誰もが「ある一定の量をもったかたまり」から生命力の喚起を感じ取るだろう。それは「肉体の重量感(存在の重み)」と「肉体の内部空間のフォルム(存在の空間的な変容性)」の融合である。そして、この融合の秘密を「量塊(mass=質量)」という。

また、トルソには安定性と不安定性の調和が宿っている。それは量塊が「支持性(stability)」と「可動性(mobility)」という相反機能を有しているからである。トルソには静止と動きの「アンビバレンス(ambivalence=両価性)」が同居している。いつも静止は動きに向かい、動きは静止に向かっている。そして、この形態の秘密を「姿勢と運動の一体化(Gestalt=ゲシュタルト)」という。あるいは、「運動モルフォロギー(Morphologie=型や像)」という。

確かに、身体が動く時、頭部や四肢は声高に叫び、体幹は沈黙しているかのように見える。しかし、それは致命的な錯覚である。トルソの発する声に耳を澄ませば量塊がいつも自らの存在を強く主張していることがわかるはずだ。あるいは、トルソの静止と動きを見つめれば姿勢と運動が調和していることがわかるはずだ。つまり、トルソの「アイデンティティ(identity)」は、自らの量塊の動的な変化をつくり出すことによって姿勢と運動を統合する点にある。

そして、トルソは空間を知覚する「生きる肉塊」である。さらに、生物的には内臓を収納しているし、途切れることなく呼吸調節を営んでいるし、人間的な情動(エモーション)を喚起する能力も有している。

したがって、この「ある一定の量をもったかたまり」は想像以上に複雑な知覚運動システムを有している。一体、何のために運動するのか、知覚するのか、呼吸するのか、情動を喚起するのか。それは「行為(action)」するためである。トルソは頭部や上下肢と連動して無数の「運動スキル(skill)」を生み出している。

だから、セラピストは体幹への"まなざし"を研ぎ澄ますべきである。そして、この行為する「身体の中心」、空間を知覚する「生きる肉塊」、運動スキルに満ちた「柔軟な胴体」の回復を図るリハビリテーション治療を探求すべきである。

目　次

はじめに　「トルソ」

第Ⅰ部　片麻痺の体幹を理解する ──────────● 1
　　　　エビ足の少年 ● 2

第1章　片麻痺の体幹への"まなざし" ──────────● 3
　1.1　片麻痺の臨床神経学 ● 3
　1.2　片麻痺の体幹への"まなざし"の誕生 ● 5
　1.3　片麻痺の体幹と姿勢の神経生理学 ● 6
　1.4　片麻痺の体幹とジャクソニズム ● 9
　1.5　片麻痺の体幹へのリハビリテーション ● 10
　1.6　片麻痺の体幹へのブルンストローム法とボバース法 ● 12
　1.7　片麻痺の体幹へのデービス法と運動再学習プログラム ● 16
　1.8　片麻痺の体幹への認知運動療法 ● 17
　1.9　片麻痺の体幹の問題はまだ解決していない ● 19

第2章　座位と体幹の運動分析 ──────────● 21
　2.1　座位の再獲得と再学習 ● 21
　2.2　正しい座位 ● 22
　2.3　座位の安定性と不安定性 ● 26
　2.4　体幹の運動分析 ● 30
　2.5　体幹の予測的姿勢制御、筋のシナジー、重力の学習 ● 34
　2.6　座位への発達 ● 39
　2.7　体幹の知覚と空間認知 ● 42
　2.8　座位は"生活の質（QOL）"に直結する ● 42

第3章　片麻痺の体幹の崩れ ──────────● 45
　3.1　片麻痺の「体幹の崩れ」● 45
　3.2　体幹の崩れが最重度な症例 ● 47
　3.3　体幹の崩れが重度な症例 ● 50
　3.4　体幹の崩れが中等度な症例 ● 52
　3.5　体幹の崩れが軽度な症例 ● 54
　3.6　体幹の崩れがほぼ正常な症例 ● 57
　3.7　体幹のアライメント異常の観察 ● 57
　3.8　体幹の「目に見えない問題」を観察する ● 60
　3.9　体幹の崩れを修正する能力の観察 ● 62

第4章　なぜ、体幹の崩れが生じるのか？ ●63

- 4.1　体幹の崩れは痙性麻痺が原因である？ ●63
- 4.2　体幹の崩れは弛緩麻痺が原因である？ ●66
- 4.3　体幹の崩れは前皮質脊髄路の損傷が原因である？ ●67
- 4.4　体幹の崩れは内側運動制御系の機能解離が原因である？ ●69
- 4.5　体幹の崩れは体性感覚空間の変容が原因である？ ●71
- 4.6　体幹の崩れは正中線の偏位が原因である？ ●75
- 4.7　体幹の崩れは半側空間無視やプッシャー症候群によって生じる？ ●77
- 4.8　体幹の崩れは「坐骨がない」のが原因である？ ●82

第5章　体幹の姿勢制御とリハビリテーション ●85

- 5.1　体幹の姿勢制御の回復を目指す ●85
- 5.2　座位のリハビリテーションにおける基本原則 ●85
- 5.3　急性期のベッド・サイドでの座位保持訓練 ●86
- 5.4　側臥位から座位への移動 ●87
- 5.5　座位における静的な体重移動 ●87
- 5.6　座位における動的な体重移動 ●88
- 5.7　座位バランス訓練としての体重移動 ●90
- 5.8　座位バランス訓練としての上下肢の操作 ●92
- 5.9　座位バランス訓練としての支持基底面の操作 ●95
- 5.10　膝立ち位と片膝立ち位での体幹のバランス訓練 ●97
- 5.11　椅子からの起立訓練 ●98
- 5.12　体幹の姿勢制御はシステムの産物である ●98

第6章　体幹は運動の巧緻性に満ちている ●103

- 6.1　体幹は木の幹で、四肢は枝なのか？ ●103
- 6.2　体幹の運動は粗大で、手の運動は巧緻なのか？ ●104
- 6.3　体幹の感覚は鈍感で、手の感覚は敏感なのか？ ●105
- 6.4　体幹は姿勢で、四肢は随意運動なのか？ ●107
- 6.5　体幹は自動的で、四肢は意図的なのか？ ●109
- 6.6　体幹は無意識的で、四肢は意識的なのか？ ●110
- 6.7　体幹と四肢は同時に運動制御されている ●112
- 6.8　体幹への"まなざし"の転換 ●117

第7章　脳のなかの体幹 ●123

- 7.1　ホムンクルスの体幹 ●123
- 7.2　体性感覚野の「知覚情報処理プロセスのヒエラルキー」 ●124
- 7.3　第一次体性感覚野における手の身体部位再現 ●124
- 7.4　第一次体性感覚野における体幹の身体部位再現 ●128

- 7.5 第二次体性感覚野における体幹の身体部位再現 • 131
- 7.6 頭頂連合野における身体部位再現 • 132

第8章 "脳のなかの体幹"の病態を探求する ——————————— • 137
- 8.1 体幹の身体意識の病態 • 137
- 8.2 体幹の変容性、可変性、適応性の病態 • 139
- 8.3 体幹の変容性の病態 • 139
- 8.4 体幹の可変性の病態 • 141
- 8.5 体幹の適応性の病態 • 145
- 8.6 体幹の認知過程の病態 • 146
- 8.7 体幹の身体図式の病態 • 147
- 8.8 体幹の運動イメージの病態 • 154
- 8.9 体幹のキネステーゼの病態 • 156
- 8.10 体幹のアフォーダンスの病態 • 156
- 8.11 行為の意図の病態 • 156
- 8.12 体幹のリハビリテーションの羅針盤 • 157

第Ⅱ部 片麻痺の体幹を治療する ——————————————— • 159
ゾウの鼻、カメの甲羅、ヴァルパンソンの浴女 • 160

第9章 体幹の行為、機能、情報の回復を目指す ————————— • 161
- 9.1 行為、機能、情報のヒエラルキー • 161
- 9.2 体幹の機能システム • 164
- 9.3 体幹の対称機能 • 165
- 9.4 体幹の垂直機能 • 166
- 9.5 体幹の支持機能 • 168
- 9.6 体幹の到達機能 • 169
- 9.7 体幹の機能システムの評価 • 171
- 9.8 体幹の機能システムの回復を目指す • 172

第10章 体幹の認知神経リハビリテーション ————————————— • 175
- 10.1 体幹の何の回復を、どのように達成するのか？ • 175
- 10.2 どのような片麻痺患者に適用するのか？ • 176
- 10.3 体幹の行為、機能、情報の回復を、脳の認知過程の活性化によって達成する • 176
- 10.4 体幹の認知神経リハビリテーションの基本概念 • 177
- 10.5 体幹に認知問題を適用する • 180
- 10.6 体幹への空間問題 • 182

- 10.7　体幹への接触問題 • 184
- 10.8　体幹に対する訓練の組織化 • 186
- 10.9　訓練の目的、テーマ、内容、方法、目標 • 187

第11章　体幹の対称機能を治療する　　195
- 11.1　体幹の対称機能とは何か？ • 195
- 11.2　体幹の体性感覚空間に意識を向ける • 195
- 11.3　体幹の空間的な対称性を比較する • 199
- 11.4　体幹の接触的な対称性を比較する • 200
- 11.5　体幹と上下肢の空間アライメントの左右比較 • 204
- 11.6　体幹の左右比較の精密化と垂直位の保持 • 207
- 11.7　上下肢の左右比較の精密化と垂直位の保持 • 211
- 11.8　体幹の自己中心座標系と物体中心座標系の比較照合 • 212
- 11.9　体幹の対称機能の回復 • 213

第12章　体幹の垂直機能を治療する　　215
- 12.1　体幹の垂直機能とは何か？ • 215
- 12.2　体幹の垂直位への準備 • 215
- 12.3　体幹の崩れが最重度な症例 • 216
- 12.4　体幹の崩れが重度な症例 • 219
- 12.5　体幹の崩れが中等度な症例 • 221
- 12.6　体幹の崩れが軽度な症例 • 223
- 12.7　体幹の非対称性の修正 • 224
- 12.8　体幹の垂直位を目指す • 225
- 12.9　体幹の直立座位を試みる • 227
- 12.10　体幹の直立座位を保持する • 228
- 12.11　体幹の空間アライメントの微調整 • 231
- 12.12　体幹の直立座位と健側上肢の細分化 • 234
- 12.13　体幹の直立座位と患側上肢の細分化 • 236
- 12.14　体幹の直立座位と両側上肢の細分化 • 237
- 12.15　体幹の直立座位と健側下肢の細分化 • 239
- 12.16　体幹の直立座位と患側下肢の細分化 • 240
- 12.17　座位の意味、片麻痺の座位、座位での上下肢の機能検査 • 241

第13章　体幹の支持機能を治療する　　245
- 13.1　体幹の支持機能とは何か？ • 245
- 13.2　「直立座位の保持」から「直立座位の制御」へ • 246
- 13.3　体幹の方向づけ機能の回復 • 248
- 13.4　体幹の予測的姿勢制御機能の回復 • 251

13.5　体幹の重心移動を制御する機能の回復 • 260
13.6　体幹の直立座位と上下肢の運動を分離する機能の回復 • 265
13.7　座位バランスの随意的な制御の向上 • 269

第14章　体幹の到達機能を治療する ・・ • 271
14.1　体幹の到達機能とは何か？ • 271
14.2　リーチング空間の拡張 • 273
14.3　体幹の「立体配置（コンフォメーション）」 • 275
14.4　体幹と上肢のリーチングの連動と分離を目指す • 277
14.5　座位で体幹の直立位を制御して健側上肢を他動運動でリーチングする • 278
14.6　座位で体幹の直立位を制御して患側上肢を他動運動でリーチングする • 279
14.7　座位で体幹の傾斜位を制御して健側上肢を自動運動でリーチングする • 280
14.8　座位で体幹の傾斜位を制御して
　　　患側上肢を他動運動、自動介助運動でリーチングする • 281
14.9　不安定板上の座位で体幹の傾斜位を制御して
　　　健側上肢を他動運動、自動介助運動、自動運動でリーチングする • 283
14.10　不安定板上の座位で
　　　体幹の傾斜位を制御して患側上肢を他動運動でリーチングする • 284
14.11　不安定板上の座位で
　　　体幹の傾斜位を制御して患側上肢を自動介助運動でリーチングする • 285
14.12　不安定板上の座位で
　　　体幹の傾斜位を制御して患側上肢を自動運動でリーチングする • 286
14.13　体幹と上肢のリーチングの協調性は「行為に埋め込まれている」 • 287

第15章　座位から起立、立位、歩行へ ・・・・・・・・・・・・・・・・・・・・・・・・・・・・・・・・・・・・・・ • 289
15.1　起立 • 289
15.2　起立のための治療 • 295
15.3　立位 • 298
15.4　立位のための治療 • 300
15.5　歩行 • 306
15.6　歩行時の体幹のグライダー機能 • 307
15.7　歩行のための治療 • 309

あとがき　体幹の回復への歩みを止めてはならない

第Ⅰ部 片麻痺の体幹を理解する

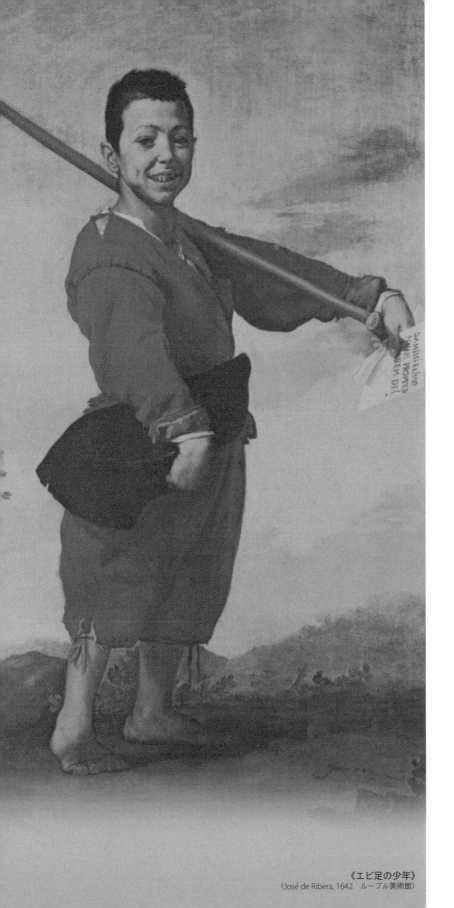

《エビ足の少年》
(José de Ribera, 1642　ルーブル美術館)

エビ足の少年

　1642年にホセ・デ・リベーラ(José de Ribera, 1591-1652)が描いた《エビ足の少年(Le pied bot)》に"まなざし"を向けることから始めよう。彼は貧しい庶民の姿を描いた画家として有名である。そして、描かれた少年は「片麻痺」である。

　右半身の手は屈曲拘縮を、足は内反尖足を呈している。エビ足とは不自由な足を意味する。兵士が銃を持つように杖を肩にかけているが普段は杖歩行しているだろう。リハビリテーションの臨床で働くセラピストなら、少年の手足の運動麻痺と変形・拘縮の状態から日常生活動作レベルは想像できるはずだ。

　また、おそらく「失語症」を伴っている。左手に「神のため、童(わらべ)になにとぞお施しを！」と書かれた紙を持っているのは、彼が物乞いであることの証だが、言葉が話せないからそうしているのだろう。

　だが、それにもかかわらず少年は笑っている。日々を力強く生きているように見える。リベーラは社会的な問題だけでなく、少年の内面を描こうとしているかのようだ。

　さらに、セラピストは「なぜ、少年が日々を力強く生きているように見えるのか？」という点に注意を向けるべきだと思う。

　それは少年の「体幹」が大地に対して直立しているからではないだろうか。右半身の足－膝－股－肩のラインが重力に対して垂直に描かれている。この身体各部の「空間アライメント(配列)」によって立位姿勢の安定性が表現されている。

　一方、リハビリテーションの臨床には、体幹が崩れたままの座位姿勢や立位姿勢を呈する片麻痺患者たちが大勢いる。それと比較すると少年は何と素晴らしい立ち姿をしていることだろう。だから、彼の笑顔から希望のようなものを感じるのではないだろうか。

　片麻痺のリハビリテーションでは手足の運動麻痺の回復が重要視される。もちろん、セラピストは体幹の回復も考慮しているだろう。しかし、すべての片麻痺患者が少年のような立位姿勢にまで回復できるとは限らない。また、近年の早期リハビリテーションでは日常生活動作の再獲得が最優先されるが、それが体幹の崩れが出現したままの行為であってはならないだろう。

　リベーラが描いた《エビ足の少年》を見る時、手の屈曲拘縮と足の内反尖足のみに目を奪われてはならない。彼の体幹にも"まなざし"を向けるべきだと提言したい。

　もし、セラピストが片麻痺患者の体幹の問題に気づかなければ、患者も同様に手足の運動麻痺に目を奪われてしまう。

　セラピストと片麻痺患者は行為の回復のために、体幹への"まなざし"を共有すべきである。

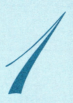

片麻痺の体幹への"まなざし"

1.1 片麻痺の臨床神経学

■ウェルニッケ・マン姿勢

　片麻痺の臨床神経学の歴史において、最初に誰が「体幹」に"まなざし"を向けたのだろうか？

　19世紀後半、臨床神経学はフランスのサルペトリエール病院のCharcotやBabinskiによって開花した。既に、当時の神経科医たちは片麻痺が錐体路損傷に起因する「痙性麻痺」であることを知っていた。

　1880年にCharcotは神経疾患患者の写真を数多く残している。その中の片麻痺患者の写真では上肢の運動麻痺と手の変形・拘縮が強調されている。体幹は正面を向いて直立しており、座位姿勢にはまったく問題がないように見える（図1.1）。

　また、1881年にイギリスのJamesが片麻痺の写真を残している。この写真も同様に上肢の運動麻痺と手の変形・拘縮に注目している（図1.2）。

　そして、1889年にドイツのWernickeとMannが片麻痺に特有な「ウェルニッケ・マン姿勢 (Wernicke-Mann posture)」を報告している。上肢は屈筋優位で肩屈曲・内転・内旋、肘屈曲、前腕回内、手屈曲、手指屈曲（mass flexion）、母指内転（thumb in palm）位を呈する。下肢は伸筋優位で股伸展・内転・内旋、膝伸展、足底屈、内反位を呈する。

　このWernickeとMannの論文に写真はないが、1904年にドイツのDornblüthは「ウェルニッケ・マン姿勢」の絵を掲載している（図1.3）。それには体幹の姿勢異常として上部体幹の回旋と肩甲帯の後退（retraction）が描かれている。しかし、やはり典型的な上下肢の運動麻痺と変形・拘縮に注目している。

　ここで強調しておきたいのは、19世紀後半の臨床神経学では片麻痺の上下肢の運動麻痺や変形・拘縮が注目され、体幹を無視している点である。

　つまり、片麻痺の体幹の姿勢異常の分析には踏み込んでいない。当時、フランス、イギリス、ドイツの臨床神経医たちは片麻痺に"まなざし"を向けたが、体幹には"まなざし"を向けていなかった。

第1章——片麻痺の体幹への"まなざし"

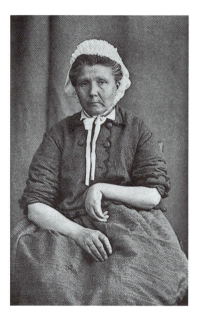

図1.1　片麻痺（Regnard P：Iconographie photographique de la Salpêtrière: service de M. Charcot. Progrès médical, 1880 より）

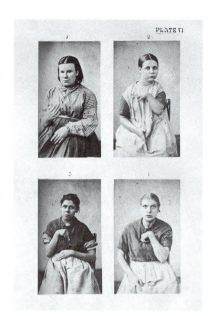

図1.2　片麻痺（Damien H：Medicine cabinets. L & M Arts, 1881(in James) より）

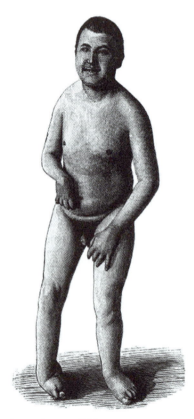

図1.3　片麻痺の「ウェルニッケ・マン姿勢」（Dornblüth O：Kompendium der Psychiatrie für Studierende und Ärzte. Kessinger legacy reprints, 1894 より）

1.2 片麻痺の体幹への“まなざし”の誕生

■ジャクソンとビーバーの観察

臨床神経学の歴史において、最初に片麻痺の体幹に“まなざし”を向けたのはロンドン国立神経病院のJacksonと弟子のBeevorである。

Beevorによれば、Jacksonは1898年に片麻痺患者の座位について「左片麻痺では右側の脊柱起立筋（下部線維）の弱化がある」と指摘している。これは左片麻痺患者が座位で左側に体幹が傾斜した時に、反対側の脊柱起立筋の筋収縮が生じていないことの臨床観察である。

そして、Beevorは1909年に「片麻痺における体幹の運動麻痺」という論文を発表している（図1.4）。これは座位傾斜時の麻痺側の体幹の筋活動についての症例報告である。

まず、正常では背臥位で体幹を側屈する時は同側の脊柱起立筋が求心性収縮（短縮性収縮；shortening contraction）として作用するが、座位で身体の正中線から側方傾斜する時は、反対側の脊柱起立筋が遠心性収縮（伸張性収縮；lengthening contraction）して側方傾斜による転倒を防ぐとしている。

その上で、左片麻痺患者の座位での側方傾斜時の体幹筋（脊柱起立筋、外腹斜筋）の求心性収縮と遠心性収縮を、他動運動と自動運動で調べている。その結果、左片麻痺患者は身体の正中線より左側に傾斜する場合は両側のすべての筋が体幹を制御するのは困難であったと述べている。一方、正中線より右側に傾斜する場合の体幹は制御されていると述べている。

つまり、左片麻痺患者の体幹が左側に傾斜する時、健側である右側の体幹筋が収縮して直立座位を保持することができない点を指摘している。一方、右側に傾斜する時は、患側である左側の体幹筋は収縮すると指摘している。これは体幹筋の作用としては運動学的に矛盾する奇異な現象である。そして、体幹の側方傾斜の制御には、脊柱の屈曲や伸展と同様に、正中線の両

Remarks

ON

PARALYSIS OF THE MOVEMENTS OF THE TRUNK IN HEMIPLEGIA,

AND THE MUSCLES WHICH ARE AFFECTED.

BY THE LATE CHARLES E. BEEVOR, M.D., F.R.C.P.,

LATE PHYSICIAN TO THE NATIONAL HOSPITAL, QUEEN SQUARE, AND TO THE GREAT NORTHERN CENTRAL HOSPITAL.

THIS paper is intended to show that in some cases of hemiplegia—let us say left—the trunk muscles of *each* side act weakly when they take part in left-sided movements, and the same muscles act normally when they take part in right-sided movements; also that the movements of the trunk requiring bilateral action of muscles are very little, or not at all, affected. The question is discussed of the change in representation of one and the same group of muscles from one hemisphere to the other accordingly as they act in right-sided or left-sided movements; and also the question of the representation of movements requiring bilateral action of muscles in one or both hemispheres.

図1.4 「片麻痺における体幹の運動麻痺」（Beevor CE：Remarks on Paralysis of the movements of the trunk in hemiplegia, and the muscles which are affected. Br Med J.1(2519)：881-885, 1909より）

側に存在する左右の体幹筋(脊柱起立筋、外腹斜筋)の同時収縮が必要だと考察している。

　このBeevorによる片麻痺の体幹の筋活動の研究は、神経疾患の鑑別診断を重要視する臨床神経学にとって大きな発見ではないだろう。しかしながら、片麻痺のリハビリテーションにとっては先駆的で貴重なものである。なぜなら、20世紀初頭には、まだ「体幹の姿勢制御」は分析されていなかったにもかかわらず、片麻痺の座位における体幹筋の抗重力活動を姿勢反応の視点から分析しているからである。

1.3　片麻痺の体幹と姿勢の神経生理学

■「姿勢は影のように運動に寄り添う」(シェリントン)

　19世紀後半にJacksonは「中枢神経系の階層説(hierarchy of central nervous system)」を提唱していた。20世紀に入ると神経生理学が進歩し、ネコやサルの動物実験によって「姿勢のメカニズム」が研究されるようになる。

　その出発点は20世紀初頭のSherringtonによる姿勢の動物実験であろう。彼はネコの中脳と脳幹の間で神経線維を離断すると「除脳硬直(decerebrate posturing)」が出現することを発見した。除脳硬直では全身の固縮(rigidity)が生じ、上肢は肘伸展、前腕回内、手関節屈曲する。下肢は股関節内転、膝関節伸展、足関節底屈する。そして、体幹は伸展筋が過緊張して「後弓反張(opisthotonus)」となる。これは中脳や脳幹が損傷を受けると体幹筋の抗重力活動が消失することを意味していた。

　Sherringtonは筋の伸張反射、姿勢反応、随意運動などの神経メカニズムを研究して1932年にノーベル生理学・医学賞を受賞した。そして、姿勢と運動の制御が「中枢神経系の統合作用(integration of central nervous system)」であることを強調し、「姿勢は影のように運動に寄り添う(Posture follows movement like a shadow)」と述べている。

■「すべての運動は姿勢に始まり、姿勢に終わる」(マグヌス)

　1920年代からはMagnusがネコの動物実験による「姿勢反射(postural reflex)」の研究を開始し、脳幹レベルの「陽性支持反応(PSR；positive supporting reaction)」、「対称性緊張性頸反射(STNR；symmetrical tonic neck reflex)」、「非対称性緊張性頸反射(ATNR；asymmetrical tonic neck reflex)」などを発見した。

　また、Magnusは「落下傘現象(parachute phenomenon)」と名づけた「頭部と体幹の立ち直り反応(righting reaction)」と「四肢の平衡反応(equilibrium reaction)」の組み合わせについても報告している。これはネコが高所から落下する時、全身の動きをパラシュートのように制御して着地の準備をすることからつけられた。ネコを高所から落下させると地面に近づくにつれて頭部と体幹を回旋し、四肢を伸ばして着地に都合のよい保護的な準備姿勢を取る。これは頭部－体幹－四肢を協調させて墜落時の衝撃に備える姿勢制御である(図1.5)。

　1926年にMagnusはキャメロン賞の記念講演で動物の姿勢反射と姿勢反応についての研究をまとめて報告した。この報告によって姿勢の神経生理学が確立した。

　Magnusの研究はヒトを対象としたものではなかったが、彼は「すべての運動は姿勢に始まり、姿勢に終わる」と述べている。

■**座位には体幹の立ち直り反応、上肢のパラシュート反応、四肢の平衡反応が必要である**

　1920年代にSchaltenbrandがサルに座位を取らせて上肢の「保護伸展反応(パラシュート反応)」を研究し、ヒトの乳児での出現状況と比較している(図1.6)。上肢のパラシュート反応は体幹の急激な傾斜に即応する防御的な体重支持反応であり、転倒を体幹の立ち直り反応によって制御できない時に発現する。また、座位バランスの保持には手の把持機能から体重支持機能への発達も必要となる。そして、それに引き続いて四肢の「平衡反応」が出現するため、座位や立位の姿勢制御には体幹の立ち直り反応、上肢のパラシュート反応、四肢の平衡反応の3要素が必要だとする解釈が定着していった。

　なお、片麻痺の異常な姿勢反射については1916年にSimonsが片麻痺の他動的な頭部の回旋によって四肢の筋緊張が変化することを先駆的に報告している(図1.7)。1925年にはDavisが脳性麻痺児における除脳硬直や非対称性緊張性頸反射(ATNR)の四肢と体幹への影響につ

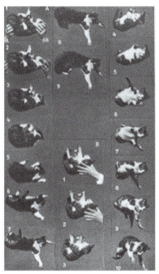

図1.5　ネコの落下傘現象（Magnus R：Cameron prize lectures on Some results of studies in the physiology of posture. Lancet. 208(5377)：585-588, 1926 より）

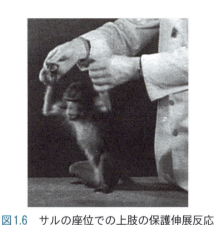

図1.6　サルの座位での上肢の保護伸展反応（パラシュート反応）の研究
(Schaltenbrand G：Normal Bewegungs und Haltungs und Lagereaktionen bei Kindern. Zeitschr Nervenheilk, 1925 より)

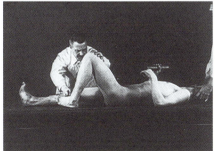
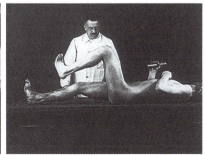

図1.7　片麻痺の頸部の回旋による四肢の筋緊張変化（Simons A：Tonic neck reflexes with hemiplegic "Mitbewegungen" (associated reactions). Cinematography from 1916-1919 より）

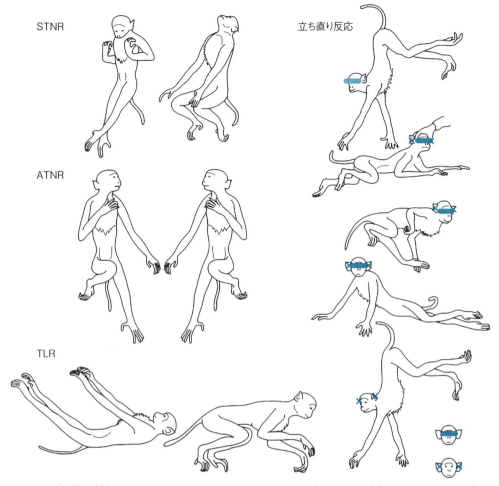

図1.8 「姿勢反射（STNR、ATNR、TLR）」と「頭部と体幹の立ち直り反応（righting reaction）」
(Twitchell TE：The restoration of motor function following hemiplegia in man. Brain. 74(4)：443-480, 1951 より)

いて研究している。これによって頭部の回旋が体幹や四肢の筋緊張を変化させることが明らかになった。また、1951年には時実が「緊張性腰反射（tonic lumber reflex）」を発見している。これは体幹の回旋が四肢の筋緊張を変化させるというものである。解剖学的に体幹と四肢は離れているが、脳幹レベルの姿勢反射では全身的な運動パターンが出現することが明らかになった。

■ 片麻痺では体幹の立ち直り反応、上肢のパラシュート反応、四肢の平衡反応が出現しない

20世紀前半のSherringtonやMagnusによる姿勢反射や姿勢反応の動物実験は、乳児の運動発達と姿勢反射の関係性のみならず、成人の片麻痺にも出現する異常姿勢を説明するものであった。

そして、1930年から1950年代には小児の反射や反応が次々と発見され、乳児の運動発達年

齢と姿勢制御の関連性が明らかにされていった。

また、1950年代にはTwitchellが片麻痺の回復過程を研究し、片麻痺では原始反射や「姿勢反射(STNR、ATNR、TLR〔緊張性迷路反射〕)」が出現し、「頭部と体幹の立ち直り反応(righting reaction＝頸の立ち直り反応、身体に対する身体の立ち直り反応、視覚性の頭部と体幹の立ち直り反応、迷路性の頭部と体幹の立ち直り反応)」、上肢のパラシュート反応、四肢の平衡反応などが出現しないことを指摘した(図1.8)。

Twitchellの捉え方は臨床観察的な事実であり、脳性麻痺や片麻痺のリハビリテーションの世界に受け入れられていった。

1.4 片麻痺の体幹とジャクソニズム

こうしてJacksonの「中枢神経系の階層性」に基づく病態解釈がリハビリテーションの世界に定着してくることになる。

いわゆる「ジャクソニズム」の浸透である。中枢神経系の階層性は4つの発達段階に区分され、脊髄・脳幹レベルは「低次レベルの反射」であり、中脳・大脳皮質レベルは「高次レベルの反応」と捉えられた。また、片麻痺における低次レベルの姿勢反射の出現は「陽性徴候」であり、高次レベルの姿勢反応の消失は「陰性徴候」だと解釈された。

- 大脳皮質レベル……平衡反応(equilibrium reaction)
- 中脳レベル…………立ち直り反応(righting reaction)
- 脳幹レベル…………姿勢反射(postural reflex)
- 脊髄レベル…………原始反射(primitive reflex)

その結果、リハビリテーションの世界では片麻痺の座位や立位における体幹の姿勢制御の最大の問題は「頭部と体幹の立ち直り反応の消失(視覚性・迷路性)」に起因するとされた。除脳動物は体位が不安定な状態になっても、反応的に頭部や体幹を垂直位に維持することができない。一方、中脳が残存している動物では立ち直り反応が出現して維持できる。この立ち直り反応は両側の前庭器官を破壊すれば消失するため、迷路性の反応メカニズムとされている。そして、眼も視覚性の立ち直り反応を引き起こす重要な器官である。

また、立ち直り反射ではなく立ち直り反応と表現するのは、環境、身体状況、刺激、意図などによって必ずしも定型的に出現するとは限らないからである。つまり、立ち直り反応は重力に抗して頸や体幹の垂直位を保持しようとする意識的かつ意図的な環境適応能力という側面があり、原始反射や緊張性の姿勢反射のような絶対的な反射ではない。

臨床的には1960年代にMilaniが脳性麻痺児の反射・反応検査を発表し、立ち直り反応や平衡反応の検査がリハビリテーションの世界で定着した。

その後、我が国では島村が反射の生理学の知見をまとめ、臨床で片麻痺患者に対して各種の立ち直り反応や平衡反応の出現の有無が検査されるようになり、「体幹のリハビリテーション」を誕生させる誘因となった。

1.5　片麻痺の体幹へのリハビリテーション

■ハルシュバーグによる片麻痺の運動療法

　第二次世界大戦後の1950年代に、アメリカではRuskがリハビリテーション医学（理学療法・作業療法）の礎を築いた。また、1960年代にはHirshbergが片麻痺の運動療法（therapeutic exercise）を体系化した。

　Hirshbergは片麻痺の早期離床と早期リハビリテーションを提唱したことも有名である。それは長期臥床による廃用症候群（起立性低血圧、褥瘡、関節拘縮、筋力低下など）を予防し、麻痺肢の関節可動域訓練、健側肢の筋力強化、早期座位、起立訓練、歩行訓練、階段昇降訓練、下肢装具の適用、日常生活動作訓練などを行って社会復帰させるというものであった。また、起立訓練と階段昇降訓練は健側下肢の筋力強化を促すとして重要視した。

　しかしながら、Hirshbergは片麻痺の運動麻痺の回復は困難だとして、麻痺肢への関節可動域訓練以外の運動療法は推奨しなかった。また、体幹への運動療法については強調していない。おそらく、体幹の運動は早期座位、起立訓練、歩行訓練などに含まれると考えていたものと思われる。その運動療法の実際場面を提示した写真でも片麻痺患者の体幹の姿勢異常は認められない（図1.9）。

■ファシリテーション・テクニックの誕生

　これに対して神経生理学における姿勢反射や姿勢反応についての知見を、片麻痺の運動療法（therapeutic exercise）に応用したのがKabat、Brunnstrom、Bobath、Roodなどである。1950年代に「ファシリテーション・テクニック（促通手技、神経生理学的アプローチ）」と呼ばれる運動療法が誕生した。

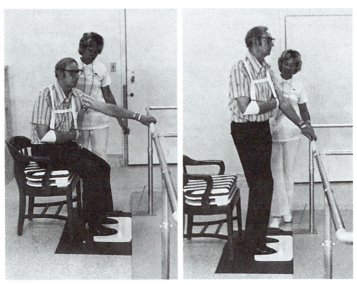

図1.9　片麻痺に対する運動療法（椅子からの起立訓練）（Hirschberg GG, et al.: Rehabilitation: a manual for the care of the disabled and elderly. J.B. Lippincott, 1964より）

それは片麻痺の運動麻痺の回復を目的としたリハビリテーション治療の始まりであった。ここではBrunnstromとBobathのアプローチについて説明しておく。

Brunnstromは、片麻痺における共同運動、連合反応、非対称性緊張性頸反射（ATNR）、陽性支持反応（PSR）などの出現は、Jacksonの中枢神経系の階層説による陽性徴候（解放現象）であり、座位や立位の立ち直り反応や平衡反応の消失は陰性徴候（脱落現象）であると解釈し、片麻痺の運動療法においては共同運動の分離が最も重要だとした。この共同運動の分離には上肢の運動の分離、下肢の運動の分離、そして体幹の運動の分離という考え方が含まれている。

また、Bobathは、脳性麻痺児や片麻痺患者が座位や立位で正しい抗重力姿勢を獲得してゆくためには、対称性緊張性頸反射（STNR）や非対称性緊張性頸反射（ATNR）といった脳幹レベルの姿勢反射を抑制（inhibition）し、中脳レベルの頭部と体幹の立ち直り反応や大脳皮質レベルの四肢の平衡反応といった姿勢反応を促通（facilitation）すべきだと解釈した。

■ブルンストロームとボバースによって片麻痺の体幹に対するリハビリテーションが始まった

そして、BrunnstromとBobathは片麻痺患者の座位、起立、立位、歩行を運動分析し、その改善のための運動療法のテクニック（手技）を提案した。たとえば、座位の不安定な患者に対する各種の「座位バランス訓練」が導入された。

これは片麻痺の体幹に対するリハビリテーションの始まりを意味する。体幹への運動療法の特徴としては、Brunnstromは座位での体幹の前屈、側屈、回旋といった体幹の分離運動を強調している（図1.10）。一方、Bobathは座位でのハンドリング（徒手操作）による頸部と体幹の立ち直り反応や四肢の平衡反応の促通を強調している（図1.11）。

1960年代から1980年代にかけて、こうした運動療法は臨床でのスタンダードなテクニックとして定着していった。それによって片麻痺の運動療法は関節可動域訓練や筋力増強訓練と

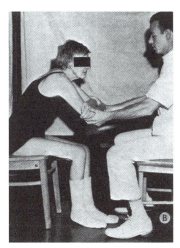

図1.10　片麻痺の座位における体幹の分離運動（Brunnstrom S：Movement therapy in hemiplegia: a neurophysiological approach. Harper & Row, 1970より）

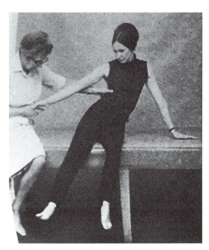

図1.11　片麻痺の座位における体幹の立ち直り反応と四肢の平衡反応の促通（Bobath B：Adult hemiplegia: evaluation and treatment. Heinemann Medical Books, 1970より）

いった運動学を基盤とする「機能訓練(functional exercise)」から、神経生理学を基盤とした特殊テクニック(手技)へと変わってゆく。

我が国ではこれを「ファシリテーション・テクニック」と呼んでいるが、姿勢反射や姿勢反応は視覚、前庭覚、関節の機械受容器、筋の固有受容器(筋紡錘)などからの感覚入力によって引き起こされる反射や反応の統合であると考える点と、その運動分析や治療には運動学の知見も応用されている点で、「神経運動リハビリテーション(neuromotor rehabilitation)」と呼ぶのが適切であろう。

その後、神経運動リハビリテーションは世界中のセラピストに支持され、世界各国に広まっていった。

BrunnstromとBobathは、片麻痺の手足の運動麻痺の回復に挑戦するリハビリテーション治療の先駆者であると同時に、片麻痺の体幹へのリハビリテーション治療の先駆者でもあるといえるだろう。

1.6　片麻痺の体幹へのブルンストローム法とボバース法

■ビーバーの先駆性と影響

BrunnstromとBobathは片麻痺の体幹の問題をどのように捉えていたのだろうか？　この点を再確認しておくことは、現代の片麻痺の体幹に対するリハビリテーション治療を考える上でも有益だと思われる。

二人は共にBeevorによる1909年の論文「片麻痺における体幹の運動麻痺」を自らの著書で引用している。また、それ以外に片麻痺の体幹についての研究は引用されていない。それ以降、片麻痺の体幹の研究は進歩しなかったと考えられる。

興味深いのは、Beevorが指摘した「座位で体幹が患側に傾斜した時、健側の体幹筋が収縮しないために垂直座位が取れない」という不思議な現象に二人とも気づいていることである。これはBeevorの研究の先駆性を示すと同時に、二人の臨床での観察の確かさを示している。また、その著書では片麻痺の座位と体幹の問題にかなりのページを使っている。ここでは、その中から体幹の運動分析と運動療法のポイントを紹介する。

■ブルンストロームによる体幹の運動療法

Brunnstromは『片麻痺の運動療法』(1970)で上肢、手指、下肢の「ブルンストローム・ステージ(Brunnstrom recovery stage)」と呼ばれる片麻痺の回復段階の評価表を発表しているが、体幹の回復段階は発表していない。

また、上肢と下肢への具体的な訓練方法を記載しているが、体幹については次のように述べている。

[坐位での体幹の訓練]

できるだけ早期に、背臥位より、むしろ坐位をとらせて訓練する。まず患者を坐位にすると、体幹のバランスが改善され、簡単な体幹運動のコントロールを覚えやすい。2番目にセラピストが、患者とお互いに面して坐ると、両者のコミュニケーションがとりやすく

なる。お互いに面して両者が坐ることは、いろいろな患者にとって大切なことであり、特に失語症の患者の場合は欠かせない。3番目には、セラピストが誘導して行う体幹の運動は、患者にまだ随意的なコントロールのない上肢の運動を促通したり、活性化するのに役立つ。4番目に、初期において坐位への上肢の方向づけは非常に重要である。それは非常に多くの重要な機能的動作は坐位で行なわれるし、背臥位から坐位へと、上肢のコントロールの引き継ぎは直接には必ずしも生じないからである。

[坐位での体幹バランス]

片麻痺患者の多くは、発作後早くから体幹のバランスはよいが、ある者は坐位で正しい対称的な体幹の姿勢が崩れる傾向をもっている。この傾向は、患者が車椅子に坐っている場合でもあらわれるが、検査や体幹バランスのためには、患者は肘受けのない頑丈な椅子に坐らなければならない。

[体幹の傾斜現象]

体幹の傾斜現象を観察するには、背もたれから離れて対称的な坐位を、まず患者に取らせるように介助する。介助をやめると、あたかも磁石に引かれるようにして、患者の体幹は患側に向かって傾斜し始める。傾斜してゆくのをほっておくと、しまいには倒れてしまう。

患者は、観察しないときは、患側にいつも傾斜をする。写真を撮ったとき、彼女は明らかにこの傾斜の傾向を知っており、右手で椅子のふちを摑んで支えていた。

傾斜が患側に向かって生ずるのは、むしろ奇妙である。いったん体の上体の重心が患側にややかたよると、健側の体幹筋は、その運動をとめる働きをする筋のはずであるが、これらの筋群は、体幹を中心線に引き戻すことができない。

患側に向かって体幹の傾斜が生ずるということは、一般にそうであるということを意味しているのではない。時には健側方向に対しての体幹の変位が観察されることがある。しかしながら、この場合の変位は、体幹の傾斜がだんだんと増大してゆくのではなく、むしろ、特定の姿勢としてあらわれる。健側に向かっての体幹の変位は、多分、代償的な習慣として、患者が反対方向に傾くのをさけるために、獲得したものと説明されるかも知れない。

[バランス反応を誘発する]

バランス反応を誘発する目的のために、坐位の姿勢を前後方向に、あるいは外側方向に、故意にバランスをくずしてみる。患者を驚かせないため、あらかじめ患者に説明しておく必要がある。まず最初に、少し押してバランスをくずし、次にもっと強く押してみる。肩関節を保護するために、患肢の保持のしかたを教えておかなければならない。

この腕の姿勢は、健手で椅子を摑むことを防ぐことにもなっている。この時期のバランス反応は、自動的ではないが、次第に患者に対して、不意に軽く押してやることができるようになる。患者が傾斜しやすい方向に押して、バランスをくずしてみることは、特に重要である。2人のセラピストがこれを行い、1人は患者のうしろに立っていて、安全を確保する。

そして、この後に「前方と前方斜めへの体幹の屈曲」と「体幹の回旋」についての具体的な訓練の方法が記述されている。

◆ブルンストロームの指摘する"奇妙さ"
このようにBrunnstromは片麻痺の体幹への運動療法は座位から始めることを推奨している。特に、座位での体幹の傾斜を問題視しており、患側に傾斜した時、反対側（健側）の体幹筋の収縮によって垂直位に戻そうとしない点を"奇妙"だとしている。この奇妙さはBeevorの観察と同様であり興味深い。また、健側に向かって傾斜する座位を取る症例の場合、それは患側への転倒を防ぐための代償運動だろうと推察している。

Brunnstromのテクニックは四肢の共同運動や連合反応を利用して随意収縮を促したり、共同運動の分離を促すことで有名だが、体幹に対してはバランス反応の誘発を強調している。

■ボバースによる体幹の運動療法
一方、Bobathは『片麻痺の評価と治療』(1970)で片麻痺の体幹について次のように記述している。

> [坐位における体幹のバランス]
>
> 坐る時、患者は患側へ倒れがちである。患者はそうなることを恐れており、その結果、患側殿部に体重をかけようとしない。屈筋痙性は、体幹の側屈とともに、頭部と頸部を患側方向に側方へ引き込む。この屈曲パターンは、上肢の屈曲および肩甲帯の下方への押しつけを強め、患側の伸展および上肢の支持性を妨害する。
>
> 坐位や立位で、一側に体重を負荷している時に上肢の支持性なしにバランスをとる場合、正常人ならば頭部を反対側に側方へ動かすようにする。
>
> 片麻痺患者の健側が、患側へ引っ張ることあるいは倒れることを打ち消すことができないというのは驚くべきことである。これは患側方向へ痙性筋が引かれることおよび感覚脱失によるもので、患側に起こったことについての情報を健側から奪うからであろう。
>
> どのような理由にしろ、ともかく患者は、もし健側方向へ頭を立ち直らせて体幹をコントロールできなければ、体重負荷やバランスのために患側を使うのに十分安全であると感じないだろう。このために患者は、体幹と頸部の側屈筋の引き伸ばしを必要とし、肩甲帯の押し上げが必要になってくる。これは、前腕での支持、そしてやがては伸展位上肢での支持練習と、できるかぎり早期に組み合わされるべきである。
>
> 坐位でしかも前方へ倒れることを恐れないで、股関節のところで身体を前に傾ける練習は、いつも患者にとってむずかしいことである。立ち上がりのためと同じくバランスのためにも、これを練習することは重要である。

そして、この後に座位で「伸展した上肢で支えて体重を移動する練習」と「椅子からの立ち

上がり」についての具体的な訓練の方法が記述されている。

さらに、ボバースは患者が体幹のコントロールを身につけた段階での座位の治療については次のように記載している。

[坐位での治療]

　この段階になると、患者は体幹のコントロールを身につけており、患側へ倒れる傾向もなくなる。けれども患者は、上肢からの支持がなく、患側股関節でバランスが不十分なので、患側に自分の全体重を移さない。家庭では、患者は、後方へもたれることができる安楽椅子とか車椅子に坐ることを好む。これは、患者が必要とするバランス反応を練習する何らの機会も与えない。この半坐位で、股関節と下肢は半伸展位となり、膝は硬くなりすぎて曲がらない。このことは、立ち上がるために患者が踵を椅子の下の後方へ持ってくることができないことを意味する。

　そのため患者は、できるだけ早期に、家庭で普通の椅子に安全に坐ること、あるいは治療において背もたれのない腰かけに坐ることを習得しなければならない。患側足部は健側足部の前にあってはならず、そして体重を同等に両股関節に乗せるか、あるいは、少なくとも治療においては、できれば患側股関節により多くの体重をかけるようにする。

　患者の下肢が股関節や膝関節で十分屈曲していると、患側下肢は健側下肢よりもより外転しがちで、実際に外側へ倒れている。患側の骨盤と体幹の後退および後方回旋のために、他動的内転には抵抗が現われ、自発的内転は困難である。

そして、この後に「坐位と立ち上がりを組み合わせた骨盤の移動」や「患側下肢を健側下肢の上に組んだ坐位バランス」についての具体的な訓練の方法が記述されている。

◆ ボバースの指摘する"驚き"

　Bobath もまた、患者は患側方向に傾斜する傾向があり、その原因を患側の体幹の側屈筋の痙性と感覚脱失によるとしている。そして、健側の体幹筋が患側への傾斜を打ち消すことができないことを"驚き"だとしている。Brunnstrom はこの現象を"奇妙"と記述していたが、Bobath は"驚き"と表現している。

　また、Bobath は座位でのバランス反応を促すために、患側殿部での体重支持や健側殿部から患側殿部への体重移動を重要視している。その上で、患側上肢での体重支持を行うとしている。さらに、椅子座位で体重を同等に両股関節に乗せること、膝関節を屈曲して足部を後方に位置させ股関節を外転しないように立ち上がることを強調している。訓練では骨盤の移動によって殿部の支持面を変化させて体重移動する動きを強調している。

■ 片麻痺の体幹の問題点

　Brunnstrom と Bobath は、片麻痺の体幹の問題を次のように捉えていたといえるだろう。

① 座位での体幹の患側方向への傾斜
② 座位での体幹の後傾

③体幹の分離運動の欠如
　④体幹の立ち直り反応の消失
　⑤患側の殿部での体重支持の不十分さ
　⑥健側の殿部から患側殿部への体重移動の困難性
　⑦健側に体幹を傾斜させる代償の出現
　⑧下肢の不良肢位の影響

　1970年代に、BrunnstromとBobathは片麻痺の体幹の問題点に神経運動分析的な"まなざし"を向け、その問題点を的確に捉えていた。

1.7　片麻痺の体幹へのデービス法と運動再学習プログラム

■デービスによる片麻痺の体幹へのテクニック

　BrunnstromとBobathの後、片麻痺の体幹へのリハビリテーション治療を理論と実践の両面から探求したのはスイスのDaviesである。彼女は1980年代に『ライト・イン・ザ・ミドル』(1990)という片麻痺の体幹の運動療法に特化した本を書いた（図1.12）。そして、セラピストの具体的なテクニック（手技）を開発し、世界中のセラピストに影響を与えた。

　Daviesは体幹の運動の捉え方をKlein-Vogelbachの運動学に学んでいるようだ。Klein-Vogelbachの「スイスボール」を使った体幹のバランス訓練はヨーロッパではよく知られている。これは健常者や腰痛症などの整形外科疾患を主な対象とするアプローチであるが、それを片麻痺の体幹の捉え方や治療に応用した。特に、起居移動動作における体幹の運動は四肢の固定作用に基づく「カウンター・アクティビティ」である点が強調されている。

■カーとシェパードによる片麻痺の体幹への運動再学習プログラム

　また、1980年代の後半にオーストラリアのCarrとShepherdは『脳卒中の運動再学習プログラム』(1987)という本で、片麻痺の座位、起立、立位、歩行、上肢の動作をそれぞれ複数の

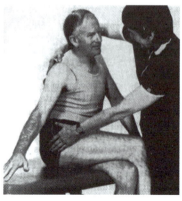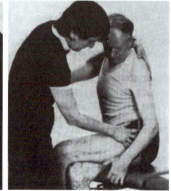

図1.12　片麻痺の体幹へのテクニック（Davies PM：Right in the middle: selective trunk activity in the treatment of adult hemiplegia. Springer, 1990 より）

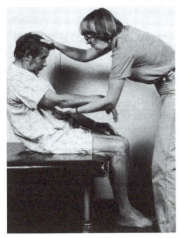
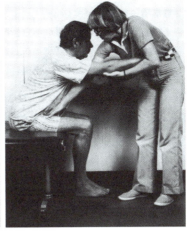

図1.13　片麻痺の体幹への運動再学習プログラム　(Carr JH, et al.：A motor relearning programme for stroke, 2nd edition. Heinemann Physiotherapy, London, 1987 より)

要素に区分して段階的に訓練することを提案した。

　たとえば、一連の動作を運動学的に複数の「相（phase）」に区分し、それぞれの運動プログラム（運動パターン）に沿って段階的に治療することを提案している。したがって、体幹への訓練も座位や起立動作の各相の構成要素の再学習を目指して適用する（図1.13）。

　DaviesやCarrとShepherdはボバース法の影響を強く受けたセラピストである。こうした共通のルーツを持つセラピストたちによって片麻痺の姿勢や体幹の問題点が明らかにされ、片麻痺の体幹に対するテクニック（手技）が臨床に浸透していった。そのため我が国の理学療法や作業療法の臨床では片麻痺の体幹への「バランス訓練」と「ハンドリング（徒手操作）」を中心とした運動療法が一般化している。

1.8　片麻痺の体幹への認知運動療法

■ペルフェッティによる片麻痺の体幹への認知問題

　1979年にイタリアの神経科医Perfettiは片麻痺に対する「認知運動療法（esercizio terapeutico conoscitivo）」を提唱している。それは当初「ペルフェッティ法」と呼ばれていたが、現在では「認知神経リハビリテーション」として知られている。そして、認知運動療法は主に片麻痺の四肢の運動機能回復を図ろうとして誕生したものだが、1990年代より片麻痺の体幹にも適用されている。

　たとえば、一つの訓練例として、患者は椅座位で殿部と椅子との間に置かれた「多軸不安定板」の上に座り、体幹を直立位に保持することを要求される（図1.14）。また、足底への体重負荷を左右50％にした状態で、健側上肢の挙上を要求される。この時、体幹の直立性は維持していなければならない。困難であれば「単軸不安定板」に変更する。

　この課題は、一見、簡単なように見えるが、体幹の細分化や体幹と上下肢の運動を分離した座位の姿勢制御が必要である。特に、「多軸・単軸不安定板」の水平性の知覚が求められるとい

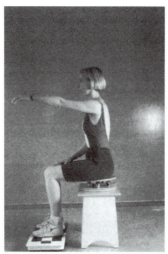
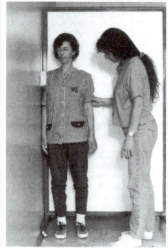

図1.14 片麻痺の体幹への認知運動療法（Perfetti C, 他：認知運動療法 ─ 運動機能再教育の新しいパラダイム. 協同医書出版社, 1998 より）

う問題状況が設定されている。さらに、健側の上肢を前方挙上させながら体幹の重心動揺や体重の左右・前後への分配を知覚しながら不安定板の水平性を維持しなければならないため、体幹の姿勢制御能力が低下していれば達成できない。

　重要な点は、この直立座位は静的姿勢ではない点である。体幹が微妙に動く動的姿勢である。身体各部の空間的なアライメント（配列；alignment）、支持基底面の水平性、重心移動、体重負荷量などを、体性感覚（触覚、圧覚、運動覚、重量覚）を介して知覚し、それらの比較や運動イメージの想起によって体幹の直立性に必要な筋収縮を発揮しなければならない「認知問題」となっている。さらに、この課題は閉眼することによって難易度を増す。

　また、体幹の運動空間を組織化してゆくために①外界と体幹の空間関係、②外界と体幹の接触関係、③脊柱の運動方向、④体幹の重量分配 などの知覚を求める。

　たとえば、患者は閉眼し、側面あるいは背面の垂直な壁に体幹を接触した「座位」または「立位」を取る。セラピストは、大きさは同じで硬さの異なる5種類のスポンジを用意し、「側面または背面の垂直な壁」と「健側の肩や骨盤、患側の肩や骨盤、左右の肩甲骨の後方、左右の骨盤の後方」の間にスポンジを介在させ、他動的に患者の体幹を垂直な壁に向かって軽く押し、その硬さの違いを知覚させる（図1.14）。

　この体幹の体性感覚に準拠した「認知問題」によって「右半身と左半身の知覚情報の比較」、「体幹の運動空間に関わる触圧覚や運動覚への注意の集中」、「体幹の正中線」、「座面や地面に対する体幹の垂直性」、「左右の殿部や下肢の体重分配の比率」などを、片麻痺患者の状況に応じて学習させてゆくことができる。

　つまり、体幹への認知運動療法は、座位や立位での「体幹の運動制御（運動空間の組織化）」のために、どのように脳の認知過程（知覚、注意、記憶、判断、言語、運動イメージ）を活性化すべきかを患者に理解させようとする「運動再教育訓練（motor reeducation exercises）」だといえるだろう。

1.9　片麻痺の体幹の問題はまだ解決していない

■歴史の歩みを止めてはならない

　片麻痺の姿勢についての臨床神経学と神経生理学を歴史的な観点から捉えた上で、片麻痺に対する「体幹のリハビリテーション」の歩みを簡単に説明した。

　しかしながら、21世紀の現在、片麻痺の姿勢や体幹の問題がすべて解決したわけではない。日々の臨床には体幹のリハビリテーションを受けても十分に回復しない患者は大勢いる。座位、起立、立位、歩行の姿勢を簡単に改善することはできない。そのためセラピストは体幹が崩れた状態で運動療法を行うことが多い。

　たとえば、平行棒内でセラピストが介助して片麻痺患者に立位姿勢を取らせると、体幹の前屈位を取ったり、肩周辺が前下方に沈み込んだり、骨盤が後方に引かれたり、反張膝を呈することがよくある。そこには下肢の運動麻痺だけでなく、体幹の運動麻痺が反映されている。こうした体幹のアライメント異常が立位や歩行時の異常な筋緊張を増悪させることがよく観察される（図1.15）。

　したがって、セラピストは、片麻痺の体幹の問題点はまだ十分に解明されていないし、体幹のリハビリテーション治療の探求という課題はまだ残っていると考えるべきだろう。

　21世紀の現在、まだ片麻痺患者に対する「体幹のリハビリテーション」は確立されていない。セラピストは片麻痺の体幹の回復に挑戦すべきである。決して、先駆者たちの歴史の歩みを止めてはならない。

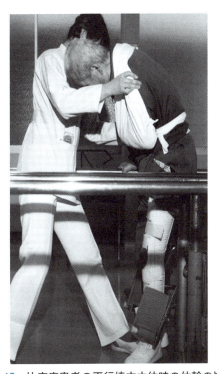

図1.15　片麻痺患者の平行棒内立位時の体幹の崩れ

文献

1) 日本美学研究所（三浦和広）：『量塊（マッス）とは何か』イデアへ通じる肉体論．2012, http://bigakukenkyujo.jp/blog-entry-43.html
2) Babinski J（萬年 甫・訳編）：［増補］神経学の源流1 ババンスキー．東京大学出版会，1992．
3) 宮本省三：片麻痺―バビンスキーからペルフェッティへ．協同医書出版社，2014．
4) Regnard P：Iconographie photographique de la Salpêtrière: service de M. Charcot. Progrès médical, 1880.
5) Damien H：Medicine cabinets. L&M Arts, 1881(in James).
6) Wernicke C：Zur Kenntnis der cerebralen Hemiplegie. Berliner klinische Wochenschrift. 26：969-970, 1889.
7) Mann L：Klinische und anatomische Beiträge zur Lehre von der spinalen Hemiplegie. Deutsche Zeitschrift für Nervenheilkunde. 10(1-2)：1-66, 1896.
8) Dornblüth O：Kompendium der Psychiatrie für Studierende und Ärzte. Kessinger legacy reprints, 1894.
9) Beevor CE：Remarks on Paralysis of the movements of the trunk in hemiplegia, and the muscles which are affected. Br Med J. 1(2519)：881-885, 1909.
10) Critchley M：John Hughlings Jackson: Father of English neurology. Oxford University Press, 1998.
11) Sherrington CS：Decerebrate rigidity, and reflex coordination of movements. J Physiol. 22(4)：319-332, 1898.
12) Magnus R：Cameron prize lectures on Some results of studies in the physiology of posture. Lancet. 208(5377)：585-588, 1926.
13) Schaltenbrand G：Normal Bewegungs und Haltungs und Lagereaktionen bei Kindern. Zeitschr Nervenheilk, 1925.
14) Simons A：Tonic neck reflexes with hemiplegic "Mitbewegungen"(associated reactions). Cinematography from 1916-1919.
15) Davis LE：Decerebrate rigidity in man. Arch Neurol Psychiatry. 13(5)：569-579, 1925.
16) Tokizane T, Murao M, Ogata T, Kondo T：Electromyographic studies of tonic neck, lumbar, and labyrinthine reflexes in normal persons. Jpn J Physiol. 2(2)：130-146, 1951.
17) Twitchell TE：The restoration of motor function following hemiplegia in man. Brain. 74(4)：443-480, 1951.
18) Milani-Comparetti A, Gidoni EA：Routine developmental examination in normal and retarded children. Dev Med Child Neurol. 9(5)：631-638, 1967.
19) 島村宗夫：運動の反射生理学―その基礎と臨床的応用．真興交易医書出版部，1976．
20) Hirschberg GG, Lewis L, Vaughan P：Rehabilitation: a manual for the care of the disabled and elderly. J.B. Lippincott, 1964（三好正堂・訳：リハビリテーション医学の実際―身体障害者と老人の治療技術．日本アビリティーズ協会，1980）．
21) Brunnstrom S：Movement therapy in hemiplegia: a neurophysiological approach. Harper & Row, 1970（佐久間穣爾，他・訳：片麻痺の運動療法．医歯薬出版，1974）．
22) Bobath B：Adult hemiplegia: evaluation and treatment. Heinemann Medical Books, 1970（紀伊克昌，他・訳：片麻痺の評価と治療．医歯薬出版，1972）．
23) Davies PM：Right in the middle: selective trunk activity in the treatment of adult hemiplegia. Springer, 1990（冨田昌夫・監訳：ライト・イン・ザ・ミドル―成人片麻痺の選択的な体幹活動．丸善出版，1991）．
24) Carr JH, Shepherd RB：A motor relearning programme for stroke 2nd edition. Heinemann Physiotherapy, London, 1987（横山 巖・監訳：脳卒中の運動訓練プログラム．医学書院，1991）．
25) Perfetti C：Rieducazione motoria dell'emiplegico. Collana di Riabilitazione Media 7, Ghedimedia, 1979.
26) Perfetti C，宮本省三，沖田一彦（小池美納・訳）：認知運動療法―運動機能再教育の新しいパラダイム．協同医書出版社，1998．

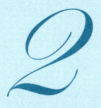

座位と体幹の運動分析

2.1 座位の再獲得と再学習

■ 車椅子座位の観察

　セラピスト(理学療法士・作業療法士)の観察は患者がリハビリテーション室に入って来た時から始まる。観察とは「行為の運動分析と解釈」を意味する。

　急性期後に片麻痺患者がリハビリテーション室にやって来た時、車椅子座位で体幹が崩れていることがある(図2.1)。

　座位は不安定で、体幹は側方傾斜し、背もたれに寄りかかったままである。セラピストが話しかけると言語的な応答はする。しかし、自発的に座位姿勢を整えようとはしない。体幹の抗重力反応は困難で車椅子に沈み込んでいるように見える。この状態で車椅子から椅子やプラットホームに介助してトランスファー(移乗)しても、自力での座位保持が困難なことは明らかである。

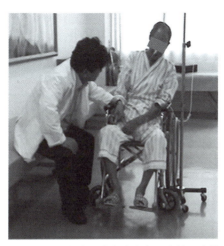

図2.1　急性期後の片麻痺患者の車椅子座位

この局面から「体幹のリハビリテーション」が始まる。目標は「座位の回復(再学習)」である。しかし、単に「座ることができる」というだけでは不十分である。「体幹の崩れのない座位」の再学習でなければならない。そして、その後に起立、立位、歩行の再学習へと進めてゆく。

　ここで重要なのは、目標は「再学習」であり、「再獲得」ではない点である。急性期の早期リハビリテーションによって座位を再獲得する片麻痺患者は大勢いる。それは回復であり、早期リハビリテーションの効果だとされている。しかしながら、もっとセラピストは片麻痺患者が「どのように座っているか」に注意を向ける必要がある。

　特に、この局面では行為としての「正しい座位」の再学習に取り組むべきである。もし、正しい座位の再学習ができなければ、座位での体幹の崩れが残存し、起立、立位、歩行の再学習も困難になってしまう。

　そのためにセラピストは座位と体幹の運動分析を行う必要がある。これは体幹のリハビリテーションを始める上での前提条件である。正しい座位のメカニズムを知ることによって片麻痺患者の「誤った座位」の問題が見えてくる。それによって体幹の崩れを複数の視点から分析できるようになる。

　つまり、片麻痺患者の座位には体幹の問題が潜んでいる。セラピストは正しい座位を基準にして、「どのような誤った座位が生じているか」を複数の視点から分析し、運動療法によって体幹の崩れを改善して座位の再学習を実現する必要がある。

　そこで、ここではまず「正しい座位」の基本事項を説明する。その上で、片麻痺患者の座位と体幹の運動分析におけるチェック・ポイントを記載する。そして、それが片麻痺の体幹を解釈(理解)するための出発点となる。

2.2　正しい座位

■座位姿勢

　座位姿勢(sitting position)には7つの種類がある。急性期から亜急性期の片麻痺患者が主に取るのは「半座位(ファウラー肢位)」、「椅座位」、「端座位(ダングリング座位)」である。特に、日常生活動作(ADL；activities of daily living)の頻度からすると椅座位と端座位の安定化がリハビリテーションの目標となる。

① 半座位
② 椅座位
③ 端座位
④ 長座位
⑤ 胡座
⑥ 横座り
⑦ 正座

　「半座位(ファウラー肢位)」はギャッジベッド上で上半身を30～60度起こした座位である。

重力の影響で横隔膜の呼吸運動が生じやすく、摂食・嚥下、痰の喀出（排痰）が楽になる。半座位の基本は体幹と四肢の左右対称性である。

「椅座位」とは車椅子、椅子、プラットホーム（治療用ベッド）に座って殿部、大腿下面、足底を床面に接地した座位である。

「端座位」とは、ベッドや台の端や背もたれのない椅子に座って両足を垂らした座位である。足底が床面に接触していないため、ダングリング座位と呼ぶ。したがって、支持基底面は椅座位より端座位の方が狭い。つまり、端座位は難易度が高い。

椅座位と端座位を保持する静的バランス能力（静的座位）や、その状態から体幹や上肢を動かす動的バランス能力（動的座位）は、日常生活動作の基本である。また、その安定化は床上での起居動作、起立、立位、歩行といった姿勢変換に不可欠である。

片麻痺のリハビリテーションでは「背中を背もたれに接触させた椅座位」⇒「背中を背もたれに接触させない椅座位」⇒「端座位」の順で獲得させてゆくのが原則である。ただし、その難易度は健側の上肢を支持基底面として利用するかしないかで変わってくる。

- 背中を背もたれに接触させた椅座位
- 背中を背もたれに接触させない椅座位
- 端座位

その他の「長座位」、「胡座（あぐら座り）」、「横座り」、「正座」は片麻痺患者の能力と必要性に応じて段階的に再学習させてゆくべきだが、日常生活上の使用頻度は少ない。

> ☑ **チェック・ポイント**
> ➡ どのような座位姿勢を取る能力があるか
> ➡ 椅座位で健側の上肢を支持に使うか
> ➡ 椅座位で背中を背もたれから離せるか
> ➡ 椅座位で麻痺側の足底部が支持基底面として活用されているか
> ➡ 椅座位と端座位での安定性の比較

■ **坐骨座りと仙骨座り**

また、座位には「坐骨座り」と「仙骨座り」がある。人間は坐骨座りでサルは仙骨座りである。椅座位で背中が背もたれから離れ、脊柱が直立位を取ると坐骨座りとなる。一方、骨盤が後傾した座位や脊柱が後彎した座位を取ると仙骨座りとなる。

もちろん、坐骨座りの方が仙骨座りよりも難易度が高く、仙骨座りでは脊柱の「円背」が出現する。円背は正しい座位を困難にするだけでなく、歩行にも悪影響を及ぼす。

椅座位での坐骨座りと仙骨座りの状況を観察することは正しい座位の再学習を進めてゆく上できわめて重要である。

健常者でも体幹筋の弱化がある場合は、長時間の椅座位での坐骨座りが困難で、無意識的に上肢（手や肘）を前方のテーブル上に置くことがよくある。片麻痺患者の場合も同様である。

> ☑ **チェック・ポイント**
> ➡「坐骨座り」なのか
> ➡「仙骨座り」なのか
> ➡ 円背が出現しているか

■座位のアライメント

　座位のアライメント（alignment）は、椅座位での坐骨座りによる「直立座位」が基準となる。座位のアライメントとは頭部－体幹－骨盤－下肢の空間的な位置関係（配列）のことである。この基準が「正しい座位のアライメント」と「間違った座位のアライメント」の区別を可能にする。正しい座位のアライメントは次の2つの条件を満たす必要がある（図2.2）。

　①　前額面での体幹の左右の対称性
　②　矢状面における耳垂－肩峰（肩関節）－股関節－坐骨結節の垂直性

　人間は体幹を直立位にした坐骨支持での座位を保持することができる。坐骨結節には荷重による圧が集中するため長時間の保持は困難だが、直立二足歩行によって大殿筋が発達しており、結果的に坐骨結節を厚く覆うことで長時間の座位を可能にしている。

> ☑ **チェック・ポイント**
> ➡ 体幹の左右対称性（前額面）
> ➡ 頭部－体幹－骨盤のアライメント（矢状面）

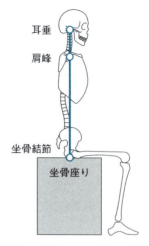

図2.2　正しい座位のアライメント（矢状面）

■カリエの腰椎骨盤リズム

　この座位のアライメントにおける体幹の直立性は、Cailliet が提唱した「腰椎骨盤リズム（lumbo-pelvic rhythm）」によってつくられる。

　Cailliet によれば、腰椎骨盤リズムは2つの関節（股関節と腰椎）の協調運動であり、座位や立位で「骨盤前傾（股関節の屈曲）－腰椎前彎」と「骨盤後傾（股関節の伸展）－腰椎後彎」がワン・セットで作用する。

　座位の場合は「骨盤の前傾（股関節の屈曲）－腰椎の前彎」で「坐骨支持」となり、「骨盤の後傾（股関節の伸展）－腰椎の後彎」で「仙骨支持」となる（図2.3）。つまり、直立座位は仙骨支持から坐骨支持への移行である。

　片麻痺患者では二関節筋であるハムストリングス（股関節伸展筋、膝関節屈曲筋）が「短縮（tightness）」して骨盤の前傾ができなくなる。その結果、直立座位が取れなくなる。特に、長座位での体幹の直立位が困難となる。

　立位の場合も腰椎骨盤リズムによって「直立立位」が生じる。また、立位から椅子に腰かける着座時には2つの関節（股関節と腰椎）で体重をショック吸収する仕組みになっている。

> ☑**チェック・ポイント**
> ➡ 座位の直立性
> ➡ 腰椎骨盤リズム
> ➡ 坐骨支持と仙骨支持
> ➡ ハムストリングスの短縮

　まとめると、「正しい座位」とは、椅座位を取り、支持基底面が殿部、大腿下面、足底面で、直立座位を取り、腰椎骨盤リズムを維持して坐骨支持で安定している状態である。

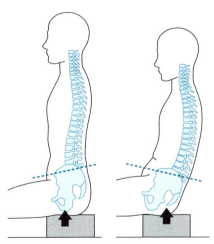

図2.3　座位での腰椎骨盤リズム（坐骨支持と仙骨支持）（Cailliet R: Low back pain syndrome, 3rd edition. F.A. Davis, 1981 より．一部改変）

2.3　座位の安定性と不安定性

■座位の3つの生体力学的要因

座位は「不安定性(instability)」の中で「安定性(stability)」を維持している平衡状態である。また、不安定性を調節して体幹がさまざまな位置を保持することを定位という。そして、座位姿勢は「生体力学(biomechanics)」的な要因によって変化する。

座位のバイオメカニクスとしては「支持基底面」、「質量、重心、重心線」、「圧中心、圧分散、体重分配」の3つの要因が基本的に重要であり、身体各部の空間的なアライメント(配列)と環境要因の関係性によって安定性と不安定性の平衡状態が決まる(図2.4)。

■座位の支持基底面の「面積(広さ)」と「数(場所)」

座位の「支持基底面(base of support；BOS)」とは「体重支持が可能な身体と環境の接触面」の「広さ」のことであり、次のような「場所」がある。また、厳密には「接触点の外縁を結んだ底面」で「形態」もある。

① 殿部(骨盤)
② 大腿下面
③ 足底面
④ 体幹の背中の背面や肩の側面
⑤ 肘と前腕(肘掛け、机の平面)
⑥ 手(机の平面、手すり、側面の壁)

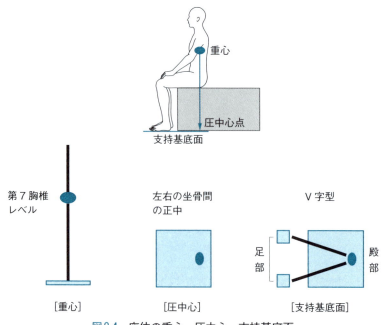

図2.4　座位の重心、圧中心、支持基底面

座位は殿部と大腿下面で形成される支持基底面が「V字型」になると安定する。もちろん、殿部は骨盤の両側の坐骨結節で支持するため完全なV字型ではないが、左右の股関節を30〜45度外転した状態である。一方、正しい座位では左右の股関節が外転0度となる。

　座位の支持基底面の「面積(広さ)」は「数(場所)」によって変化する。座位において殿部は最も重要な支持基底面で面積も広い。左右の股関節を外転したり、足底を床に接地したり、背中を椅子の背もたれに接触したり、上肢(両手、片手)を肘掛け、手すり、机の平面などに接地することにより、支持基底面の面積が増して座位はより安定する。また、他者が手で体幹に触れると座位は同様に安定する。

　リハビリテーションの臨床で座位が不安定な患者の場合、支持基底面の面積と数を増して安定できる座位をまず確保すべきである。そうすることによって体幹の崩れが改善してくる。

　特に、急性期や亜急性期の座位が不安定な時期には、支持基底面の「数」を増すことが重要である。車椅子では数多くの場所が支持基底面となるが、それでも急性期には座位が不安定で体幹が崩れている症例が多い。

　その時、車椅子座位であれば体幹の側面に枕を挿入したり、前方に机を持ってきて肘、前腕、手などの支持基底面を追加する。また、椅子やプラットホームにトランスファーして椅座位を保持する時には、背中を後方の背もたれに接触させたり、体幹(肩の外側)を側面の壁に接触させたり、背中を後方の背もたれから離す時には前方に机を持ってきて肘、前腕、手などの支持基底面を追加する。

　特に、体幹の左右に机を配置して両肘、両前腕、両手によって上肢の支持基底面をつくることが有効である。もちろん、セラピストが患側の隣に座って転倒しないように座位を介助する場合もあるが、可能な限り支持基底面の数を増して患者が自力で座位姿勢を維持するようにすべきである。

　このように、セラピストには「片麻痺患者が座位でどのような身体と環境の接触面の広さをつくるか、その場所をどうするかを決定する」という重要な役割がある。もし、セラピストが支持基底面の面積と数の判断を誤れば体幹の崩れが顕著に出現してしまう。

> ☑ チェック・ポイント
> ➡ 支持基底面をつくる左右の股関節外転角度
> ➡ 支持基底面の面積
> ➡ 支持基底面の数

■座位の質量、重心、重心線

　座位バランスの安定性は支持基底面との関係性で体幹の「質量(mass)」の揺れを制御することによって得られる。座位における体幹の質量中心(center of mass；COM)は胸骨と第7胸椎の中間にある。そして、この質量中心の3次元空間の点が「重心(center of gravity)」である。したがって、直立座位の「重心」の高さは「第7胸椎レベル」である。

　一方、重心が地面に垂直に落ちる直線を「重心線(line of gravity)」、重心が落ちている場所を「重心点(point of gravity)」という。重心線は目に見えないが、体幹の重心点が支持基底面の内側に落ちている場合は平衡を保って座位は安定し、支持基底面の外側に出ると不安定にな

る。また、体幹が抵抗している力が重力の下向きの力である時、重心線の向きが支持基底面の中心に近ければ近いだけ座位は安定し、外側に向けば不安定になる。

直立座位では支持基底面の中央ではなく後方に重心点が落ちている。したがって、体幹の後方傾斜によって重心点が支持基底面を越えやすく、高齢者や片麻痺患者では脊柱を円背して重心点を支持基底面の中央に移動させる。もし、重心点が支持基底面の縁を越えると新たな支持基底面が必要となる。重心点が支持基底面の縁を越えないために、頭部や体幹の立ち直り反応と四肢の平衡反応が発達している。一方、重心点が支持基底面の縁を越えた場合は、上肢の保護伸展反応（パラシュート反応）によって新たな支持基底面をつくる必要がある。

☑チェック・ポイント
➡ 重心動揺とその方向
➡ 重心点が支持基底面に落ちる位置

■座位の圧中心、圧分散、体重分配

「圧中心（center of pressure；COP）」とは支持基底面に作用する圧全体の中心のことである。圧分散は支持基底面の圧の分布である。体重分配は荷重量の比率（左右・前後）である。

重心線が落ちる場所が圧中心となる。圧中心は質量中心（COM）の周辺を連続的に動くため、安定化のためには質量中心を支持基底面の中心に維持しなければならない。

座位では物理的には重心線が支持基底面に落ちる場所が「圧中心」である。たとえば、仙骨座りでは圧中心は1か所である。しかし、坐骨座りでの圧中心は2か所である（図2.5）。つまり、圧中心は「左右の坐骨結節の周辺」にある。一方、重心線は正中線上のやや前方（支持基底面の後方部）に落ちている。

これは床と接触する殿部や大腿下面が支持基底面（V字）なのだが、平坦な一枚の物体（たとえば板）のように重心点を中点とした支持基底面全体へ圧が均等に広がるわけではないことを示している。人間の座位では体重を左右の坐骨結節で受けるため、圧中心と圧分散は左右の坐骨結節の周辺に集中する。体重量の合計は一定で殿部の圧覚に反映され、その左右の圧分散は重心線の移動に伴う体重分配の比率によって決まる。これは坐骨結節部での褥瘡の発生におい

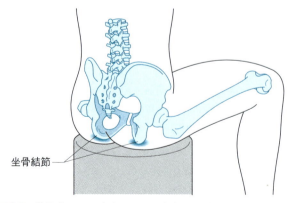

図2.5　坐骨座りの圧中心は2か所（左右の坐骨結節）である

て注意すべき点である。

また、座位の圧中心は座面のクッション材によって変化しないが、圧分散はクッション材の種類によって変化する。

Shabshinらの研究によれば、柔らかい材質ほど支持基底面の全体に殿部の圧は分散する傾向を示し、逆に剛体(固い)に座ると分布は狭くなる(図2.6)。つまり、固い床面などに座ると殿部の圧は坐骨結節部に集中して大腿下面(基底面の前方)には圧分散が生じなくなる。これは直立座位で大腿下面が体重によって固定されないことを示している。

この研究で興味深いのは、剛体(固い)に座ると、大腿下面の支持基底面が消失していることである。椅子での座位の支持基底面は殿部、大腿下面、足部であることを考えると、片麻痺患者の場合に固い座面に座ると大腿下面が支持基底面としての役割が果たせなくなって不安定になる可能性がある。

また、圧中心や圧分散は頭部、体幹、四肢の運動によって支持基底面内で移動する。したがって、圧中心の変化は方向や距離の変化として殿部の体性感覚によって感じ取ることができる。それは触覚、圧覚、体重量、筋感覚などの前後左右の差異である。

座位での圧中心の位置や分散の移動を客観的に分析する時は「座圧分布測定装置」や「平衡測定装置(グラビコーダー)」によって定量化して計測する。

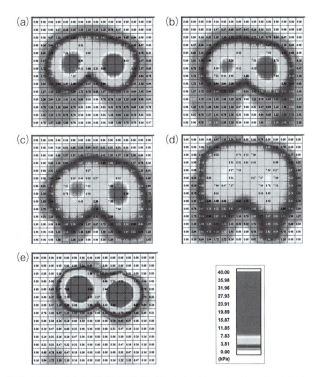

図2.6 **座位の圧中心と圧分散の変化** (Shabshin N, et al.：Use of weight-bearing MRI for evaluating wheelchair cushions based on internal soft-tissue deformations under ischial tuberosities. J Rehabil Res Dev. 47(1) : 31-42, 2010 より)
体重87kgの人間に、(a)弾性クッション (b)粘性クッション、(c)柔性クッション、(d)発泡スチロール製クッション、(e)剛性(固い)を使用して測定

臨床的に体重分配は左右の殿部の下に体重計を2台置くことで左右比率が確認できる。

> ☑ **チェック・ポイント**
> ➡ 圧中心
> ➡ 圧分散
> ➡ 座面の柔らかさと硬さ
> ➡ 体重分配

　まとめると、座位の不安定性の中での安定性とは体幹の3次元空間での位置を調節する平衡状態のことである。したがって、「支持基底面」、「質量、重心、重心線」、「圧中心、圧分散、体重分配」がどのような状態であるかによって、座位での筋活動、体重支持、体重移動の可能性が変化する。したがって、座位の保持には頸部、体幹、骨盤、四肢など全身の筋が関与することは当然である。また、座位は抗重力姿勢であり、体重支持や体重移動を学習する必要がある。つまり、座位はバイオメカニクスを基盤とする姿勢調節であり、正しい座位は「不安定性の中での直立位の定位」と解釈すべきである。

2.4　体幹の運動分析

■脊柱の運動が体幹の動きをつくる
　体幹の運動は脊柱の椎間関節の多関節運動であり、矢状面での屈曲（前屈）と伸展（後屈）、前額面での左右への側屈、水平面での回旋に分類される。つまり、体幹は屈曲−伸展、左右側屈、左右回旋が可能であり、それに骨盤運動が加わって3次元空間の動きがつくられる。

（1）屈曲（flexion＝前屈）と伸展（extension＝後屈）
　矢状面の運動で座位や立位の屈伸は頸椎、胸椎、腰椎、骨盤、股関節の複合運動である。第1頸椎（環椎）は頭部の屈伸を行う。脊柱の屈伸の中心軸は第5頸椎、第7胸椎、第3腰椎である。

（2）側屈（lateral bending）
　前額面の運動で左側屈−右側屈と表現する。通常の座位や立位での側屈は頸椎や上部胸椎の側屈を伴わない下部胸椎と腰椎の側屈である。腰椎の側屈の中心軸は第3腰椎であり、第3腰椎から上部胸椎の第7胸椎までが側屈する。腰椎を固定すると第7胸椎が中心軸となって側屈するが可動性は顕著に減少する。

（3）回旋（rotation）
　水平面の運動で、左回旋−右回旋と表現する。第2頸椎（軸椎）は頭部を回旋させる。頸椎、胸椎、腰椎の回旋は90度までで、それ以上では第2頸椎（軸椎）と骨盤の回旋が伴う。

■ 体幹の関節可動域（ROM）

脊柱の運動方向に準じた体幹の関節可動域（range of motion）は次のような範囲である。

① 体幹の屈曲……頸椎40度＋胸椎105度の合計145度
② 体幹の伸展……頸椎75度＋胸椎60度の合計135度
③ 体幹の側屈……頸椎40度＋胸椎20度＋腰椎20度の合計80度
④ 体幹の回旋……頸椎45度＋胸椎35度＋腰椎5度の合計85度

頸椎は屈曲よりも伸展の可動域が大きく、胸椎は伸展よりも屈曲の可動域が大きい。体幹の屈曲と伸展は頸椎と胸椎の運動である。側屈と回旋も頸椎と胸椎の運動で、それに腰椎の運動が加わる。腰椎の可動域は重心を垂直方向で上下移動する脊柱の直立性に必要となる。

■ 体幹の表層筋（アウター・マッスル）と深層筋（インナー・マッスル）

体幹の動きをつくり出す「体幹筋（trunk muscles）」の作用は複雑である。スポーツ医学の領域では「アウター・マッスル（outer muscles）」と「インナー・マッスル（inner muscles）」に大別される。

アウター・マッスルとは「表層筋」のことで、腹直筋、脊柱起立筋、内外腹斜筋など、強い筋出力を発揮して体幹の運動を動的に遂行する大きな筋群のことである。

インナー・マッスルとは「深層筋」のことで、腰多裂筋、胸棘間筋、腰横突間筋など、椎間関節の位置関係を保持して体幹の運動を静的に安定化する小さな筋群のことである。

また、体幹筋には肩甲骨を動かす筋（僧帽筋、菱形筋、前鋸筋など）、体幹と上肢を連結する筋（大胸筋、広背筋）、骨盤を動かす筋（腰方形筋、腸腰筋、中殿筋）、呼吸筋（横隔膜、肋間筋）なども含まれる。

座位の体幹の運動にはこれらすべての筋が作用するが、アウター・マッスルは随意性が高く、インナー・マッスルは反射的な姿勢調節に関与するといわれている。

■ 腹直筋、脊柱起立筋、外腹斜筋・内腹斜筋、腰方形筋の作用

ここでは体幹の運動に対応したアウター・マッスルである腹直筋、脊柱起立筋、外腹斜筋・内腹斜筋の作用と、インナー・マッスルである腰方形筋の作用について説明する（図2.7）。

① 屈曲……腹直筋
② 伸展……脊柱起立筋（胸棘筋・胸最長筋・胸腸肋筋・腰腸肋筋）
③ 回旋……外腹斜筋・内腹斜筋
④ 側屈……一側の腰方形筋と脊柱起立筋

「腹直筋」は背臥位、座位、立位などにおいて体幹を屈曲する時に筋収縮する。たとえば、椅子の背もたれに寄りかかった状態から背中が離れると体幹は直立位となる。なお、体幹が直立位や屈曲位にある場合には筋収縮が減少する。

「脊柱起立筋」は体幹が屈曲位や直立位から伸展する時に筋収縮する。しかしながら、より重要なのは、背中が後彎（Cカーブ）した座位から直立した座位になる時に、脊柱全体を伸展して

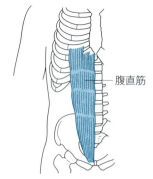
腹直筋（M. rectus abdominis）：屈曲

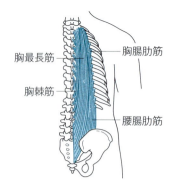
脊柱起立筋（M. erector spinae）：伸展、側屈

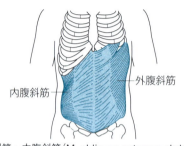
外腹斜筋・内腹斜筋（M. obliquus externus abdominis, M. obliquus internus abdominis）：回旋

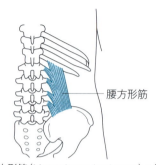
腰方形筋（M.quadratus lumborum）：側屈

図2.7 **体幹の運動に作用する筋**（Hislop H, et al.：Daniels and Worthingham's Muscle testing: techniques of manual examination, 8th edition. Elsevier 2007 より）

頸椎前彎、胸椎後彎、腰椎前彎のＳ字カーブをつくることである。これは左右の脊柱起立筋の筋収縮である。一方、座位や立位で一側の脊柱起立筋が筋収縮すると体幹は一側に側屈（傾斜）する。その側屈した状態から直立位に戻すのは反対側の脊柱起立筋の筋収縮による。

「外腹斜筋・内腹斜筋」は体幹を回旋する時に筋収縮する。右側に回旋する時は左の外腹斜筋と右の内腹斜筋が、左側に回旋する時は右の外腹斜筋と左の内腹斜筋が筋収縮する。また、外腹斜筋・内腹斜筋は体幹の回旋、屈曲、側屈の組み合わさった運動時に働く。

「腰方形筋」は体幹の側屈時に筋収縮する。それは反作用であり、対側の殿部に体重負荷している状態では正作用として骨盤を挙上する。

> ☑ **チェック・ポイント**
> ➡ 体幹の関節可動域制限の有無
> ➡ 体幹筋の痙性や短縮の有無
> ➡ 体幹筋の筋力低下の有無
> ➡ アウター・マッスルとインナー・マッスルの作用

■骨盤の運動と筋作用

座位での「骨盤運動(pelvic movement)」はきわめて重要である。骨盤運動には次のようなものがある。

- 前傾(forward tilt)
- 後傾(backward tilt)
- 挙上(inclination)
- 回旋(rotation)

骨盤運動を生じさせる筋作用を理解するためには、筋の正作用(action)と反作用(reverse action)のメカニズムを理解する必要がある。

① 骨盤前傾･･･････脊柱起立筋、腸腰筋(反作用)
② 骨盤後傾･･･････腹直筋、大殿筋
③ 骨盤挙上･･･････腰方形筋(反作用)
④ 骨盤の回旋･･････反対側の股関節の回旋筋

■座位での骨盤運動

座位での骨盤の「前傾」と「後傾」は股関節の屈伸運動である。通常の椅座位は股関節屈曲90度位であり、骨盤運動を自由にするために腸骨大腿靱帯(Y靱帯)など股関節の靱帯はすべて弛緩している。また、座位で体幹を直立位に保持する時、骨盤の前傾には腰椎の前彎が、骨盤の後傾には腰椎の後彎が連動して生じる。

座位での骨盤運動には大腿骨の固定が必要であるが、下肢の重量そのものが固定力となる。そのため、座位での骨盤の前傾(股関節の屈曲運動)は腸腰筋の反作用によって生じる。そして、腸腰筋による骨盤の前傾に連動して脊柱起立筋が共同収縮すると腰椎の前彎が生じて体幹が直立した座位を取ることができる。一方、大殿筋と腹直筋が共同収縮すると骨盤は後傾し、腰椎の後彎が連動した体幹の屈曲が生じる。つまり、腸腰筋－脊柱起立筋と大殿筋－腹直筋は拮抗関係にある。

ただし、座位での骨盤の後傾は股関節の伸展によるが、必ずしも大殿筋や腹直筋の筋収縮によるものではない。なぜなら、骨盤の後傾は体幹の屈曲位(脊柱後彎位)で自己の体重によって自然に生じるからである。また、座位での骨盤の後傾は安楽である。体幹を屈曲している状態から垂直位に戻すのは両側の腸腰筋と脊柱起立筋の作用である。

また、骨盤の前傾にはインナー・マッスルである「腰多裂筋(M. multifidus)」の作用が重要である。この筋は腰椎と仙骨、腰椎と腸骨に起始－停止を有しており、仙腸関節(sacroiliac joint)の「ニューテーション(腸骨に対する仙骨の前傾)」と呼ばれる運動を生じさせる。

骨盤の「挙上」は前額面上での運動である。挙上は腰方形筋の反作用である。正作用では腰椎を側屈させる。

座位での骨盤の「回旋」は、一側の坐骨に体重移動して行う必要があるが、これは腰方形筋による挙上と反対側の股関節の回旋運動による。もし、座位で骨盤が回旋位にあれば、一側の膝部が前方に位置して両膝の先端が前額面で揃わない。

> ☑ **チェック・ポイント**
> ➡ 骨盤の関節可動域制限の有無
> ➡ 骨盤周囲筋の痙性や短縮の有無
> ➡ 骨盤周囲筋の筋力低下の有無
> ➡ 骨盤運動（前傾、後傾、挙上、回旋）

■ **体幹の運動の主動作筋、共同筋、拮抗筋、中和筋、安定筋、固定筋**

　体幹の運動に関わる筋作用は、運動学的に ①主動作筋（prime mover muscles）、②共同筋（synergists）、③拮抗筋（antagonists）、④中和筋（neutralizers）、⑤安定筋（stabilizers）、⑥固定筋（fixators）に分類される。

　これには体幹のアウター・マッスル、インナー・マッスル、骨盤周囲筋、股関節周囲筋、下肢筋群などが広範囲に関わる。特に、端座位、椅座位、起立、立位での体幹の運動分析においては、安定筋や固定筋の作用を見逃してはならない。端座位での体幹の運動の出現には支持基底面となる骨盤の固定と股関節の安定化が不可欠である。特に、骨盤の安定化は骨盤運動が目に見えないため体性感覚制御となる。また、椅座位では骨盤の固定と共に足部が支持基底面となり、下腿筋群による床と接触する足底の安定化と固定が重要となる。ここでは体幹の運動におけるそれぞれの筋作用を示しておく（表2.1）。

2.5　体幹の予測的姿勢制御、筋のシナジー、重力の学習

■ **座位の予測的姿勢制御とシナジー**

　座位における姿勢の重心移動は事前に予想されている。これを「予測的姿勢制御（anticipatory postural adjustments；APAs）」という。予測的姿勢制御の特徴は「シナジー（synergy＝共同運動）」として「運動プログラム（規則的な複数の筋収縮パターン）」が発動される点である。

　したがって、座位においても予測的姿勢制御とシナジーは重要である。座位における予測的姿勢制御は「座位姿勢の変化を事前に予期した運動プログラムによって発現する筋のシナジー」と定義することができるだろう。たとえば、上肢のリーチング（到達運動）の時には上肢の筋活動に先行して骨盤や体幹のシナジーとして出現する。

　そして、シナジーは神経学的には体幹を垂直位に保持したり、体幹の傾斜を復元するための「体幹の立ち直り反応」に近似している。しかしながら、実際には各種の座位での動的な行為に即応して、必要に応じて発現する多様なバリエーションを有している。

■ **体幹を垂直位に保持する**

　まず、座位での姿勢制御において重要なのは頭部と体幹を垂直位にすることである。この運動には矢状面の場合は骨盤の前傾、体幹の伸展（腰椎の前彎）、頸部の伸展が必要である。前額面の場合には腰方形筋、内・外腹斜筋、脊柱起立筋、広背筋による体幹の側屈防止が必要である。

表2.1 体幹の運動の主動作筋、共同筋、拮抗筋、中和筋、安定筋、固定筋

体幹の屈曲(Trunk Flexion)
　①主 動 作 筋：腹直筋
　②共　同　筋：外腹斜筋、内腹斜筋、腸腰筋
　③拮　抗　筋：脊柱起立筋、広背筋
　④中　和　筋：外腹斜筋、内腹斜筋
　⑤安　定　筋：腹横筋、脊柱の内在筋、横隔膜、腸腰筋
　⑥固　定　筋：股関節周囲筋(大殿筋、ハムストリングス)、下腿筋群(前脛骨筋)

体幹の伸展(Trunk Extension)
　①主 動 作 筋：脊柱起立筋、広背筋、脊柱の内在筋(腰多裂筋)
　②共　同　筋：脊柱の内在筋
　③拮　抗　筋：腹直筋、外腹斜筋、内複斜筋、腸腰筋
　④中　和　筋：脊柱起立筋、腰方形筋(回旋を伴う場合)
　⑤安　定　筋：腹横筋、脊柱の内在筋、腸腰筋、横隔膜
　⑥固　定　筋：股関節周囲筋(腸腰筋、大腿直筋)、下腿筋群(下腿三頭筋)

体幹の側屈(Trunk Lateral Bending)
　①主 動 作 筋：腰方形筋
　②共　同　筋：同側の外腹斜筋、内腹斜筋、脊柱起立筋、広背筋
　③拮　抗　筋：対側の腰方形筋、外腹斜筋、内腹斜筋、脊柱起立筋、広背筋
　④中　和　筋：外腹斜筋・内腹斜筋(垂直維持力)、脊柱の内在筋
　⑤安　定　筋：腹直筋、腸骨筋
　⑥固　定　筋：股関節周囲筋(中殿筋、内転筋)、下腿筋群(長・短腓骨筋)

体幹の回旋(Trunk Rotation)
　①主 動 作 筋：一側の外腹斜筋、対側の内腹斜筋
　②共　同　筋：大胸筋、広背筋
　③拮　抗　筋：対側の外腹斜筋、一側の内腹斜筋、
　④中　和　筋：頸部回旋筋、脊柱の内在筋
　⑤安　定　筋：腹直筋、脊柱起立筋、腰方形筋
　⑥固　定　筋：股関節周囲筋、下腿筋群

(1) 矢状面で体幹を垂直位に保持する
- 骨盤の前傾……腸腰筋、腰多裂筋
- 体幹の伸展……脊柱起立筋
- 頸部の伸展……頸半棘筋

　この腸腰筋、腰多裂筋、脊柱起立筋、頸半棘筋の筋活動はシナジーである。

(2) 前額面で体幹を垂直位にする
- 体幹の側屈防止……両側の腰方形筋、脊柱起立筋、広背筋

　この腰方形筋、脊柱起立筋、広背筋の筋活動はシナジーである。

(3) 水平面で体幹を垂直位にする
- 体幹の回旋防止……内・外腹斜筋、前鋸筋、菱形筋

　この内・外腹斜筋、前鋸筋、菱形筋の筋活動はシナジーである。

■体幹の傾斜を垂直位に復元する

　座位で体幹を前傾または後傾する運動には筋力が必要ない。なぜなら、椅座位では頭部や体幹を少し動かすだけで体重（重心移動）による体幹の傾斜が簡単に生じるからである。また、それは抗重力活動ではない。

　座位姿勢では転倒しないように体幹を垂直位に復元する抗重力活動がきわめて重要である。特に、外乱刺激に対しては素早い反応が必要である。そして、これが体幹の立ち直り反応や四肢の平衡反応の筋収縮パターン（シナジー）である。

　そのため座位で体幹の傾斜を垂直位に復元するシナジーでは、体幹が前傾すると体幹後傾のシナジーが出現し、体幹が後傾すると体幹前傾のシナジーが出現する。これは抗重力活動である。

　座位で体幹が前傾する時、それを復元するには膝関節の伸展、骨盤の後傾（股関節の伸展）、体幹の伸展、頸部の伸展がほぼ同時に生じる。この時、次の筋群がシナジーとして働くと仮定できる。

（1）座位における体幹前傾を復元するシナジー
- 膝関節の伸展……………………大腿直筋
- 骨盤の後傾（股関節伸展）………大殿筋
- 体幹の伸展………………………脊柱起立筋
- 頸部の伸展………………………頸半棘筋

　一方、座位で体幹が後傾する時、それを復元するには膝関節の屈曲、骨盤の前傾（股関節の屈曲）、体幹の屈曲、頸部の屈曲がほぼ同時に生じる。この時、次の筋群がシナジーとして働くと仮定できる。

（2）座位における体幹後傾を復元するシナジー
- 膝関節の屈曲……………………ハムストリングス
- 骨盤の前傾（股関節屈曲）………腸腰筋
- 体幹の屈曲………………………腹直筋、内・外腹斜筋
- 頸部の屈曲………………………胸鎖乳突筋

　座位で体幹が側方傾斜する時、それを復元するには体重による骨盤固定と反対側の腰方形筋、内・外腹斜筋、脊柱起立筋、広背筋による体幹の側屈がほぼ同時に生じる。この時、次の筋群がシナジーとして働くと仮定できる。

（3）座位における体幹側方傾斜を復元するシナジー
- 反対側への体幹の側屈………腰方形筋、内・外腹斜筋、脊柱起立筋、広背筋

　これらの複数の筋群が共同するのが「シナジー」であり、運動シークエンスとしての筋収縮の順序は身体の下部の筋から上部の筋へと連続して発現する。

　また、端座位と椅座位では、体重による下肢（大腿骨）の固定力が加わるために筋活動は違っ

ている。端座位も椅座位も頭部や体幹を少し動かすだけで体重（重心移動）による体幹の前傾や後傾が生じる点は同様だが、椅座位で体幹の傾斜を復元するには体重そのものを制御しなければならない。そのために下肢の重さが固定作用として利用される。

Horakらの、端座位で座面を急速に後方移動させ、体幹を前傾方向に復元する反応を筋電図で分析した研究によると、脊柱起立筋の活動が顕著である（図2.8）。これは、本来、脊柱起立筋は体幹の伸展筋（屈曲の拮抗筋）だが、「やじろべえの釣り合い」のように、脊柱の屈曲を調節するために活動することを示している。

そして、この体幹の屈曲に上肢の前方へのリーチングを組み合わせると、脊柱起立筋は肩関節を屈曲する三角筋の活動に時間的に「先行」した活動をする。この先行する脊柱起立筋の筋活動が「予測的姿勢制御」である。

この脊柱起立筋の予測的姿勢制御がなければ、上肢をリーチングしながら、手で前方の物体を把持することができない。体幹の屈曲に伴う重心移動の方向と距離が事前に見積もられているからこそ、ある位置で体幹を方向づけて止めることができるし、手の空間的な位置が定まる。それは体幹を3次元空間内に意図的に停止させたり、上肢のリーチングに体幹の動きを連動させる巧緻な運動だといえるだろう。

つまり、座位の姿勢制御のポイントは「座位で体幹を垂直位にするシナジー」と「座位で体幹の傾斜を垂直位に復元するシナジー」である。

> ☑ **チェック・ポイント**
> ➡ 体幹の予測的姿勢制御の出現の有無
> ➡ 体幹を垂直位に保持するシナジー出現の有無
> ➡ 体幹の前傾を復元するシナジー出現の有無
> ➡ 体幹の後傾を復元するシナジー出現の有無
> ➡ 体幹の側方傾斜を復元するシナジー出現の有無

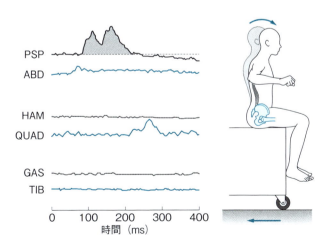

図2.8 座位で急速に床面を後方移動（体幹前傾）させた時に、体幹を後傾させて垂直位に復元するのは脊柱起立筋である（Horak FB, et al.: Postural inflexibility in parkinsonian subjects. J Neurol Sci. 111(1): 46-58, 1992 より）

■ 重力の学習

　SaavedraやWoollacottらは、乳児の座位への発達を「重力の学習（learning about gravity）」だと見なし、まだ座位が取れない乳児に「腰ベルト」を装着させ、どのような姿勢制御メカニズムで直立座位を学習してゆくかを実験的に検証している。実験に参加した8名の乳児は、腰ベルトで支持した状態から段階的に直立座位を学習していったが、次のような4つの特徴を示した（図2.9）。

- 第1段階「崩れ（collapse）」
- 第2段階「伸び上がりと沈み（rise and fall）」
- 第3段階「動揺（wobble）」
- 第4段階「機能的な直立（functional）」

　頭部の重心移動の変化などを計測したデータからすると、第1段階では体幹を前傾したままで動く（運動はすべて垂直位よりも前方で生じている）。第2段階では体幹を前傾したり後傾したり、重心を前後に移動させて多様な動きを示す（運動は垂直位よりも前方と後方で生じている）。第3段階では再び体幹を前傾させて動揺するが、重心を前方に位置させた状態で体幹の垂直姿勢に近づいてくる（運動はすべて垂直位よりも前方で生じているが安定が生じており、この段階で体幹の伸展を伴う座位を学習している）。第4段階で機能的な直立した座位を取るようになり、重力に対して体幹を垂直位にすることを学習する（運動はすべて垂直位の周辺で生じている）。

　興味深いのは、この実験に参加した乳児は3か月程度であり、「腰ベルト」での固定がなければ一人で座位は取れないという点である。この研究の知見からすると、子どもの体幹は早期に重力を学習する能力は秘めているが、骨盤の固定や支持が困難であったり、骨盤と脊柱との関係性に対応して重力を学習する難易度が高いために、直立座位の獲得は6か月以後になるといえるだろう。しかしながら、「腰ベルト」の固定があれば6か月以前でも垂直位を学習するという事実からすると、片麻痺患者が座位の垂直性を学習する時には「骨盤を固定する筋作用」が最も重要であると推察できる。つまり、座位の垂直性は体幹の傾斜を復元するシナジーと同時に、そのシナジーの出現を可能にする骨盤の固定筋の筋収縮がきわめて重要なのである。

　もちろん、子どもが座位バランスを獲得するには、生体力学的な諸因子、体幹の立ち直り反応、予測的姿勢制御（シナジー）、重心移動の学習、手の体重支持（パラシュート反応）などの発達が必要である。

> ☑ チェック・ポイント
> ➡ 重心動揺の安定性
> ➡ 重心動揺の方向性
> ➡ 垂直位よりも後方への重心移動の経験
> ➡ 骨盤の固定作用

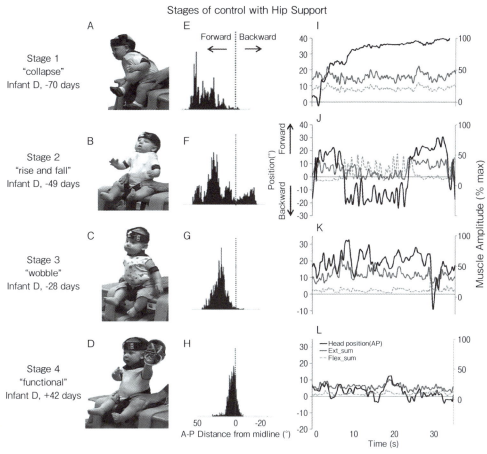

図2.9 腰ベルトで固定した乳児の座位での"重力の学習"（Saavedra SL, et al.：Learning about gravity: segmental assessment of upright control as infants develop independent sitting. J Neurophysiol. 108(8)：2215-2229, 2012 より）

2.6　座位への発達

■座位の安定化には頭部と体幹の立ち直り反応が必要である

　子どもは生後6か月頃に一人で座位を取ることができるようになる。この時期は体幹前傾位であり、両手を大腿部の上に置いて支持している（図2.10）。

　この生後6か月頃には脊柱の「ギャラン反射（Galant reflex＝側彎反射）」が消失する。ギャラン反射とは乳児の脊柱の側方を検者が手指で刺激すると、同側の脊柱起立筋が反応して体幹を側屈する原始反射である。この原始反射が抑制されると両側の脊柱起立筋が座位の側方傾斜を制御できるようになる。

　そして、座位での頭部や体幹の視覚性・迷路性立ち直り反応が出現してくる。また、前方への上肢の保護伸展反応（パラシュート反応）が出現する。そのため、ある程度の前後への座位保持はできるが、側方や後方に頭部や体幹が傾斜すると倒れてしまう。

既に、乳児を空中に保持しての頭部や体幹の立ち直り反応は5か月頃より出現しているが、座位での頭部や体幹の立ち直り反応の獲得は不十分である。特に、座位での側方と後方への傾斜に対する頭部や体幹の立ち直り反応はまだ獲得していない。座位での四肢の平衡反応も8か月頃まで出現しない。

　生後6か月頃の座位バランスは静的であり、まだ殿部の体性感覚（表在・深部感覚）に由来する頭部や体幹の立ち直り反応は困難で、筋の固有感覚情報の変化に対応した動的な座位バランスは獲得できていない。また、Milaniらによれば、生後6か月頃の上肢の前方への保護伸展反応（パラシュート反応）の出現にはモロー反射が消失していなければならない。

　生後7か月頃には側方への上肢の保護伸展反応が出現する。また、生後8か月頃には後方への上肢の保護伸展反応が出現する。これによって頭部－体幹－骨盤－上肢－手の連動した殿部での体重支持による動的な座位バランスを獲得する。

　この7～8か月頃には、腰椎前彎、胸椎後彎、頸椎前彎のＳ字カーブが出現し、頭部と体幹が直立した状態で体重支持した座位を取るようになる。重心は下肢－骨盤（殿部）の支持基底面の後方に移動している。また、上肢や手を座位での体重支持に使うことができるようになる。

　これは手が哺乳瓶などの物体を把握する機能のみでなく、手が自己の体重支持という新しい

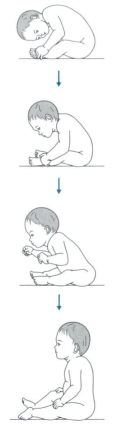

図2.10　座位への発達（新生児から6か月の乳児の直立座位までの変化）（河村光俊：体幹の運動発達と評価．理学療法 3(3)：171-177, 1986より）

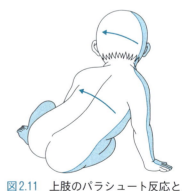

図2.11　上肢のパラシュート反応と頭部・体幹の立ち直り反応
上肢のパラシュート反応の出現後、側方への頭部と体幹の立ち直り反応と手の体重支持が出現する（河村光俊：体幹の運動発達と評価．理学療法 3(3)：171-177, 1986より）

機能を獲得したことを物語っている。そのためには手指の把握反射（grasp reflex）の消失が必要である。Milaniらによれば手指の把握反射は四つ這いになるまでに消失していなければならない。乳児は7～8か月頃に、手指を伸展して手掌面を座位での体重支持や四つ這いに使うようになる。

　また、この時期には、静的な直立座位で上肢（手）を他の物体にリーチング（到達運動）することもできるようになる。さらに、座位で体幹を傾斜させて一方の手で体重支持し、もう一方の手で物体を把握するという行為ができるようになる。

　河村によれば、こうした座位への発達において重要な鍵は、前額面での抗重力活動である。側方への座位の安定化の獲得は、子どもにより広い上肢の探索範囲を与えてくれる。それには頭部と体幹の立ち直り反応の発達が不可欠だが、その頭部と体幹の立ち直り反応と上肢のパラシュート反応を伴う体重支持機能の発達により、次第に乳児は滑らかに座位から前方、側方へ傾き、腹臥位へと移動する（図2.11）。

　生後9か月頃になると、座位での平衡反応が発達する。平衡反応とは中脳レベルの立ち直り反応と連動した大脳皮質レベルの四肢の動きによるバランス制御である。それによって座位で体幹を傾斜させ、机の上の遠くの物体に上肢（手）をリーチングすることもできるようになる。

　こうした動的な座位は「骨盤（殿部）－体幹－上肢（手）のリーチング」が連動することによって獲得される。また坐骨座りの直立した座位で、体幹を回旋させ、後方に振り向くことができるようになる。

　その後、子どもは四つ這い位から上肢を机について体幹を伸展して膝立ち位になったり、椅子から立ち上がるようになり、1歳頃には直立立位を取るようになる。

☑チェック・ポイント
➡ 座位の発達段階
➡ 前方、側方、後方へのパラシュート反応（6・7・8か月）
➡ 頭部と体幹の立ち直り反応（迷路性・視覚性）
➡ 手による体重支持

☑チェック・ポイント
➡ 上肢のリーチング
➡ 体幹のリーチング
➡ 体幹の立ち直り反応
➡ 四肢の平衡反応
➡ 座位からの起居移動動作

2.7 体幹の知覚と空間認知

　体幹の表在感覚と深部感覚は座位の運動制御にきわめて重要である。皮膚の触覚や圧覚は接触する物体の表面や硬さを知覚する。椎間関節の運動覚は脊柱の運動方向や運動距離を知覚する。また、筋感覚は重量覚を知覚する。こうした体幹の表在感覚と深部感覚によって殿部の接触状況、圧変化、体重負荷の左右均等性、座面の水平性、背もたれの垂直性、体幹のアライメントなどが知覚できる。

　さらに、体幹の知覚は「身体図式」や「運動イメージ」の基本である。これはセラピストが体幹の存在感や体幹運動のイメージの言語記述を患者に求めることによって知ることができる。また、体幹の正中線は身体空間、身体周辺空間、身体外空間を形成する上での基準線となる。行為の遂行には体幹の正中線を自己中心座標とする「空間認知」が不可欠である。また、それによって体幹の崩れを認識できるようになる。

> ☑ **チェック・ポイント**
> ➡ 表在感覚による外部の物体との接触状況の知覚
> ➡ 深部感覚による脊柱の運動方向と運動距離の知覚
> ➡ 体幹のアライメントの知覚
> ➡ 体幹の身体図式、運動イメージ
> ➡ 体幹の正中線、空間認知
> ➡ 体幹の崩れの認識

2.8 座位は"生活の質（QOL）"に直結する

■セラピストは座位の"行為の質（QOA）"を改善すべきである

　セラピストの目の前に体幹の問題を有する片麻痺患者がいる。それは急性期、回復期、維持期の片麻痺患者かもしれない。あるいは施設や在宅で生活する片麻痺患者かもしれない。いずれの時期であっても、それぞれの臨床の局面で座位と体幹の運動分析を行う必要がある。

　また、セラピストは急性期のベッド・サイドから体幹の早期リハビリテーションを開始すべきである。そして、リハビリテーション室でも片麻痺患者の「正しい座位」の再学習に取り組むべきである。

　ここでは、その重要性を再認識するために、ある病院や社会福祉施設での食事場面を見てみよう（図2.12、図2.13）。片麻痺患者や高齢者の多くは体幹を傾斜したり、体幹を前屈した円背姿勢で椅子に座っている。これは腰椎骨盤リズムの障害による体幹の直立性の崩れである。病院や社会福祉施設で体幹のリハビリテーションを受けているにもかかわらず、「ほぼ全員の食事動作時の体幹の直立性は崩れている」のが現状ではないだろうか。おそらく、家庭復帰している片麻痺患者や高齢者でも同様であろう。

　欧米では食事動作の文化的なマナーとして座位での体幹の直立性は絶対的なものだが、我が

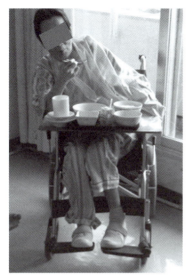
図2.12 ある病院での片麻痺患者の食事場面

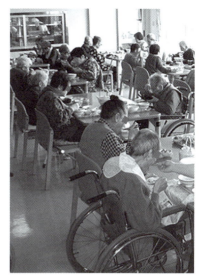
図2.13 ある社会福祉施設での高齢者の食事場面

国では円背姿勢が許容されることが多い。しかし、そこには坐骨座りと仙骨座りという決定的な差異がある。そして、座位における円背姿勢の固定化はすべての日常生活動作（ADL）に悪影響を及ぼす。

　セラピストは、この現状をもっと直視すべきである。特に、体幹の崩れを老人性の円背姿勢のせいにしてはならない。「円背（kyphosis）」が不可逆性の関節拘縮だとは限らない。背臥位を取ると自重によって脊柱の後彎が改善する者は大勢いる。座位での姿勢バランス訓練や体重移動訓練によって腰椎骨盤リズムが改善する可能性もある。

　また、片麻痺のリハビリテーションでは歩行の再獲得が重要視される。しかし、病院を退院して社会福祉施設に入居したり、家庭復帰した片麻痺患者は日常生活の多くの時間を座位で過ごす。座位で食事し、更衣し、整容し、排泄し、上肢の作業を遂行し、テレビを見たり、電話をしたり、他者と対話して日々を過ごす。座位で生活する時間が圧倒的に長いということである。

　だとすれば、リハビリテーションの目標を「座位の再獲得」とするのは不十分である。もっと「体幹の直立性」を再学習する必要がある。体幹の直立性の問題は「生活の質（quality of life；QOL）」に直結すると考えるべきである。

　セラピストは人間だけが取ることのできる「正しい座位」を再学習するリハビリテーションを探求すべきであろう。つまり、セラピストは座位の「行為の質（quality of action；QOA）」を改善すべきなのである。

文献
1）宮本省三，八坂一彦，平田尚大，田渕充勇，園田義顕：人間の運動学―ヒューマン・キネシオロジー．協同医書出版社，2016．
2）Cailliet R：Low back pain syndrome, 3rd edition. F.A. Davis, 1981.
3）Shabshin N, Zoizner G, Herman A, Ougortsin V, Gefen A：Use of weight-bearing MRI for evaluating wheelchair cushions based on internal soft-tissue deformations under ischial tuberosities. J Rehabil Res Dev. 47(1)：31-42, 2010.
4）Hislop H, Montgomery J：Daniels and Worthingham's Muscle testing: techniques of manual examination, 8th edition. Elsevier, 2007（津山直一，他・訳：新・徒手筋力検査法 原著第8版，協同医書出版社，2008）．
5）Horak FB, Nutt JG, Nashner LM：Postural inflexibility in parkinsonian subjects. J Neurol Sci. 111(1)：46-58, 1992.
6）Saavedra SL, van Donkelaar P, Woollacott MH：Learning about gravity: segmental assessment of upright control as infants develop independent sitting. J Neurophysiol. 108(8)：2215-2229, 2012.
7）Milani-Comparetti A, Gidoni EA：Routine developmental examination in normal and retarded children. Dev Med Child Neurol. 9(5)：631-638, 1967.
8）河村光俊：体幹の運動発達と評価．理学療法 3(3)：171-177, 1986.

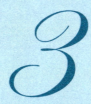

3 片麻痺の体幹の崩れ

3.1 片麻痺の「体幹の崩れ」

■体幹が傾斜して沈み込んでいる

　脳卒中発作後に生命維持と意識の覚醒が確認されると早期リハビリテーション治療が開始される。しかしながら、急性期にはベッド・サイドでの座位保持が困難な症例もいる。そうした症例に対してセラピストは介助して何とか座位を取らせようとする。しかし、座位は不安定で、体幹が側方傾斜し、垂直方向に沈み込んでいる。この体幹の側方傾斜と垂直方向への沈み込みを特徴とする座位姿勢を「体幹の崩れ（trunk collapses）」と呼ぶ。そして、体幹の崩れはリハビリテーション室に車椅子でやってくる頃でも続いていることが多い（図3.1）。

■座位姿勢を最重度、重度、中等度、軽度、ほぼ正常に段階づける

　ここではまず、片麻痺患者の座位姿勢を5段階の「グレード（grade）」に分類する私案を提示する。これは便宜的なものに過ぎないが臨床での目安となる。グレードⅠ～Ⅳはプラットホーム上の椅座位で「座位保持」、「体幹の直立性」、「体幹の到達運動」について「不能・不安定・可能・安定」を観察して判定する。グレードⅤはプラットホーム上の端座位で同様に判定する。

[座位のグレード]
- グレードⅠ（最重度）……座位保持不能（介助しても座位保持不安定）
- グレードⅡ（重度）………座位保持不安定、体幹の直立性不能
- グレードⅢ（中等度）……座位保持可能、体幹の直立性不安定、体幹の到達運動不能
- グレードⅣ（軽度）………座位保持安定、体幹の直立性可能、体幹の到達運動不安定
- グレードⅤ（ほぼ正常）…座位保持安定、体幹の直立性安定、体幹の到達運動可能

　　＊「座位保持」は健側上肢の支持なし、背もたれなし、足底は床面に接地の椅座位で判定
　　＊「体幹の直立性」は腰椎骨盤リズム（仙骨座り⇒坐骨座り）の有無で判定
　　＊「体幹の到達運動」は体幹の立ち直り反応の出現で判定
　　＊「グレードⅤ」は端座位（足底接地なし）で判定

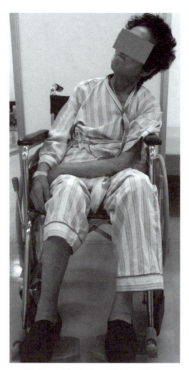

図3.1　片麻痺の体幹の崩れ

　座位姿勢のグレードがどこまで回復するかは症例によって異なるし、回復に必要な期間も数週から数か月までさまざまである。また、「軽度」から「ほぼ正常」への回復は意外に難しく、端座位で座位保持安定、体幹の直立性可能になっても、体幹の到達運動不安定が残存することが多い。特に、患側後方への体幹の到達運動が難しい。その場合はグレードⅣ（軽度）と判定する。だが、どのような症例であってもグレードⅤ（ほぼ正常）の状態に改善することが目標となる。

■片麻痺の典型的な体幹の崩れ

　こうした座位姿勢の問題が出現している症例に対して、セラピストはリハビリテーション室で「座位保持の練習」や「座位バランス訓練」を適用する。その結果、何とか座位を再獲得できるようになる。その後、椅子からの起立、立位バランス、平行棒内歩行、日常生活動作の練習などが追加されてゆく。

　しかしながら、多くの片麻痺患者は体幹の崩れが回復しないまま起居移動動作や日常生活動作を遂行している。そして、そうした症例には次のような典型的な体幹の崩れが認められる。

- 体幹の左右非対称（四肢の左右非対称も出現）
- 体幹の垂直方向への沈み込み（円背、屈曲位）
- 体幹の側方傾斜（患側方向と健側方向）
- 体幹の回旋（患側の肩甲帯が後退［retraction］）
- 殿部荷重の左右不均衡

- 健側の手を支持基底面として使用
- 患側の足を支持基底面として使用しない

このように症例によって程度差はあるものの、片麻痺の体幹の崩れは共通の問題を有している。

『座位のグレードは最重度、重度、中等度、軽度、ほぼ正常のどれなのだろうか？』

セラピストは、この問いを自らに発して体幹の崩れの観察を始めるべきである。

3.2 体幹の崩れが最重度な症例

■座位保持不能

体幹の崩れが最重度な症例は体幹が患側に傾斜して沈み込んでいる。セラピストが車椅子から全介助してプラットホーム上で椅座位を取らせようとしても、体幹の抗重力活動がまったくできず座位保持不能である。セラピストが体幹を支えなければ転倒してしまう（図3.2）。

こうした症例は左片麻痺患者に多く、半側空間無視（USN；unilateral spatial neglect）やプッシャー症候群（pusher syndrome）を合併している。そして、次のような「体幹の崩れ」が観察される。

> グレードⅠ（座位保持不能）
> ➡ 体幹が垂直方向に沈み込んだ姿勢
> ➡ 体幹の患側への側方傾斜
> ➡ 体幹の回旋

また、次のような特徴が観察されることが多い。

- 軽度な意識障害を有している
- 座位保持の意図なし
- 健側上肢で手すりを把持して座位を安定させようとしない
- 足部が支持基底面としての役割を果たしていない
- 右向く人症候群（right neck rotation）
- 半側空間無視（半側身体失認、病態失認）
- プッシャー現象（健側で支持面を押して患側に傾斜）
- 頭部、体幹、四肢のアライメントの左右非対称性
- 体幹の直立位が取れない（円背、仙骨座り、腰椎骨盤リズムの消失）
- 随意的に背中を背もたれから離せない
- 体幹筋（腹直筋や脊柱起立筋）の弛緩麻痺
- 患側上下肢の重度な運動麻痺

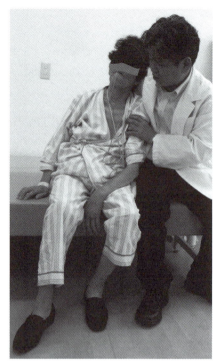

図3.2　体幹の崩れが最重度な症例
中大脳動脈起始部の出血により広範な右半球損傷を来し、重度な片麻痺に半側空間無視（USN）とプッシャー現象を伴っている症例

- 体幹の表在感覚麻痺と深部感覚麻痺
- 頭部と体幹の立ち直り反応の消失
- 上肢のパラシュート反応と四肢の平衡反応の消失
- 患側の殿部への体重負荷
- 支持基底面内での重心移動ができない
- 体幹の到達運動ができない
- 健側上肢で身体周辺の物体にリーチングできない
- 意欲の低下、情動的な恐怖、疼痛の訴え

■リハビリテーションの考慮点

　右半球損傷（左片麻痺）で半側空間無視やプッシャー現象を合併している症例では空間認知障害を伴っており、セラピストの介助がなければ座位を取ることができない。また、体幹の崩れに気づかず、介助されていることへの自覚がなく、無頓着で、座位姿勢をまったく修正しようとしない。こうした患者は体幹のアライメント異常に注意を向けることができない。頭部は右方向に回旋し、体幹の直立性は完全に崩れており、健側の上下肢で患側に押してしまう。

　リハビリテーションにおける考慮点としては、背もたれ（後面の壁）、側面の壁、左右の上肢の支持などを利用して、殿部、大腿下面、足底以外の支持基底面の数を増して、安定した座位保持を優先して確保するようにする。また、前方の机の上に左右の前腕を置き、背中を背もた

れから可能な限り離した座位姿勢に誘導し、その上で前方のセラピストと目を合わせて会話することを促す。

しかしながら、体幹のみならず頭部や上下肢のアライメントも崩れた座位姿勢が続くことが多い。こうした症例には、背臥位や座位で頭部の正中線を知覚させたり、身体各部の左右の対称性を比較させる。また、自己の身体各部に意識を向けさせて、左右の空間的、接触的な知覚への注意を促すべきである。セラピストが患者に言語で問いかけることも重要である。意識をどこに向けているのか、どこの何に向けるべきかを伝え、気づきを促し、知覚や注意を活性化する。

こうした症例の最大の問題は、体幹の「身体空間(body space)」や「空間認知(space cognition)」に異常が発生して行為の意図が発現しないことである。

体幹の「身体空間」の異常は体幹の体性感覚空間の変容に由来している可能性がある。それによって目ではなく体幹の自己中心座標が定められなくなる。半側空間無視や半側身体無視によって身体図式、身体所有感、運動主体感、運動意図、運動イメージなどに変容を来している可能性が高い。

体幹の「空間認知」の異常は座位を不安定にする。常に体幹は両側同時に運動するが、頭頂葉の第二次体性感覚野(area 43)では体幹の両側の関係性が組織化されている。それによって頭部と体幹の正中線が構築される。また、頭頂連合野の上頭頂小葉(area 5, 7)では体性感覚と視覚が、下頭頂小葉(39, 40)では体性感覚・視覚・聴覚情報が情報変換されている。これは四肢だけでなく体幹においても同様である。目と体幹を基準とした自己中心座標の一致によって外部世界を捉える。それに基づいて物体中心座標でも外部世界を捉えることができるようになる。

また、空間には体性感覚空間、視覚空間、聴覚空間があるが、それらが多感覚統合されて1つの空間をつくっている。片麻痺では表在感覚や深部感覚の障害を伴うことが多く、正確な体性感覚情報が第二次体性感覚野に入力されない。したがって、より高次な頭頂連合野での多感覚統合不全が生じやすい。半側空間無視の合併によって、さらに視覚的な空間認知能力は低下する。

この点に着目して患者の認知機能を詳細に観察すると、次のような問題点が明らかになる。

- 外部世界への注意障害
- 自己の身体への注意障害
- 座位を保持しようとする意図が想起できない
- 運動イメージが想起できない
- 体幹の正中線がイメージできない
- 自己中心座標系と物体中心座標系の混乱(目と体幹の不一致)
- 体幹の接触情報の左無視
- 体幹の空間情報の左無視
- 視覚、聴覚、体性感覚による空間認知や多感覚統合の統合不全
- 他者の座位姿勢を視覚的に模倣できない(視覚−体性感覚の情報変換障害)
- 自己の座位姿勢の体性感覚を言語で説明できない(体性感覚−言語の情報変換障害)

したがって、体幹の崩れを改善するためには、体性感覚に注意を向けて自己の身体空間や物体との接触状況を意識化させてゆく必要がある。

右片麻痺患者の最重度な体幹の崩れは中大脳動脈起始部の出血による広範な左半球損傷の場合だけである。つまり、最重度な体幹の崩れは圧倒的に左片麻痺患者に多く出現する。それは半側空間無視やプッシャー現象など高次脳機能障害の影響が大きい。

また、半側空間無視やプッシャー現象は脳卒中の急性期に必発する「機能解離（損傷部位と離れた部位の機能不全）」や「半球間抑制（健常半球からの損傷半球に対する抑制）」が関与している可能性が高い。そして、急性期を過ぎるとある程度（数週間）は「自然回復」してゆく症例もいる。急性期後に高次脳機能障害が改善傾向を示すかどうかは機能解離や半球間抑制からの回復次第である。

一般的に体幹の崩れが最重度な症例には、当初の目標として健側上肢で手すりを持って患側への側方傾斜を防ぐ座位を取らせることが優先される。しかしながら、体幹の患側への傾斜は残存し、健側の手を離すと自力での座位保持は困難なままである。もちろん体幹の直立性は取れない。その傾向は数か月続くこともあるが、やがて不安定ながらも座位保持はできるようになる。ただし、こうした症例の日常生活動作の予後はほぼ全介助レベルに留まることが多く、生活環境と介護状況の検討が必要である。

3.3　体幹の崩れが重度な症例

■座位保持不安定、体幹の直立性不能

体幹の崩れが重度な症例は、リハビリテーション室で座位を取らせようとしても自力での座位保持は不安定である（図3.3）。もちろん、こうした症例も車椅子からプラットホームへのトランスファーは全介助である。ただし、背中を後方の壁に接触させると座位が数十秒間なら保持できることもある。しかし、体幹が傾斜したり、殿部の支持基底面がずれたり、重心移動が生じると、自分で修正できない。また、上下肢に痙性が出現してくることが多い。

こうした症例は左片麻痺の場合もあれば右片麻痺の場合もある。いずれでもセラピストはまず「背中を後方の壁に接触させたプラットホーム上での椅座位」を介助して取らせるようにするが、次のような「体幹の崩れ」が観察される。

> グレードⅡ（座位保持不安定、体幹の直立性不能）
> ➡ 体幹が垂直方向に沈み込んだ姿勢
> ➡ 体幹の患側または健側への側方傾斜
> ➡ 体幹の回旋

また、次のような特徴が観察されることが多い。

- 座位保持の意図あり
- 健側上肢で手すりを把持して座位を安定させようとする

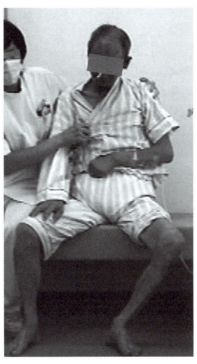

図3.3 体幹の崩れが重度な症例

- 足部が支持基底面としての役割を果たしていない
- 頭部、体幹、四肢のアライメントの左右非対称性(股関節外旋と内反尖足の出現)
- 体幹の直立位が取れない(円背、仙骨座り、腰椎骨盤リズムの消失)
- 随意的に背中を後方の壁から離せない
- 体幹筋(腹直筋や脊柱起立筋)の弛緩麻痺あるいは痙性麻痺
- 患側上下肢の痙性麻痺
- 体幹の表在感覚麻痺と深部感覚麻痺
- 頭部と体幹の立ち直り反応の消失
- 上肢のパラシュート反応と四肢の平衡反応の消失
- 殿部への体重負荷の不均衡
- 支持基底面内での重心移動が困難
- 体幹の到達運動ができない
- 健側上肢で身体周辺の物体にリーチングできない
- 左片麻痺の場合は軽度の半側空間無視の可能性
- 右片麻痺で失行症があれば座位姿勢の模倣ができない
- 右片麻痺で失語症がなければ情動的な恐怖を言語で伝える

■リハビリテーションの考慮点

　重度な体幹の崩れは体幹のリハビリテーションによって改善してゆく傾向がみられる。しかし、体幹筋の弛緩麻痺が出現している場合は長期化する。また、軽度の半側空間無視や重度の

失行症を有していることがある。体幹の左右の非対称性は顕著で、座位保持の安定化は困難であり、骨盤が後傾して後方に倒れそうになるし、逆に体幹の前屈位を取ることもある。健側上肢で手すりを握らせると座位を保持しようとするが、その状態から動けない。

リハビリテーションにおける考慮点としては基本的には最重度な症例と同様である。リハビリテーション室では背もたれ（後面の壁）、側面の壁、左右の上肢の支持などを利用して、殿部、大腿下面、足底部以外の支持基底面の数を増やすが、同時に患側の足部をセラピストが介助して床面に正しく接触させることが重要である。

当初の目標としては、健側上肢で手すりを持って患側への傾斜を防ぐ座位を取らせることが優先される。セラピストが他動的に介助して患側の殿部に体重移動させることが多いが、それによって上下肢の筋緊張が亢進してしまう。こうした重度な体幹の崩れが改善傾向を示すかどうかは支持基底面内に重心を落としている状態で体性感覚に注意を向けることと、健側の手で手すりを支持した状態で安定した座位が取れるかどうかである。この局面では心理面への配慮が重要であり、患者が恐怖心を感じていると体幹を健側に傾斜して健側の殿部に過度に荷重することがある。

しかしながら、多くの症例では体幹の患側への傾斜が残存し、健側の手を離すと自力での座位保持は困難なままである。仮に自力での座位保持が可能となっても、腰椎骨盤リズムが出現しないために体幹の直立性が難しい。特に、重度な失行症を合併している症例では体幹の直立性について運動イメージを想起することができない。その場合、セラピストは視覚的な座位姿勢の模倣を試みる。

3.4　体幹の崩れが中等度な症例

■座位保持可能、体幹の直立性不安定、体幹の到達運動不能

中等度の体幹の崩れを来している症例が座位を取ると、体幹を健側に傾斜させた円背姿勢の座位を取る（図3.4）。健側上肢で手すりを把持しなくても座位保持は可能である。しかしながら、こうした症例では体重を健側に荷重する傾向が出現し、座位バランスは不安定で体幹の直立性が困難である。そして、次のような「体幹の崩れ」が観察される。

> グレードⅢ（座位保持可能、体幹の直立性不安定、体幹の到達運動不能）
> ➡ 体幹が垂直方向に沈み込んだ姿勢
> ➡ 体幹の健側への側方傾斜と円背
> ➡ 体幹の回旋

また、次のような特徴が観察されることが多い。

- 背もたれのない座位保持が可能
- 健側上肢で手すりを把持しなくても座位を取れる
- 足部が支持基底面となる

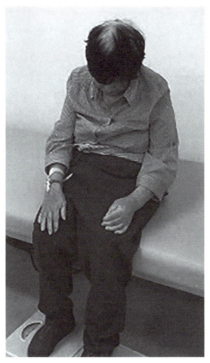

図3.4　体幹の崩れが中等度な症例

- 体幹の直立位は困難（円背、仙骨座り、腰椎骨盤リズムの消失）
- 体幹と四肢のアライメントの非対称性の軽減
- 体幹の側腹筋の痙性による短縮
- 患側上下肢の痙性麻痺
- 体幹の表在感覚麻痺と深部感覚麻痺
- 体幹の立ち直り反応の不十分な出現
- 上肢のパラシュート反応と四肢の平衡反応の消失
- ハムストリングスの痙性に伴う骨盤後傾
- 健側の殿部での過度な体重支持
- 健側の手を床面に接触させての体重支持の出現
- 体幹の回旋運動は困難（後方に振り向けない）
- 体幹の到達運動は困難
- 健側上肢での物体へのリーチングが出現
- セラピストの介助による座位バランス訓練が可能
- セラピストの介助による椅子からの起立動作を試みることが可能
- セラピストの介助による平行棒内立位を試みることが可能
- 患側方向への体重移動に対する恐怖感が残存

■リハビリテーションの考慮点

　中等度な体幹の崩れを呈する症例は座位保持可能だが座位バランスは不安定である。ただ

し、頭部と体幹の立ち直り反応が不十分ながらも出現してくる。座位姿勢として目立つのは円背と健側への側方傾斜と回旋である。そして、座位の重心線は左右の中心付近(殿裂)の健側側に落ちている。

　患側の殿部にはほとんど体重負荷されていない。そのため患側の殿部に圧荷重がなく、患側の殿部と床面は接触しているように見えても患側の骨盤や下肢(大腿骨)の固定性は欠如している。セラピストは殿部や足底に2台の体重計を置いて、左右の荷重状態を確認するとよい。患側下肢の足部が支持基底面として使われるかどうかは股関節外旋と内反尖足の制御次第である。この制御ができなければ患側の殿部への荷重は難しい。

　座位バランスの不安定性の原因としては、ハムストリングスの痙性による仙骨座り(骨盤後傾)の強制が考えられる。そのため重心を前方に移動しようとすると体幹の円背や前屈で代償する。体幹の側腹筋が痙性によって短縮しており、体幹の回旋も困難である。また、股関節周囲筋である腰方形筋、腸腰筋、中殿筋の運動制御能力の低下により骨盤の固定ができないため、座位での動的な体重移動はできない。そのため体幹の到達運動は不能である。ただし、体幹の到達運動を伴わない健側上肢による物体へのリーチングが出現する。

　中等度の体幹の崩れが回復するかどうかは腰椎骨盤リズムの出現次第である。また、何とか座位姿勢は安定しているため、起立動作や平行棒内立位を試みることができる。しかしながら、それは身体各部のアライメントの崩れた、健側下肢の筋力に依存した起立や立位保持となる。強引に起立や歩行訓練を行うと、患側下肢への体重移動は困難で、痙性麻痺に特有な上肢屈筋優位(特に肘関節の屈曲と手関節の屈曲)、下肢伸筋優位(膝関節の伸展と足関節の底屈・内反)の異常運動パターンが出現してしまう。座位バランスの不安定性に情動的な恐怖を有している可能性もあるため、日常生活での座位保持の時間を長くしてゆく。介助すれば車椅子からのトランスファー、更衣動作、トイレ動作などができるが、ADL自立のレベルではない。

3.5 体幹の崩れが軽度な症例

■座位保持安定、体幹の直立性可能、体幹の到達運動不安定

　軽度な体幹の崩れを呈する片麻痺患者の場合、座位保持は安定している。また、腰椎骨盤リズムが出現して体幹の直立性が取れる。つまり、座位バランスは安定している。しかし、体幹の到達運動は困難で、健側方向にはできても患側方向にはできない。

　セラピストが介助しなくとも、自分で背臥位から起き上がり、自力で座位を取ることができる症例もいる。したがって、座位バランスが向上し、体幹の直立位が取れ、患側の殿部で荷重しているように見える。しかし、実際には体幹は完全に左右対称ではなく(左右の肩の高さが非対称)、患側に傾斜したり、軽度回旋している。また、そのことに自覚はなく、真っ直ぐ座っているように感じている(図3.5)。そして、次のような軽度な「体幹の崩れ」が観察されることが多い。

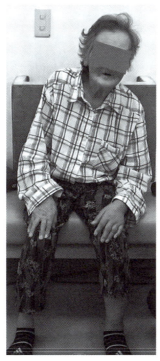

図3.5　体幹の崩れが軽度な症例

> **グレードⅣ**（座位保持安定、体幹の直立性可能、体幹の到達運動不安定）
> ➡ 体幹の患側への傾斜
> ➡ 肩甲帯の後退による体幹の回旋

また、次のような特徴が観察されることが多い。

- 座位バランスの安定化(脊柱起立筋の筋収縮)
- 体幹の直立位(坐骨座り、腰椎骨盤リズムの出現)
- 足部の支持基底面への荷重が可能
- 左右の殿部での体重支持が可能(比較は不正確)
- 肩のアライメントの非対称性(股関節の上に肩関節が位置していない)
- 患側の側腹筋の短縮が残存
- 患側上下肢の痙性麻痺が残存
- 体幹の表在感覚麻痺と深部感覚麻痺
- 体幹の傾斜時に体幹の立ち直り反応が出現(重心が支持基底面内の場合)
- 上肢のパラシュート反応と四肢の平衡反応は消失(または困難)
- 患側の手を大腿部上に接触させて体重支持に使うことはできない
- 座位での予測的姿勢制御(シナジー)の出現

- 体幹の回旋が可能（後方に振り向ける）
- 体幹の到達運動が出現
- 健側の上肢で身体周囲空間の物体にリーチングする
- セラピストの介助がなくても椅子からの起立動作を試みることが可能
- セラピストの介助がなくても平行棒内立位を試みることが可能

■ リハビリテーションの考慮点

　患者もセラピストも体幹に問題があるとは思っていないことが多いが、こうした症例の特徴は座位の静的な安定性と動的な不安定性である。痙性による四肢の筋緊張の亢進が目立ち、肘関節、手関節、手指は屈筋優位の状態である症例もいる。詳細に観察すると肩甲帯周囲を含めた四肢の中枢部の筋緊張も亢進している。体幹の筋緊張は左右非対称であり、行為の目的に応じて体幹を動的にさまざまな方向に動かせる状態ではない。

　座位姿勢のアライメントとしては、患側の肩が下がった体幹の傾斜（前額面）や回旋（水平面）と股関節外転位と足底の全面接地の不十分さがある。

　患側の肩が下がっているのは、肩関節の亜脱臼を来していない場合は肩関節の空間認知に問題が生じていることを示している。肩関節の亜脱臼を来している場合は大胸筋や広背筋の筋緊張が亢進している。上腕骨骨頭は両筋の内旋作用により烏口突起の下方に亜脱臼している。

　特に、左右の肩を比較すると、患側の肩が下方かつ前方に位置している。その結果、体幹が少し回旋しているように見える。つまり、体幹を垂直位にしても、患側の肩関節は股関節の垂直線上に位置していない。

　また、下肢は股関節を外転して大腿下面の基底面を広げているが、足底の床面への全面接地が不十分である。足底が基底面として有効に機能していない。足関節の内反がある場合はなおさらである。そして、患側の殿部での体重支持による健側方向への体幹の立ち直り反応が出現しない。それが、患側に体幹を傾斜する理由であろう。さらに、ハムストリングスの筋緊張が高いと骨盤が後傾する。そうした症例の場合には、大腿部や足部への体重支持の分配がより困難となり、患側への体幹の傾斜は強まる。これは患側へ体重負荷しているが、必ずしも適切な体重分配ではない。

　体幹の直立性を要求すると可能なことも多いが、健側の手を大腿上部に置いてバランスの安定化を図ろうとする。それによって患側の手指の痙性が出現しやすい。

　一見、座位は安定しているように見えるが、動的な体重移動や体幹の傾斜と上肢のリーチングの組み合わせは困難である。

　座位からの起立や立位への移動も可能だが、体重支持は健側下肢で行う傾向がある。患側下肢に50％の体重支持を求めると、下肢の伸展緊張が出現してしまう。

　平行棒内歩行では体幹を前屈し、患側の骨盤を後傾することが多く、反張膝歩行となりやすい。これは体幹の前屈によって重心が膝関節の前方に落ちるからである。

3.6 体幹の崩れがほぼ正常な症例

> グレードⅤ(座位保持安定、体幹の直立性安定、体幹の到達運動可能)

　グレードⅤ(ほぼ正常)に回復すると、端座位で座位保持安定、体幹の直立性安定、体幹の到達運動可能となり、予測的姿勢制御(シナジー)による動的な座位バランス制御ができる。しかし、患側後方への体幹の到達運動が困難である。それは患側後方への体幹の予測的姿勢制御能力の低下を意味する。その場合はグレードⅣと判定する。また、体幹と上肢の到達運動の連動における問題が残存する。ADLレベルは向上し、座位でのさまざまな行為が遂行できる。

3.7 体幹のアライメント異常の観察

■体幹のアライメント異常と筋作用の関係性

　片麻痺患者の体幹の崩れを回復させてゆくためには、体幹のアライメント異常が複数の身体部位で生じることを運動学的に理解しておく必要がある。ここではまず、片麻痺の座位における体幹のアライメント異常と筋作用の関係性を示しておく(表3.1)。

① 脊柱の後彎
② 骨盤の後傾
③ 脊柱の側屈
④ 骨盤の側方傾斜
⑤ 脊柱の回旋
⑥ 両肩の垂直性の異常
⑦ 両肩の水平性の異常
⑧ 頭部の側屈・回旋

　体幹の崩れの主な原因は体幹筋の弛緩性麻痺(筋の弱化)や痙性麻痺(筋の過緊張、短縮)による前後左右の筋収縮のアンバランスである。その結果として座位での体幹の立ち直り反応や予測的姿勢制御(シナジー)が出現しないことが多い。また、四肢の平衡反応は運動麻痺によって出現しない。

■体幹のアライメント異常の観察における4つのポイント

　セラピストが片麻痺患者の座位での体幹のアライメント異常を詳細に観察する時には「体幹の崩れのない座位(＝正しい座位)」が基準となる。特に、臨床的なポイントとしては次の4点が重要である。それを視覚的に前額面、矢状面、水平面から評価し、体幹の崩れの問題を推察する。体幹の崩れは詳細な観察なくして治療できない。

表3.1 片麻痺の座位における体幹のアライメント異常と筋作用

① 脊柱の後彎（頸椎前彎の喪失、胸椎後彎の増大、腰椎前彎の喪失）
・両側の脊柱起立筋の弱化
・両側の腹筋（腹直筋、内・外腹斜筋）の弱化

② 骨盤の後傾（股関節の伸展、腰椎前彎の喪失、仙腸関節の可動性低下）
・脊柱起立筋、腸腰筋、腰多裂筋の弱化
・ハムストリングスの短縮

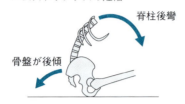

③ 脊柱の側屈
・対側の腰方形筋と脊柱起立筋の弱化
・同側の腰方形筋と脊柱起立筋の過緊張
・対側の腹筋（腹直筋、内・外腹斜筋）の弱化
・同側の腹筋（腹直筋、内・外腹斜筋）の過緊張、短縮

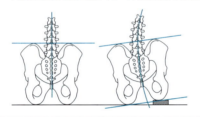

④ 骨盤の側方傾斜（健側の殿部への体重の荷重）
・対側の腰方形筋と脊柱起立筋の過緊張、短縮
・同側の腹筋（腹直筋、内・外腹斜筋）の弱化

⑤ 脊柱の回旋
・内・外腹斜筋の過緊張、非対称活動
・大胸筋と広背筋の過緊張

⑥ 両肩の垂直性の異常（矢状面における両肩の前方偏位）
・脊柱の後彎と骨盤の後傾の影響
・頸部伸展筋と脊柱起立筋の弱化

⑦ 両肩の水平性の異常（前額面における一側の肩の下降と傾斜）
・脊柱の側屈と骨盤の側方傾斜の影響
・僧帽筋（上部線維）の弱化

⑧ 頭部の側屈・回旋
・胸鎖乳突筋の過緊張
・半側空間無視

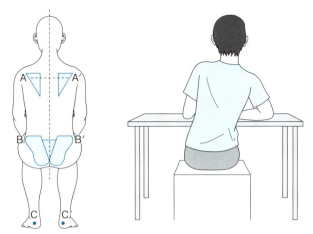

図3.6　体幹の対称性と非対称性（Cogo R, et al.：Il recupero della motilità del tronco nell'emiplegico: il trattament in posizione seduta. Collana di Riabilitazione Medica 6, Idelson Gnocchi, 1996 より）

（1）前額面で両肩と両骨盤（股関節）の4点が長方形を形成しているか？

Cogoらによれば、前額面での体幹の左右の非対称性は観察しやすい。前方または後方から観察すると、両肩（AとA'）と両骨盤（BとB' 股関節または坐骨結節に対応）の4点が長方形を呈している（図3.6）。この長方形の位置関係の歪みが前額面での体幹のアライメント異常を観察する鍵である。この長方形の位置関係が歪むと体幹は左右非対称となる。

また、足部（CとC' 踵に相当）との関係性も重要である。踵−坐骨結節−肩関節の垂直線が左右平行になっているのが正しい座位のアライメントである。

（2）前額面で両肩と両骨盤（股関節）の4点が長方形を維持したまま健側上肢の外転ができるか？

両肩と両骨盤（股関節）の4点の長方形を維持したまま健側上肢の外転を行うと、体幹の患側傾斜が出現し、股関節の上方に肩を位置させること（垂直位の保持）が困難となる（図3.7）。

（3）矢状面で両股関節の上に両肩関節が位置しているか？

矢状面での体幹の垂直性は肩と骨盤（股関節）の上下の位置関係を観察する。両側の坐骨結節に均等に体重を荷重した直立座位では、両股関節の垂直上方に両肩関節が位置している。片麻痺では脊柱が後彎して両肩が両骨盤（股関節）より前方に位置していることが多い。重心が股関節の前方に落ちている。腰椎骨盤リズムを伴う坐骨座りでは直立位となるが（図3.8）、仙骨座りでは頭部が屈曲し、脊柱が後彎する。

（4）水平面で体幹や頸部が回旋していないか？

水平面では両肩を結ぶ線と両骨盤（股関節）を結ぶ線の位置関係を観察する。患側の肩が後方に引かれて肩甲帯が後退（retraction）していることが多い。それに伴って体幹は軽度だが回旋する。また、同時に頸部の回旋についても観察する。正面を向いていれば顔面と体幹の正中線は一致している。

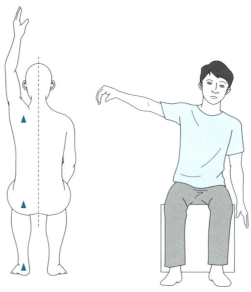

図3.7 肩関節外転時の体幹の対称性と非対称性（Cogo R, et al.：Il recupero della motilità del tronco nell'emiplegico: il trattament in posizione seduta. Collana di Riabilitazione Medica 6, Idelson Gnocchi, 1996 より）

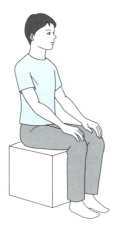

図3.8 体幹の直立性

3.8 体幹の「目に見えない問題」を観察する

　片麻痺の体幹の崩れには「目に見えない問題」がある。それは体幹の「正中線」、「垂直線と支持基底面」、「重心線」、「体重移動」が知覚できないという深刻な問題である。これらは体性感覚を介して知覚される。もちろん、体幹の体性感覚は感じるものであって目に見えないのは当然のことである。しかしながら、体幹の崩れた患者はこれを意識化することができない。

　臨床において重要なのは、この「目に見えない問題」をセラピストが見ることである。片麻痺患者にとって目に見えない問題をセラピストが見ることによって問題解決への糸口が発見で

きる。もし、目に見えない問題をセラピストが見なければ、目に見えない問題は存在しなくなってしまう。

たとえば、左片麻痺患者の座位を前方から見てみよう（図3.9）。セラピストには次のように「目に見えない問題」が見えるはずである。

- 体幹の正中線…………体幹の正中線と垂直線の不一致
  体幹の右回旋
  体幹は左右非対称で右肩が高い
  ➡ 体幹の対称性の崩れ

- 垂直線と支持基底面……頭部と体幹の左側への傾斜
  体幹の前屈位（腰椎骨盤リズムの困難性）
  骨盤の後傾
  左側の大腿下面と殿部での支持
  ➡ 体幹の直立性の崩れ

- 重心線…………………左側に偏位して落ちている
  坐骨結節よりも前方に落ちている
  ➡ 体幹の支持性の崩れ

- 体重移動………………左側の殿部に体重負荷している（左右の体重分配は不均衡）
  右側の大腿下面や足底への体重移動が不十分
  ➡ 体幹の到達運動の崩れ

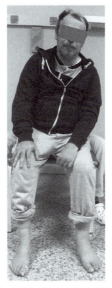

図3.9 体幹の「目に見えない問題」を観察する

このように、セラピストは座位姿勢の観察によって体幹の「目に見えない問題」を見ることができる。したがって、この問題の本質は、片麻痺患者が体幹の「目に見えない問題」に気づいていない、体幹の崩れが出現していても、それを知覚していない、それに注意を向けない、それをイメージできない、それを言語で説明できない、それを理解していない点にある。

つまり、体幹のリハビリテーションは、片麻痺患者が「自分自身の体幹を知らない」という状況から始まる。

3.9 体幹の崩れを修正する能力の観察

片麻痺患者は体幹の崩れだけでなく、それを自ら修正することができないことが多い。つまり、さらにセラピストは体幹の崩れを修正する能力の観察が必要である。

これは今後の再学習の可能性の判断や治療の選択にとって重要となる。セラピストは、体幹の崩れの原因だけでなく、「見せて(視覚制御)」、「話して(言語制御)」、「動かして(体性感覚制御)」、その修正能力を分析する。そこに再学習の最近接領域(患者が一人で修正できることと、セラピストの介助があれば修正できることの、差の領域)がある。

①視覚的に正しい座位姿勢を見せると座位姿勢を修正しようとするか？
②言語的に座位姿勢のエラーを教示すると座位姿勢を修正しようとするか？
③体性感覚的(他動的)に座位姿勢を修正すると正しい座位姿勢を保持しようとするか？

文献
1) 宮本省三, 八坂一彦, 平田尚大, 田渕充勇, 園田義顕：人間の運動学―ヒューマン・キネシオロジー. 協同医書出版社, 2016.
2) Cogo R, Crea E, Rizzello C：Il recupero della motilità del tronco nell'emiplegico: il trattamento in posizione seduta. Collana di Riabilitazione Medica 6, Idelson Gnocchi, 1996.

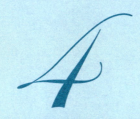

なぜ、体幹の崩れが生じるのか？

4.1 体幹の崩れは痙性麻痺が原因である？

■痙性麻痺によって頭部と体幹の立ち直り反応が消失する

　片麻痺は錐体路損傷による「痙性麻痺（spasticity）」である。この痙性麻痺に由来する体幹の筋緊張の異常によって「立ち直り反応（righting reaction）」が消失し、結果的に体幹が崩れるという考え方がある。

　神経学では座位や立位で頭部と体幹を垂直位に維持する筋活動を立ち直り反応と呼ぶ。体幹（脊柱）は海面に浮かぶヨットのマスト（支柱）のようなものであり、そのマストの揺れを垂直位に保持したり傾斜を復元する抗重力作用と考えればよいだろう。そして、座位や立位での立ち直り反応には次のようなタイプがある。

① 頭部の視覚性立ち直り反応
② 頭部の迷路性立ち直り反応
③ 体幹の視覚性立ち直り反応
④ 体幹の迷路性立ち直り反応

　視覚性立ち直り反応は開眼で、迷路性立ち直り反応は閉眼で検査する。片麻痺では頭部の視覚性立ち直り反応が出現しやすく、体幹の迷路性立ち直り反応が出現しない傾向にある。

■痙性麻痺と体幹の側方傾斜

　ここではまず、座位で「体幹の側方傾斜」が生じる理由を運動分析してみよう（図4.1）。片麻痺では体幹の側方傾斜に即応する立ち直り反応が出現しない。たとえば、座位で体幹が健側に側方傾斜する場合、患側の体幹筋が痙性麻痺なら健側に側方傾斜した脊柱を垂直位に引き戻す筋収縮が出現しない。また、患側の体幹筋に短縮があれば健側への側方傾斜の可動性を妨害する。

　つまり、この考え方に立脚すると、体幹の側方傾斜の原因は「患側の体幹筋（腰方形筋や脊柱

第4章──なぜ、体幹の崩れが生じるのか？

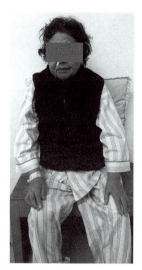

図4.1　座位での体幹の側方傾斜

起立筋）の痙性麻痺による立ち直り反応の消失」ということになる。たとえば、脊柱起立筋は体幹の伸展の場合には左右同時に働くが、側方傾斜の場合は左右が相反的に働く。

　しかしながら、この体幹の側方傾斜の運動分析は簡単ではない。なぜなら、片麻痺患者の患側の体幹筋の筋緊張が亢進している場合、「左右の逆転現象（左右の立ち直り反応の相反性の乱れ）」が認められるからである。すなわち、臨床的には患側に体幹が側方傾斜する時に健側の体幹筋の立ち直り反応が出現しないことが多い。これは体幹の患側への側方傾斜時に健側の体幹筋の筋活動が認められないという不可解な現象である。

　この不可解な左右の逆転現象についてはBeevorが先駆的に指摘し、同様にBrunnstromが"奇妙"と、Bobathが"驚き"と表現している。なぜ、健側の体幹筋の立ち直り反応が生じないのだろうか。その理由としてBrunnstromやBobathは患側の体幹筋の筋緊張の異常や短縮によって健側の体幹筋の筋活動が制限されるからだと解釈している。確かに、痙性筋では筋緊張の異常や短縮を起こしやすい。また、その拮抗筋には過剰な相反神経抑制（筋紡錘のGIa抑制）が生じるかもしれない。

　さらに、患側の側腹筋（内・外腹斜筋、腰方形筋）の短縮という問題を有している症例もいる。座位で体幹は斜め側方に傾斜することもある。その場合には脊柱の回旋を伴う立ち直り反応が必要である。もし、側腹筋が短縮していれば回旋を伴う立ち直り反応が困難となる。

　この問題についてBobathは背臥位での体幹の他動的な回旋による側腹筋の「引き伸ばし（elongation）」が治療的に重要だとしている。また、背臥位での「身体に対する身体の立ち直り反応」による「体軸内回旋（body axis rotation）」の促通を目的に、セラピストが頸−上肢−肩甲帯−体幹−骨盤−下肢の順で分節的な寝返り動作をハンドリング（徒手操作）し、側腹筋の柔軟性を取り戻す必要があるとしている。これは背臥位での側腹筋の短縮に対する伸張訓練が、座位での体幹の回旋を伴う立ち直り反応の出現を促すとする考え方である。

■痙性麻痺と体幹の前後傾斜

　片麻痺患者は座位で「体幹の直立性」が取れないことも多い。これは腰椎骨盤リズムの問題

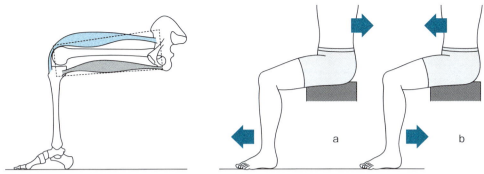

図4.2　a：ハムストリングスが短縮している状態で膝関節を伸展すると体幹は後傾する
b：大腿直筋が短縮している状態で膝関節を屈曲すると体幹は前傾する（Perfetti C：Condotte terapeutiche per la rieducazione motoria dell'emiplegico. Collana di Riabilitazione Medica 11, Ghedimedia, 1986 より）

に起因している。しかし、下肢筋の大腿直筋やハムストリングスといった二関節筋の痙性による短縮によって、骨盤と脊柱の連動した動きが制限される点を見逃してはならない。

　Perfettiはハムストリングス（膝関節屈曲、股関節伸展）と大腿直筋（膝関節伸展、股関節屈曲）の短縮が体幹の後傾や前傾を生じさせる病的現象を報告している（図4.2）。たとえば、座位で膝関節を他動的に伸展するとハムストリングスが伸張されて骨盤が後傾し、体幹も後方傾斜する。その結果、椅子座位で体幹を直立位に保持できず背中が背もたれに接触してしまう。また、椅子の背もたれから背中を離すことが困難で、腰椎骨盤リズムを使った体幹の直立位が取れない。これはハムストリングスの短縮によって骨盤の後傾が強制されるからである。これによって前後の体幹の立ち直り反応が消失することもある。

　そして、この病的現象は患者が長座位（両膝伸展位）を取ると顕著になる。骨盤の後傾を代償して体幹を大きく前屈することになる。これは片麻痺患者だけでなく脊髄損傷（対麻痺）患者にも必発する。脊髄損傷の両下肢も痙性麻痺であり、ハムストリングスの短縮によって長座位が取れなくなる。それによって上肢のプッシュ・アップによる殿部の挙上や前後左右への座位移動ができなくなってしまう。

　つまり、前額面では脊柱起立筋、腰方形筋、内・外腹斜筋などの筋緊張の異常や短縮によって立ち直り反応が消失し、体幹の側方傾斜を制御できなくなる。矢状面ではハムストリングスや大腿直筋の筋緊張の異常や短縮によって体幹の前後傾斜が制御できなくなる。座位での体幹の崩れは体幹筋や下肢筋の痙性麻痺によって出現するということである。

■体幹筋の痙性麻痺には個人差がある

　このように片麻痺の体幹の崩れは錐体路損傷後の痙性麻痺によって生じると考えられている。しかしながら、四肢に比べて体幹の痙性麻痺には個人差がある。特に、体幹筋の弛緩麻痺を呈する症例も多く、必ずしも筋の伸張反射の亢進や折りたたみナイフ現象が観察されない。あるいは逆に体幹を回旋する時の抵抗感が強く、内・外腹斜筋の「固痙縮（rigido-spasticity）」を認めることがよくある。その理由は体幹筋が錐体外路系の影響を受けているからであろう。

　したがって、体幹の立ち直り反応の消失が錐体路損傷後の痙性麻痺に由来するとは断定できない。これに対して下肢のハムストリングスの短縮が痙性麻痺に由来することは明らかであ

る。また、座位バランスには体幹の立ち直り反応のみならず四肢の平衡反応も重要である。通常、片麻痺では患側の上下肢に平衡反応は出現しない。この四肢の平衡反応の消失が痙性麻痺に由来することも明らかである。

4.2　体幹の崩れは弛緩麻痺が原因である？

■腹直筋の弛緩麻痺が生じる

　体幹の崩れは体幹の痙性麻痺が原因だとする捉え方に対して、Davies は異なる仮説を提示している。それは片麻痺において「腹部の筋緊張が両側性に失われている」とするものである。これは体幹の崩れの原因が腹直筋の「弛緩麻痺（flaccid paralysis）」であるとする考え方であり、その根拠として Davies は Klein-Vogelbach の見解を引用している。

　　　片麻痺患者が座位をとる場合、骨盤が後傾し通常より両股関節はやや伸展するため、胸椎は他動的に屈曲されやすい。これは重心が後方にずれて倒れるのを防止するための代償である。このような肢位では腹部の筋は、その起始と停止が近づきすぎていて、その機能を効率よく発揮できない。また、立位や歩行の場合でも、後方に倒れるのを防ぐため患者は脊柱全体を後彎させている。

　なぜ、腹直筋の弛緩麻痺が発生するのだろうか。その理由として片麻痺の急性期には上下肢が弛緩麻痺の状態に陥るが（数日～数週間）、それが体幹の腹直筋にまで及んでいることが考えられる。また、運動学的に座位で後方傾斜した脊柱を屈曲するのは腹筋の作用である。腹直筋が弛緩すれば骨盤が後傾した状態で体幹が体重により前屈位となり、腰椎後彎した体幹の崩れが生じる。また、肥満による腹筋群の弱化が顕著な症例も多い。

■脊柱起立筋の弛緩麻痺が生じる

　この腹直筋の弛緩麻痺は体幹の崩れの原因の一つとして有力である。事実、急性期に重度な体幹の崩れを生じている患者では腹直筋がまったく収縮しない。しかしながら、体幹を垂直位にするのは骨盤を前傾する腸腰筋と腰椎を前彎する脊柱起立筋であることを考えると、腹直筋の拮抗筋である脊柱起立筋の弛緩麻痺によって体幹が崩れている可能性もある。たとえば、重度な体幹の崩れが生じた患者は体幹を垂直位にすることができない。だとすれば、次のように考えることができる。

　　　『急性期の片麻痺患者では腹直筋と脊柱起立筋の両方が弛緩しているのかもしれない』

　腹直筋が弛緩すれば骨盤が後傾した状態で体幹が屈曲位となり、腰椎後彎した体幹の崩れとなる。また、脊柱起立筋が弛緩すれば骨盤前傾と腰椎前彎が連動する運動が不能となる。つまり、体幹を屈曲位から垂直位に戻せないために体幹が崩れる。おそらく、腹直筋と脊柱起立筋の弛緩は垂直方向への体幹の沈み込みを生じさせている。

■ 筋緊張の検査の困難性

体幹筋が弛緩しているかどうかは「筋緊張（muscle tone）」を検査すればよい。しかしながら、体幹筋の筋緊張の検査は難しい。それには次のような理由が考えられる。

① 四肢の筋のように打腱器（ハンマー）を使った検査が適用できない
② 深層の筋は触診ができず伸張が確認できない
③ 表層の筋も起始と停止が離れていて伸張するのが困難である
④ 座位が抗重力位で筋緊張を検査する肢位としては不適切なこと
⑤ 背臥位では体幹筋を他動的に伸張しにくい
⑥ 背臥位で検査できるのは体幹の回旋筋ぐらいである＊

　＊これは両膝を立てて股関節を屈曲45度位にし、足底をベッドに接地した肢位から、セラピストが他動的に下肢－骨盤－体幹を回旋し、その抵抗感で内・外腹斜筋の筋緊張を検査する。

このように体幹筋については筋緊張の検査の困難性という問題が残る。おそらく、片麻痺の体幹の崩れは急性期には弛緩麻痺の影響が大きく、慢性期には痙性麻痺の影響が大きいのであろう。

4.3　体幹の崩れは前皮質脊髄路の損傷が原因である？

■ 四肢を制御する「外側皮質脊髄路」と体幹を制御する「前皮質脊髄路」

大脳皮質から脊髄の運動ニューロンに下行する錐体路の存在は16世紀には知られていたが、20世紀に入ると「錐体路」と「錐体外路」の区分が一般的に使用されるようになる。その後、神経解剖学が進歩して複数の大脳皮質から複数の下行性神経路が存在することが判明し、20世紀の中頃には錐体路は「皮質脊髄路（corticospinal tract）」と呼ばれるようになった。そして、皮質脊髄路は内包を下行し、延髄で「外側皮質脊髄路（90％）」と「前皮質脊髄路（10％）」に分岐する。

外側皮質脊髄路は延髄で錐体交叉して脊髄の「側索」を下行し、対側の脊髄運動ニューロンに接続し、「四肢の遠位部（手足の筋）」を運動制御する。そして、外側皮質脊髄路は仙髄レベルまで下行している。

一方、前皮質脊髄路は錐体交叉せず、同側の脊髄の「前索」を下行し、脊髄レベルで交叉して対側の脊髄前角ニューロンに接続し、対側の体幹筋を神経支配する。また、同側の脊髄前角（腹内側）の運動ニューロンにも接続し、同側の体幹筋も神経支配する。そして、前皮質脊髄路は胸髄レベルで終枝している（図4.3）。

■ 体幹筋は両側性の神経支配なので運動麻痺は軽度となる？

行為において体幹筋は左右同時に活動する頻度が高いため、体幹筋を制御する一側の脊髄の運動ニューロンは両側の前皮質脊髄路からの神経支配を受けている。したがって、一般的には皮質脊髄路が損傷されると重度な手足の運動麻痺を来すが、「体幹は重度な運動麻痺を来さない」と考えられている。事実、片麻痺では四肢の運動麻痺は必発だが、体幹の運動麻痺は認め

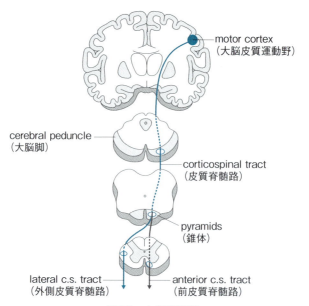

図4.3　皮質脊髄路
外側皮質脊髄路は対側の手足の筋を支配し、前皮質脊髄路は対側と同側の体幹筋を支配する

られない症例もいる。

　したがって、仮に錐体路系である一側の皮質脊髄路(外側皮質脊髄路と前皮質脊髄路)が放線冠や内包部で損傷されたとしても、反対側の前皮質脊髄路が体幹筋を両側性に支配しており、手足に比べて体幹の運動麻痺は軽度になると予想される。体幹筋が両側性支配を受ける理由は、行為において左右の体幹筋が同時に作用する頻度が高いためであろう。

　さらに、錐体外路系の「前庭脊髄路(vestibulospinal tract)」も体幹筋を支配して姿勢を調節している。前庭脊髄路は内耳、前庭、小脳などからの興奮を反射的に体幹筋に伝達する。橋の前庭神経核から起こり、錐体交叉せずに脊髄前索を下行して同側の脊髄前角(腹内側)の運動ニューロンに接続している。また、中脳からの赤核脊髄路も眼球運動に伴う頸部や体幹の筋活動を調整するが同側支配である。

　このように反対側の前皮質脊髄路の代償や前庭脊髄路や赤核脊髄路の同側性支配によって体幹筋は活動することができる。そのため錐体路が損傷されると反対側の手足の運動麻痺が生じるが、体幹の運動麻痺は生じないと解釈されることが多い。

　しかしながら、それは体幹に巧緻な運動制御を求めないために顕在化しないとも考えられる。実際には体幹の運動麻痺を有している可能性がある。事実、片麻痺患者の体幹筋は固痙縮となっていることが多いし、さまざまな起居移動動作において体幹を上手く使えない。つまり、上下肢の運動麻痺は目立つが体幹の運動麻痺は目立たないだけである。そして、その結果として体幹へのリハビリテーション治療がなおざりにされているのではないだろうか。

■逆説的な解釈の必要性

　ここで強調しておきたいのは、片麻痺の体幹を制御する前皮質脊髄路の神経メカニズムについては逆説的な解釈が可能だという点である。

つまり、四肢遠位部の手足は一側の大脳半球から支配を受けており、体幹は両側の大脳半球からの支配を受けているということは、「片麻痺の体幹は左右いずれの大脳半球の損傷であっても必ず何らかの運動麻痺を伴う」ということである。

そして、片麻痺の体幹の運動麻痺は手足のように反対側に生じるとは限らず、同側あるいは反対側のいずれにも生じる可能性があるし、左右の体幹筋の活動のアンバランスも生じる可能性がある。

皮質脊髄路（錐体路）の神経解剖学的な視点から考えると、片麻痺の急性期の体幹の崩れは、一側の前皮質脊髄路の損傷に由来して生じる。そして、その回復の可能性は反対側の前皮質脊髄路の代償が鍵を握っているといえる。

4.4　体幹の崩れは内側運動制御系の機能解離が原因である？

■随意運動の「外側運動制御系」と姿勢制御の「内側運動制御系」

最近の神経解剖学では大脳皮質からの下行性神経路を「外側運動制御系（皮質脊髄路）」と「内側運動制御系（皮質脊髄路以外の皮質毛様体路など）」に区分する。

これは随意運動と姿勢制御を区分する捉え方である。この場合、手足の随意運動が外側運動制御系の支配を受けた意識的な運動制御であるのに対して、体幹の姿勢制御は内側運動制御系の支配で自動的な運動制御だと解釈される（表4.1）。

つまり、手足の運動は巧緻で大脳皮質の関与が強い。一方、体幹の運動は粗大で脳幹、毛様体、大脳基底核レベルで無意識的に制御されると説明される。

Kuypersによれば、大脳皮質の運動システム（外側運動制御系）は四肢の運動ニューロンを制御し、大脳基底核の運動システム（内側運動制御系）は体幹の運動ニューロンを制御する。また、高草木はこの神経メカニズムを次のように説明している。

> 運動は、"体幹や上下肢の近位筋による歩行や姿勢制御"と"手指の遠位筋をもちいる精緻運動"とに大別される。前者は脊髄の前索や前側索を下行する神経機構、そして後者は背側索を下行する神経機構が関与することから、各々、内側運動制御系、外側運動制御系

表4.1　内側運動制御系と外側運動制御系の機能特性

内側運動制御系 （姿勢制御）	外側運動制御系 （随意運動）
錐体外路 （脳幹網様体・大脳基底核）	錐体路 （大脳皮質）
緊張性頸反射 立ち直り反応 体幹の運動制御 四肢の近位部の運動制御 姿勢制御や歩行	四肢の遠位部の運動制御 手指の巧緻運動

と呼ばれる。

内側運動制御系は、伸張反射や屈曲反射(脊髄)、緊張性頸反射(延髄)、迷路反射や前庭動眼反射(延髄〜橋)、そして、立ち直り反射(中脳)などの姿勢反射にも関与する。網様体脊髄路、前庭脊髄路、視蓋脊髄路など、この系を構成する下行路の起始細胞は脳幹(脳幹網様体、前庭核、上丘)に存在する。一方、この系に属する大脳皮質の出力路は同側の前索を下行する前皮質脊髄路であり(皮質脊髄路の5〜10％)、体幹・近位筋の運動を支配する。しかし、補足運動野や運動前野(6野)は豊富な皮質－網様体投射を介して網様体脊髄路を動員する。網様体脊髄路は脊髄全長にわたり、両側の脊髄灰白質に軸索側枝を送り、体幹と両上下肢近位筋の協調的な運動や姿勢を制御する。内側運動制御系において網様体脊髄路系がきわめて重要な役割を担っている。

外側皮質脊髄路が外側運動制御系の主役である。錐体路の90〜95％は対側に交叉し、背側索を下行する。線維の一部は赤核に側枝を送り、赤核脊髄路を動員する。一次運動野(4野)に起始する外側皮質脊髄路は体部位局在に対応した反対側の体幹・上下肢の運動を制御する。霊長類では皮質脊髄路は運動細胞に直接シナプス接続する。しかし、皮質脊髄路は介在細胞群にも働き、その作用は運動細胞への作用よりも遥かに強力である。また、一次体性感覚野(3、1、2野)は、後索核や脊髄後核への投射を介して運動時における体性感覚入力の制御に関与する。

■体幹の崩れは機能解離によって生じる

外側運動制御系と内側運動制御系の区別は神経解剖学的なメカニズムである。しかし、大脳皮質のみが活性化して四肢の動きだけを運動制御し、大脳基底核のみが活性化して体幹の動きだけを運動制御するわけではない。行為を四肢と体幹に区別して運動分析するのは短絡的であろう。ただし、内側運動制御系が損傷されると立ち直り反応が低下する可能性は高まる。

最大の問題は、このような神経解剖学的な知見から体幹が無意識的に運動制御されているとする解釈がなされる点である。つまり、手は意志による精密な運動性(錐体路系の制御)を、体幹は自動的で粗大な運動性(錐体外路系の制御)を有しているとする解釈には疑問がある。

体幹の運動の無意識化や自動化は運動学習の結果であり、片麻痺患者のように運動学習の初期段階で回復途上にある場合、無意識的かつ自動的に運動学習することは困難であり、逆に体幹の運動制御や姿勢調節に、より意識を向けることが必要である。

しかしながら、この外側運動制御系と内側運動制御系の区分を片麻痺の急性期の体幹の崩れに関連づけると、そこから新しい仮説を提案することができる。

つまり、片麻痺患者に重度な体幹の崩れが生じるのは、外側運動制御系(大脳皮質、内包)と内側運動制御系(大脳基底核)の両方が損傷を受けるためと考えることができる。特に、大脳基底核の損傷を伴っていれば体幹筋も影響を受ける。

また、脳卒中により内側運動制御系は直接的に損傷を受けていないものの、急性期には大脳基底核の機能に「機能解離(diaschisis)」が発生していると考えることもできる。機能解離とは損傷部位と離れた領域の機能が作動しなくなる現象である。仮に、内包周辺で損傷が発生した場合、機能解離は脊髄、大脳基底核、大脳皮質の関連領域に影響を与える。そして、急性期には体幹筋の運動制御に関わる脊髄の運動ニューロンや大脳基底核にも機能解離が及ぶ。要するに、片麻痺は基本的に「痙性麻痺」だが、急性期の発症後数日から数週間(脳損傷が重度であれ

ば数か月）は脊髄ショック後の機能解離によって弛緩麻痺を呈する。これは四肢筋のみでなく体幹筋にも生じる可能性がある。

したがって、体幹筋の機能解離という視点から考えると、片麻痺の急性期の体幹の崩れは腹直筋や脊柱起立筋の弛緩麻痺によって生じているのかもしれない。また、急性期を過ぎると体幹筋も痙性麻痺へと移行する可能性が高い。

さらに、機能解離の解除を急性期後の体幹の崩れの回復と関連づけることができる。すなわち、内側運動制御系が損傷を受けていない症例（脊髄、脳幹網様体、大脳基底核が機能解離の状態にある症例）の場合は、機能解離の解除と共に座位における体幹機能は自然回復してゆくだろう。

4.5 体幹の崩れは体性感覚空間の変容が原因である？

■体幹の体性感覚麻痺

片麻痺の体幹には体性感覚麻痺が生じる。表在感覚（触覚、圧覚、温冷覚）と深部感覚（位置覚、運動覚、重量覚）の異常によって体幹の崩れが発生する可能性がある。しかしながら、臨床では片麻痺に対する体幹の表在感覚や深部感覚の検査は行われないことが多い。そこには、体幹の表在感覚麻痺は姿勢や動作に大きな影響は与えないとする先入観がある。また、体幹の深部感覚麻痺の検査は四肢の深部感覚検査と同じようにはできないという難しさがある。

ここではまず、体幹の表在感覚麻痺について考えてみよう。検査では次の点を考慮しておく必要がある。

① 手指や足底に比べて体幹の表在感覚は運動の感覚フィードバック制御への貢献が少ないと考えられている。
② 体幹の表在感覚には同側性支配があり脱失には至らない傾向がある。
③ 片麻痺では体幹の表在感覚の鈍麻が生じることが多い。
④ 体幹の触覚の2点識別覚（皮膚上に2点同時に触れられたことを判別できる最小の距離）の精度は低い。
⑤ 体幹の触覚の鈍麻は2点空間識別覚（2点同時に触れられた時の上下・左右・斜めといった空間的な位置関係）を低下させる。
⑥ 体幹では触覚の空間定位（どこに触れられたか）の鈍麻が生じる。
⑦ 触覚の空間定位の鈍麻は圧覚の精度を低下させる。
⑧ 片麻痺では触覚の識別覚よりも触覚の空間定位の鈍麻が問題となる。
⑨ 殿部の触覚や圧覚の表在感覚麻痺については不明なままである。
⑩ 左右同時に触覚刺激を加えると麻痺側の触覚を消去することがある。

次に、片麻痺の体幹の深部感覚麻痺について考えてみよう。体幹の崩れに脊柱や骨盤の運動覚の異常が関与することは間違いないが、体幹の深部感覚麻痺については研究が進んでいない。評価では次の点を考慮しておく必要がある。

① 体幹の運動は左右同時に起こる。つまり、脊柱の前後屈、側屈、回旋運動は左右同時に起こる。したがって、上下肢のように左右の深部感覚麻痺として区別できない。また、上下肢の検査のように反対側で模倣できない。
② 体幹は検者が他動的に動かして検査するのが困難である。背臥位で他動的に検査するには上半身の重量が問題となる。立位では転倒の危険性が増す。座位が最も検査できる可能性があるが、脊柱の3次元の運動には頸椎、胸椎、腰椎のすべての動きが関与するし、頭部、肩甲帯、骨盤の動きも関与する。それらすべてを検者が座位で他動的に動かして深部感覚麻痺の存在を判定することは難しい。
③ 深部感覚麻痺と高次脳機能障害（空間認知の障害）の判別が難しい。位置覚や運動覚の検査は単に関節運動を感じるかどうかを調べる検査ではない。どこの空間に位置するかとか、どの方向に動いたかというように知覚レベルの検査である。
④ 半側空間無視などの高次脳機能障害を合併していると、その知覚レベルの変容が深部感覚麻痺によるものか高次脳機能障害によるものかの区別が曖昧になる。
⑤ 回旋の運動覚の検査が行われていない。たとえば、座位で左片麻痺患者を閉眼させ、セラピストが患者の頭部（頸部）を左右にゆっくりと他動的に回旋し、頭部が正面（正中）に来たら「ストップ」と口頭で伝えるように要求する。そうすると頭部の向きを10～30度も誤認することがある。これが頸椎の位置覚や運動覚の麻痺なのか半側空間無視の影響なのかが判別できない。同様な検査を体幹の回旋で行っても、体幹の正面（正中）を10～30度も誤認することがある。
⑥ 重量覚の検査が困難である。重量感覚は筋収縮力と抵抗力との比率によって決まる。体幹では重量覚の検査ができない。重量覚は痙性による筋緊張異常によって大きく変容していると考えられる。しかし、体幹筋の痙性の評価は困難である。痙性筋は伸張反射の亢進を伴うが、それを正確に徒手的に評価する手段がない。
⑦ セラピストが体幹の深部感覚麻痺を無視する傾向にある。セラピストは検査が困難であるとの理由で体幹の深部感覚麻痺を注意深く観察しない。そのため運動覚の障害が体幹に生じているかどうかわからない。

これらの理由により、体幹の体性感覚麻痺の程度は客観的に捉えにくい。しかし、体幹の表在感覚や深部感覚麻痺が原因で体幹の崩れが生じることは十分予想される。

■体幹の体性感覚空間の変容

次に、片麻痺の体幹の崩れは「体幹の体性感覚空間（somatic space of trunk）」の変容に由来している可能性がある。そして、この意味を理解するためには「体幹の体性感覚空間とは何か？」を明確にしておくべきだろう。

まず、空間には「視覚空間」、「聴覚空間」、「体性感覚空間」という3つの「心的空間（主観的空間）」が存在し、それらが1つの「物理的空間（客観的空間）」を生み出す。

- 視覚空間
- 聴覚空間
- 体性感覚空間

つまり、空間認知は脳表象であり、これら3つの感覚空間がモザイクのように組み合わさって1つの「多感覚空間(multisensory space)」が形成されている。片麻痺の場合、基本的に視覚空間と聴覚空間に問題はなく、体性感覚空間が変容している。

そして、体幹の体性感覚空間は表在感覚や深部感覚を源としているが、そうした感覚レベルで形成されるものではない。それは空間的な方向、距離、形、接触的な表面性状、硬さ、重さといった「知覚レベル」で形成されるものである。

たとえば、閉眼した座位でも体幹が直立位の状態かどうか知覚できる。もし、体幹が側方傾斜したら、肩がどれだけの距離を側方に移動したか知覚できる。また、ある方向で音がしたら、体幹の正面が音の方向を向いているかどうか知覚できる。それが知覚できるからこそ、その方向に脊柱を回旋させて体幹の正面を向けることができる。

こうした自己の体幹の状態や体幹と外部世界の関係性を知覚レベルで形成する脳の組織化が「体幹の体性感覚空間」である。Ungerleiderらは視覚空間を「どこの空間(where space)」と「何の空間(what space)」に区分しているが、Perfettiは体性感覚空間を「どこの体性感覚空間(方向、距離、形)」と「何の体性感覚空間(表面性状、硬さ、重さ)」に区分している。

- どこの体性感覚空間
- 何の体性感覚空間

片麻痺では座位の直立位においては体幹の「どこの体性感覚空間」の変容が問題となる。Kosslynらによれば右半球の頭頂連合野は「どこの空間」に、左半球の頭頂連合野は「何の空間」に深く関与している。したがって、片麻痺の体幹の崩れは右半球の頭頂連合野の損傷による「どこの体性感覚空間」の変容に由来しているのかもしれない。左片麻痺患者に重度な体幹の崩れが出現しやすいのはそのためであろう。

さらに、「どこの体性感覚空間」では身体各部が空間認知の自己中心座標の原点となる。それは目だけでなく体幹各部や四肢の各関節に基づいている。体性感覚による空間認知は絵画の遠近法のように1つの視点(座標原点)ではなく、キュビズムのように複数の視点を有している。つまり、行為は身体各部を空間座標の中心とした「自己中心座標系(body-centered systems)」と3次元空間内の物体間の関係性に基づいた「環境中心座標系(object-centered systems)」を参照しながら遂行されている。

自己中心座標系(＝身体中心座標系)は「自己の身体を基準とする空間(egocentric space)」である。一方、環境中心座標系(＝物体中心座標系)は「環境内のある物体を基準とする空間(allocentric space)」である。

[自己中心座標系(egocentric space)]
- 網膜中心座標系
- 頭部中心座標系
- 体幹中心座標系
- 四肢中心座標系

[環境中心座標系（allocentric space）]

● 物体中心座標系

　網膜中心座標系は眼球の網膜中心窩を基準とする。頭部中心座標系は頭部の正中線を基準とする。体幹中心座標系は体幹の正中線を基準とする。四肢中心座標系は各関節を基準とする。この組み合わせによって自己の左右、上下、前後の3次元空間が形成される。

　一方、物体中心座標系は注意を向けている外部世界の物体を基準とする3次元座標であり、これは自己の位置とは異なる場所からの空間認知である。たとえば、テレビの画面はテレビの前に座っている自己中心座標からの視点ではなく、カメラの視点からの映像が映し出されている。

　片麻痺の体幹の崩れは、要素的な表在感覚麻痺や深部感覚麻痺のみならず、体幹の体性感覚空間の変容に由来している可能性がある。それは体幹の自己中心座標の変容を意味する。

■体幹の身体図式の変容

　しかしながら、「体性感覚空間の変容」という用語はリハビリテーションにおいて一般的ではない。それは神経心理学、脳科学、認知神経科学などの領域では「身体図式（body schema）」という用語が使われるからである。したがって、体性感覚空間の変容は身体図式の変容と置き換えることができる。ただし、身体図式の変容という用語もまた多様な意味で使われるし、その病理についてもさまざまな解釈がなされている。そこで、ここでは片麻痺の体幹の崩れと身体図式の変容の関係性を説明しておく。

　身体図式は「脳内の身体表象（body representation）」である。そして、Coslettらは身体図式を次の3つに分類している。

① 身体の空間定位表象（superficial schema）
② 身体の形態表象（body form representation）
③ 身体の姿勢表象（postural representation）

　「身体の空間定位表象」とは身体の皮膚表面の空間的な場所の定位である。「身体の形態表象」とは身体の大きさと形状の統合である。「身体の姿勢表象」とは身体各部の空間的な位置関係のことである。こうした身体図式があるから自分自身を感じることができて「身体所有感」が生じる。

　また、身体図式を基盤として運動イメージが想起される。Decetyによれば「運動イメージとは実際に行為をせずに、行為を表象する主体の能力であり、それは行為を脳内シミュレーションする動的な精神の状態」である。こうした運動イメージの想起ができるから、自分が身体を動かしていると感じることができる。また、運動イメージは知覚の予測であり、その予測と感覚フィードバックの一致が「運動主体感」である。

　さらに、身体図式を身体空間と呼ぶことがある。榎本らによれば、身体空間は自己の身体から手足が届く範囲の周辺へ、さらに遠くの風景へと広がっている（図4.4）。

● 身体空間（personal space＝個人空間、自己が占める空間）

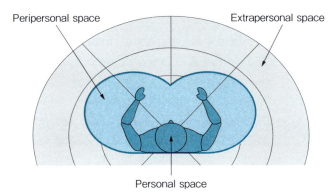

図4.4 身体空間（personal space）、身体周辺空間（peripersonal space）、身体外空間（extrapersonal space）（榎本玲子，他：空間認知の身体化過程とその機序をめぐって．専修人間科学論集 心理学篇 1(1):61-69, 2011 より）

- 身体周辺空間（peripersonal space＝身体近傍空間、近位空間）
- 身体外空間（extrapersonal space＝外部空間、遠位空間）

　身体図式の変容は身体空間を変容させる。身体空間の変容は身体周辺空間や身体外空間での行為の遂行を阻害する。片麻痺の場合、上下肢の身体図式の変容が顕著だが、体幹の身体図式も変容することがある。その結果、体幹の運動イメージが想起できず、行為を遂行することが困難となる。

4.6　体幹の崩れは正中線の偏位が原因である？

■体幹の正中線の神経メカニズム

　人間の右半身と左半身は身体の中心線で分割されている。Schilderは「右半身と左半身を分離する身体の中心線というイメージがあり、それは前後や上下の方向へ、あるいは身体のかたまりの中心から空間へと拡大している」と主張した。また、「この中心線のイメージが対象物の中心の概念や対象物の二分化の概念に対して身体的な基礎を提供する」と述べている。

　そして、近年の脳科学のトピックスとして、大脳皮質の頭頂葉には「身体の正中線」という特殊な身体部位再現が存在することが明らかになっている。この身体の正中線は「自己の中心」であると同時に、身体各部を空間内で動かす時の基準軸である。あるいは、自己中心座標系の最も重要な基準線ともいえるだろう。しかし、この正中線の神経メカニズムは簡単ではない。なぜなら、身体の左半分の体性感覚情報は右半球に入力し、身体の右半分の体性感覚情報は左半球に入力する。つまり、手足や体幹の皮膚や関節からの体性感覚情報は基本的に反対側の半球に入力する。したがって、左右の対称性がなく真ん中である体幹の正中線は左右どちらの半球にも身体部位再現がないはずである。

　これに対してContiらは、サルの感覚野の体幹の身体部位再現領域のニューロンが両側性の投射を受けていることを明らかにした。右半球の感覚野の体幹ニューロンは左半身の体幹（反対側）からだけではなく、右半身の体幹（同側）からも投射を受けていたのである。そして、そう

した両側性の体幹ニューロンは、体幹ニューロンのすべてではなく、正中線に対応する部分のみであり、その部分は腹側と背側の正中線を中心とする「5cm幅」であった。つまり、体幹の正中線は中心線から左右に2.5cmの幅を有している。

さらに、Manzoniらは、体幹の正中線に関わるネコの感覚野の身体部位再現領域の体幹ニューロンは、左右からの触覚情報を1つではなく2つ受け取っていることを明らかにした。つまり、一側半球の1つの体幹ニューロンは、右半身から2つ、左半身から2つ、合わせて4つの触覚情報に反応して正中線を表象しているという。体幹の正中線は「両方向性の半球間回路(脳梁)を介して調節される機能ユニット」なのである。また、それは左右の体性感覚情報の比較によって形成される「心的イメージ」だといえるだろう。

一方、人間の体幹の正中線が大脳皮質のどこで身体部位再現されているかについても興味深い知見が報告されている。

Fabriらは、第一次体性感覚野(中心後回)の体幹の皮膚上の正中線の身体部位再現が両方の半球に存在するかどうかを機能的磁気共鳴映像法(fMRI)を使って研究し、腹部の体幹領域の片側の触覚型の刺激によって呼び起こされる感覚野のニューロン活動の焦点化を反対側の半球の中心後回で確認した。そして、これらの領域は3a野、3b野、1野、2野の体幹腹部の正中線の再現と一致したと報告している。また、正中線に隣接した皮膚刺激は反対側の中心後回の活動と共に同側の中心後回の活動も呼び起こした。この結果は体幹の正中線に隣接した皮膚からの触覚情報が両側の第一次体性感覚野に入力していることと、同側の第一次体性感覚野の活動は脳梁を介して入力していることを示唆している。つまり、体幹の正中線は第一次体性感覚野のレベルで組織化されている。

また、田岡によれば、体幹の正中線は第二次体性感覚野でも身体部位再現されている。第二次体性感覚野には左右の手足や体幹の体性感覚刺激に反応する両側性ニューロンが多い。さらに、頭頂連合野(area 5)は酒田の先駆的な研究によって触覚刺激と運動覚刺激の組み合わせに反応するニューロンの多い場所であることが判明している。したがって、これは体幹の正中線が脳梁を介した体幹両側の触覚情報のみでなく関節や筋からの深部感覚情報によって形成されていることを示唆している。

人間の動きの多くは両半身を同時に制御する必要があり、そうした行為における空間分割の基準となるのが正中線である。片麻痺によって体幹の触覚や運動覚の感覚麻痺や痙性による筋緊張の異常が発生すると、体幹の正中線の構築が困難となってしまう。つまり、体幹の崩れは体幹の正中線の偏位に起因している可能性がある。

■片麻痺の体幹の正中線は健側に偏位する

Manzoniらは「体幹の正中線は表在感覚と深部感覚の受容器からもたらされる。これらの情報は識別という点では特別な重要性を持たない。一方、身体空間、身体周辺空間、身体外空間の知覚のために根本的な自己中心の基準点を構造化する上で決定力がある」と述べている。

その上でPerfettiは「片麻痺の体幹の崩れは正中線の偏位によって生じる」と仮説を立てている。これは半身の触覚や運動覚の感覚麻痺が生じたり、運動麻痺による筋緊張の異常が発生した時、体幹の正中線が健側に偏位するという指摘である。また、これは体幹を自己中心座標原点とする頭頂葉の身体部位再現の変容に由来するとする考え方である。

たとえば、半側空間無視を合併した左片麻痺患者では、左側の視覚空間、心的イメージ空間

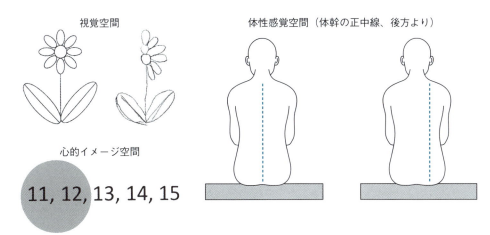

図4.5 片麻痺の体幹の正中線は健側に偏位する（左図：Zorzi M, et al.：Brain damage: neglect disrupts the mental number line. Nature. 417 (6885)：138-139, 2002 より）
半側空間無視を合併した左片麻痺患者の場合

（Zorziらによれば、11〜15の数字をイメージさせると11、12を無視して14が中央と答える）、体性感覚空間を無視する。この体性感覚空間の左側の無視は体幹の正中線の健側への偏位に起因している可能性がある（図4.5）。

この考え方に立脚すると、体幹の正中線の偏位をリハビリテーションによって修正することが、体幹の崩れの回復につながると仮説を立てることができるだろう。

4.7 体幹の崩れは半側空間無視やプッシャー症候群によって生じる？

■体幹の崩れは半側空間無視やプッシャー症候群で顕著である

体幹の運動制御には右半球優位のラテラリティ（側性化）があるのかもしれない。なぜなら、重度な体幹の崩れは右半球損傷による左片麻痺で出現しやすい。特に、頭頂連合野（下頭頂小葉 IPL；inferior parietal lobule）の損傷に起因する半側空間無視やプッシャー症候群を合併した左片麻痺患者では体幹の非対称性が目立つ。

Heilmanらによれば「半側空間無視（USN）」は「大脳半球にある病巣と反対側にある刺激が意識にのぼらない症状」と定義されている。半側空間無視は右頭頂連合野の損傷で生じることが圧倒的に多い。その原因として、Heilmanらは右半球が視野の左右両側への注意を、左半球が視野の右側への注意を担っていることを挙げ、右半球損傷によって左空間の無視が発生するとしている。したがって、左空間の無視があると空間認知や姿勢制御が混乱し、座位や立位で体幹が崩れてしまう。

一方、「プッシャー症候群（pusher syndrome）」も右半球損傷後の左片麻痺患者に出現することが多い。この身体の対側に向かう姿勢偏位（postural deviation toward the contralesional side）は1909年にBeevorが記載している。近年ではDaviesによって「プッシャー（押す人）症候群」、「体軸傾斜症候群」と呼ばれ、「患者はすべての姿勢で健側に力を入れ、麻痺側の方に

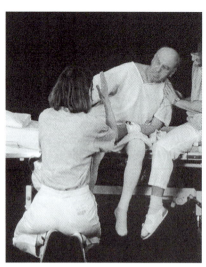

図4.6 プッシャー症候群（Karnath HO, et al.：Understanding and treating "pusher syndrome". Phys Ther. 83(12)：1119-1125, 2003 より）

強く押して倒れてしまう」という不可解な現象を示す。

　また、Karnathらによれば片麻痺患者に座位や立位で体重を身体の正中線を越えて健側に移動させようとしても垂直位を保持できない。つまり、麻痺側への傾斜姿勢を他者が他動的に矯正しようとしても、それに強く抵抗する（図4.6）。

　プッシャー症候群は右頭頂連合野、視床、島などの損傷で生じる可能性が指摘されているが、半側空間無視を伴うことが多く、右半球の広範な出血や梗塞での出現率が高い。

　なお、脊髄小脳路や前庭脊髄路は体幹筋の固有感覚情報の制御に関わっているが、その損傷によって「lateropulsion（側方突進）」と呼ばれる体幹の側屈現象が出現することがある。これは延髄外側部梗塞によるワレンベルグ症候群でも報告されている。しかしながら、ラテロパルジョンは他者の他動的な姿勢の修正に抵抗は示さない。一方、プッシャー症候群は姿勢の修正に強い抵抗を示すという特徴がある。また、視覚と損傷を受けた体性感覚の垂直線の不一致から生じるとも考えられている。少なくとも患側の体性感覚麻痺が影響して空間認知が混乱していることは間違いないと思われる。

■空間の異なる次元での姿勢制御における特異的なサブ・システムの障害

　半側空間無視とプッシャー症候群の体幹の崩れについては解明されていない。近年、Karnathは「空間の異なる次元での姿勢制御における特異的なサブ・システムの障害」という考え方を提案している。

　空間は3次元だが、空間内での姿勢制御システムは「矢状面」、「前額面」、「水平面」に特異的なサブ・システムに区別できる。たとえば、座位や立位の場合、体幹を垂直軸に対して回旋するのは「水平面」での姿勢制御である。また、体幹の垂直軸の傾斜を調節するのは「前額面」での姿勢制御である。Karnathは、半側空間無視は「水平面」での姿勢制御システムの特異的な異常であり、プッシャー症候群は「前額面」での姿勢制御システムの特異的な異常だとしている（図4.7）。

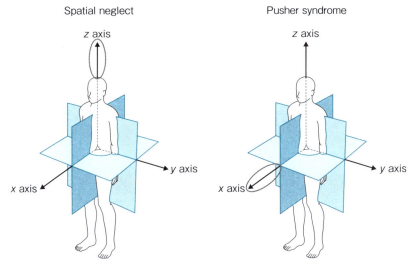

図4.7　半側空間無視（spatial neglect）は「水平面」における姿勢制御の異常で、プッシャー症候群（pusher syndrome）は「前額面」における姿勢制御の異常である（Karnath HO：Spatial attention systems in spatial neglect. Neuropsychologia. 75：61-73, 2015 より）

■半側空間無視は「水平面」で頭部と体幹を方向づけることが困難

　一般的に「主観的な身体垂直（subjective haptic vertical）」は前庭感覚や体性感覚に由来し、右半球損傷によって前額面で偏位すると考えられている。しかし、Karnathによれば、半側空間無視患者は「水平面」で身体（顔面や体幹）を姿勢制御するのが困難である。Karnathは、人間が自己の身体を方向づける時の空間の異なる次元において、それぞれの姿勢制御には特異的な神経系のサブ・システムがあり、その「水平面」での身体の回旋（垂直軸での回転）を制御する1つのサブ・システムの知覚エラーが、半側空間無視という病的な空間認知を引き起こしているとしている。つまり、「左空間の無視は水平面での頭部や体幹の回旋を制御する注意システムの異常に起因している」ことになる。

◆右向く人症候群（right neck rotation）

　ここではまず頭部の「水平面」における方向づけについて考察してみよう。半側空間無視の急性期には顔面が常に右方向に回旋する「右向く人症候群（right neck rotation）」が頻発する。これは視覚的な注意を常に右側に向け、顔面を正面（正中矢状面）に方向づけないという現象である（図4.8）。

　Sajらによれば、半側空間無視患者の閉眼した座位での体性感覚的な正中方向の位置の知覚も右側に偏位している。つまり、常に右側に視線を向けているのは体性感覚的にその方向が正中方向だと知覚しているからである。ところが背臥位を取ると頭部の右側への偏位は軽減する。つまり、半側空間無視患者に見られる体性感覚的な正中方向の右側への偏位は座位の方が背臥位よりも強固である。

　その理由についてSajらは「背臥位では前庭迷路系の情報入力が低下して胸鎖乳突筋の脊髄ニューロンの活動が抑制されるからだ」としている。また、背臥位では平面のベッドと背中が全面接触するため、触覚や圧覚による体幹の前額面の知覚ができると考えられる。体幹の前額

第4章 ─ なぜ、体幹の崩れが生じるのか？

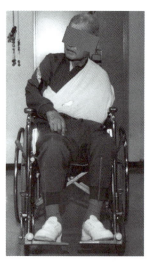

図4.8 半側空間無視における「右向く人症候群（right neck rotation）」

面を知覚できれば、頭部を回旋させて顔面を正中矢状面に持ってきやすくなるであろう。

半側空間無視患者に開眼した座位を取らせると「右向く人症候群」を生じることが多いのは臨床的な事実である。確かに視線は右側方向ばかり見て左側には注意を向けない。しかしながら、それは背臥位で改善することが多い。宮本は背臥位で頭部をセラピストが他動的に回旋し、その体性感覚（触圧覚、運動覚）の識別に注意を集中させ、顔面を正面に位置させる治療を提案している。これは水平面で頭部を正中矢状面に方向づける訓練であり、座位でも行うことができる。左片麻痺患者では頭部の正中線と体幹の正中線の不一致が生じている。

また、Karnathは胸鎖乳突筋の過緊張が頭部と体幹の回旋位を混乱させると指摘し、胸鎖乳突筋に振動刺激を与えて無視の改善を図る方法を提案している。なお、「右向く人症候群」では左胸鎖乳突筋が過緊張しているが、胸鎖乳突筋は四肢の筋と違い同側神経支配である。

◆頭部と体幹の「水平面」での方向づけの異常

次に、体幹の水平面における方向づけについて考察してみよう。Karnathは半側空間無視が外部（視野）の物体中心座標系ではなく内部（身体）の自己中心座標系の異常によって生じるという仮説を検証する実験を行っている。この研究によれば半側空間無視における視覚的な左右の境界線は、視野の正中線ではなく体幹の正中線から割り出されていた。

また、顔面の正面と体幹の正面は頸部の回旋によっても体幹の回旋によっても位置関係が変化する。これは脊柱の頸椎（顔面）の回旋と胸腰椎（体幹）の回旋により、座位や立位における自己の正面が2つあることを示している。そして、自己の正面の左右は「水平面」での脊柱の回旋によって変化する。

宮本によれば、この顔面と体幹の正面（正中）が一致するのは「顔面と体幹が共に正面を向いた時（水平面での顔面と体幹の回旋による方向づけが一致した時）」だけである。半側空間無視患者は顔面（視覚）と体幹（体性感覚）の水平面での回旋角度の不一致により、自己中心座標系や物体中心座標系の空間認知に異常が発生しているのかもしれない。顔面の視覚空間と体幹の体性感覚空間との情報変換ができなくなっているのであろう。

これらの知見は半側空間無視が「水平面」で身体（顔面や体幹）を方向づけることができない自己中心座標系の異常であることを示唆している。特に、体幹の回旋によって身体を正面に方向づける体性感覚空間に重大な問題が発生し、それが視覚空間と不一致となり、体幹の崩れを引き起こすと仮説を立てることができる。

　しかしながら、これとは異なる仮説もある。半側空間無視患者には「視覚的な外部空間の垂直線の異常」と「主観的な垂直線の異常（tilt of the subjective vertical）」が存在するかもしれない。だとすれば、それは「前額面」で体幹を方向づける対称性の障害だということになる。

■プッシャー症候群は「前額面」で体幹を方向づけることが困難

　この謎を解明するために、Karnathらは半側空間無視患者と半側空間無視にプッシャー症候群を合併した患者の座位の主観的な垂直線が測定できる、患者が座ったままで回転する大きな車輪（ホイール）の実験装置を用いた。その結果、半側空間無視にプッシャー症候群を合併した患者の閉眼での身体の主観的な垂直線は17.9度右側に傾斜していた。一方、開眼では0.9度であったと報告している（図4.9）。

　この研究から、Karnathらは体幹の垂直軸を側屈させて傾斜するプッシャー症候群を「前額面」での姿勢制御の異常だとしている。しかし、閉眼で片麻痺患者の主観的な垂直線の異常を測定したPérennouらの研究では、プッシャー症候群の患者の主観的な垂直線が左側（麻痺側）に平均11度傾斜していた。プッシャー現象は反対側への代償運動の可能性がある。

　一方、開眼では主観的な垂直線の傾斜が顕著ではなかった。これは体性感覚に起因する主観的な垂直軸の傾斜と視覚的な垂直認知とが解離していることを示している（図4.10）。

　さらに、プッシャー症候群ではセラピストが端座位で他動的に体幹を垂直位に保持しても、麻痺側下肢の股関節が外旋して下腿の長軸が傾斜する。Karnathらは下腿の長軸の傾斜と体幹の傾斜との関係性を調べている。その結果、下腿の長軸の傾斜と体幹の主観的な垂直線との間に有意相関を認めた。つまり、座位での「前額面」における下腿の長軸の傾斜は主観的な垂直線の傾斜を反映している。これに対してPérennouはプッシャー症候群では骨盤が麻痺側に傾斜した状態で主観的な垂直線を認知しているとしている。

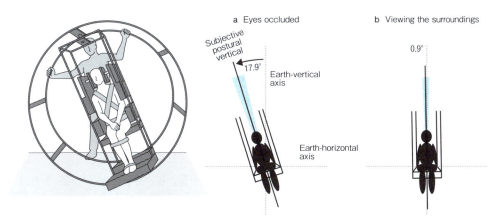

図4.9　主観的な垂直線の偏位（Karnath HO, et al.：The origin of contraversive pushing: evidence for a second graviceptive system in humans. Neurology. 55(9)：1298-1304, 2000より）

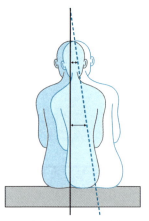

図4.10　プッシャー症候群における主観的な垂直線の傾斜

■ プッシャー症候群は「第2の重力感覚システム」の異常である

　また、Karnathらは「人間における姿勢制御の神経表象」について脳科学的に研究し、プッシャー症候群は視床損傷に起因していると報告している。視床には体幹の姿勢を制御する「第2の重力感覚システム（graviceptive system）」があり、視覚、前庭覚、頭頸部の固有感覚からなる「第1の重力感覚システム」とは異なる。そのためプッシャー症候群は視覚的に体幹の垂直線を見せても改善しないのであろう。したがって、プッシャー症候群のリハビリテーション治療は体幹の体性感覚空間の認知に介入する必要がある。

■ 単に日常生活動作を求めるリハビリテーション治療は失敗する

　半側空間無視やプッシャー症候群を有する片麻痺患者では重度な体幹の崩れが生じる。しかし、そのリハビリテーション治療は理論的にも手技的にも確立されていないのが現状である。セラピストは、近年の脳科学や高次脳機能障害の臨床研究の知見を取り込みながら、少しでも回復に向かう訓練を具体的に探求すべきであろう。単に日常生活動作を求めるリハビリテーション治療は失敗に終わる可能性が高い。

4.8　体幹の崩れは「坐骨がない」のが原因である？

■「坐骨がない」・・・患者の言葉からの一考察

　最後に、100年以上も前にBeevorが指摘した「片麻痺患者が座位で体幹が患側に傾斜した時に、垂直位に戻す健側の体幹筋の筋緊張が出現しない」という不可解な現象を考察しておきたい。この現象についてはBrunnstromやBobathも注目して"奇妙"だとか"驚き"だと記載しているが、まだ謎は解かれていない。

　この謎について、ある臨床でのエピソードを紹介しておきたい。それは座位で体幹が崩れている左片麻痺患者が「坐骨がない」と言ったことである。この言語記述はBeevorの謎を解く鍵であるように思われる。その患者は座位を取ると患側に傾斜する傾向にあった。そこで「左右の坐骨で体重支持しているかどうかに意識を向けるように」と口頭指示すると、患者は「左

側の坐骨がないので左側の殿部が沈んでゆく」と言った。

　この左側の坐骨とは「患側の坐骨結節」のことである。つまり、この左片麻痺患者は体幹が患側に傾斜しても、その重みを受け止める坐骨の固さを感じ取ることができない。しかしながら、実際には左右の坐骨結節はある。あるにもかかわらず「坐骨がない」と言っている。これは体幹の傾斜に伴う体重を受け止める支持点（カウンター部分）が存在しないという意味に解釈できる。体性感覚的な坐骨結節の存在感は意識の中で消失しており、殿部に体重負荷することは殿部が沈んでゆくように感じている。

　また、この言語記述は一症例だけではない。中里によれば「お尻がない」と述べた症例がいる。同様に、この言語記述も「患側の坐骨結節」の意識の中での消失を意味している。

　仮に、この患者の言語記述が事実だとすると、カウンター部分である「坐骨の固さという体性感覚」が消失していれば、本来は立ち直り反応に働く健側の脊柱起立筋や内・外腹斜筋は筋収縮を起こさないだろう。

　患側への体幹の傾斜⇒患側の坐骨結節での体重支持⇒健側の腰方形筋や脊柱起立筋による体幹の立ち直り反応という姿勢制御において、「坐骨がない」のであれば、Beevorの指摘した「片麻痺患者が座位で体幹が患側に傾斜した時に、垂直位に戻す健側の体幹筋の筋緊張が出現しない」という現象は決して不思議ではないだろう。また、これはBrunnstromが"奇妙"と、Bobathが"驚き"と表現した謎への解答でもある。

　この片麻痺患者は「患側の坐骨がない」ことによって左側の体重支持部が沈んでゆくような感じに陥っている。それは座位の意識的な支持基底面や左側の圧中心の消失を意味する。おそらく、それによって殿部による座面の水平性の知覚ができなくなっている。さらに、殿部の正中線や左右の体重分配が知覚できなくなっているとも考えられる。座面の水平性と左右の荷重分布が知覚できなければ、体幹の垂直位は視覚に頼ってしまうことになる。

　つまり、片麻痺の体幹の崩れは、意外にも体幹の問題ではなく、殿部の体性感覚の知覚や注意が深く関与しているのかもしれない。これは足底と床との接触状況の知覚や注意ができなければ、立位や歩行の姿勢制御が著しく低下することに似ている。

　なぜ、片麻痺の体幹の崩れは生じるのだろうか？
　おそらく、この難問には複数の解答があるのだろう。

文献

1) Beevor CE：Remarks on Paralysis of the movements of the trunk in hemiplegia, and the muscles which are affected. Br Med J. 1(2519)：881-885, 1909.
2) Brunnstrom S：Movement therapy in hemiplegia: a neurophysiological approach. Harper & Row, 1970（佐久間穣爾, 他・訳：片麻痺の運動療法. 医歯薬出版, 1974）.
3) Bobath B：Adult hemiplegia: evaluation and treatment. Heinemann Medical Books, 1970（紀伊克昌, 他・訳：片麻痺の評価と治療. 医歯薬出版, 1972）.
4) Perfetti C：Condotte terapeutiche per la rieducazione motoria dell'emiplegico. Collana di Riabilitazione Medica 11, Ghedimedia, 1986.
5) Davies PM：Right in the middle: selective trunk activity in the treatment of adult hemiplegia. Springer, 1990（冨田昌夫・監訳：ライト・イン・ザ・ミドル―成人片麻痺の選択的な体幹活動. 丸善出版, 1991）.
6) Kuypers HGJM：Anatomy of the descending pathways. In Brooks VB (ed.)：Handbook of

physiology. Section1: The nervous system, vol.2. Motor control. p.597-666, American Physiological Society, 1981.
7) 髙草木薫：大脳基底核による運動の制御．臨床神経学 49(6)：325-333, 2009.
8) Ungerleider LG, Mishkin M：Two cortical visual systems. In Ingle DJ, et al. (eds.)：Analysis of visual behavior. Cambridge MIT Press, 1982.
9) Perfetti C, 宮本省三, 沖田一彦（小池美納・訳）：認知運動療法―運動機能再教育の新しいパラダイム．協同医書出版社，1998.
10) Kosslyn SM, Maljkovic V, Hamilton SE, Horwitz G, Thompson WL：Two types of image generation: evidence for left and right hemisphere processes. Neuropsychologia. 33(11)：1485-1510, 1995.
11) Coslett HB, Saffran EM, Schwoebel J：Knowledge of the human body: a distinct semantic domain. Neurology. 59(3)：357-363, 2002.
12) Decety J：The neurophysiological basis of motor imagery. Behav Brain Res. 77(1-2)：45-52, 1996.
13) 榎本玲子, 山上精次：空間認知の身体化過程とその機序をめぐって．専修人間科学論集 心理学篇 1(1)：61-69, 2011.
14) Schilder P：The image and appearance of the human body. Psychology Press, 1952（秋本辰雄, 他・編訳：身体の心理学―身体のイメージとその現象．星和書店, 1987）．
15) Conti F, Fabri M, Manzoni T：Bilateral receptive fields and callosal connectivity of the body midline representation in the first somatosensory area of primates. Somatosens Res. 3(4)：273-289, 1986.
16) Manzoni T, Barbaresi P, Bellardinelli E, Caminiti R：Callosal projections from the two body midlines. Exp Brain Res. 39(1)：1-9, 1980.
17) Fabri M, Polonara G, Salvolini U, Manzoni T：Bilateral cortical representation of the trunk midline in human first somatic sensory area. Hum Brain Mapp. 25(3)：287-296, 2005.
18) 田岡三希, 戸田孝史：大脳皮質体性感覚野の情報処理機構と触知覚．神経研究の進歩 48(2)：239-248, 2004.
19) Manzoni T, Barbaresi P, Conti F, Fabri M：The callosal connections of the primary somatosensory cortex and the neural bases of midline fusion. Exp Brain Res. 76(2)：251-266, 1989.
20) Zorzi M, Priftis K, Umiltà C：Brain damage: neglect disrupts the mental number line. Nature. 417(6885)：138-139, 2002.
21) Heilman KM, Valenstein E (eds.)：Clinical neuropsychology, 2nd edition. Oxford University Press, 1985（杉下守弘・監訳：臨床神経心理学．朝倉書店, 1995）．
22) Karnath HO, Broetz D：Understanding and treating "pusher syndrome". Phys Ther. 83(12)：1119-1125, 2003.
23) Karnath HO, Schenkel P, Fischer B：Trunk orientation as the determining factor of the 'contralateral' deficit in the neglect syndrome and as the physical anchor of the internal representation of body orientation in space. Brain. 114(4)：1997-2014, 1991.
24) Karnath HO：Spatial attention systems in spatial neglect. Neuropsychologia. 75：61-73, 2015.
25) Karnath HO：Pusher syndrome―a frequent but little-known disturbance of body orientation perception. J Neurol. 254(4)：415-424, 2007.
26) Pérennou DA, Amblard B, Laassel el M, Benaim C, Hérisson C, Pélissier J：Understanding the pusher behavior of some stroke patients with spatial deficits: a pilot study. Arch Phys Med Rehabil. 83(4)：570-575, 2002.
27) Pérennou DA, Mazibrada G, Chauvineau V, Greenwood R, Rothwell J, Gresty MA, Bronstein AM：Lateropulsion, pushing and verticality perception in hemisphere stroke: a causal relationship? Brain. 131(9)：2401-2413, 2008.
28) Saj A, Honoré J, Richard C, Bemati T, Rousseaux M：Reducing rightward bias of subjective straight ahead in neglect patients by changes in body orientation. J Neurol Neurosurg Psychiatry. 79(9)：991-996, 2008.
29) Karnath HO, Christ K, Hartje W：Decrease of contralateral neglect by neck muscle vibration and spatial orientation of trunk midline. Brain. 116(2)：383-396, 1993.
30) 宮本省三：片麻痺―バビンスキーからペルフェッティへ．協同医書出版社, 2014.
31) Karnath HO, Ferber S, Dichgans J：The origin of contraversive pushing: evidence for a second graviceptive system in humans. Neurology. 55(9)：1298-1304, 2000.
32) Karnath HO, Ferber S, Dichgans J：The neural representation of postural control in humans. Proc Natl Acad Sci USA. 97(25)：13931-13936, 2000.
33) 中里瑠美子：片麻痺の作業療法―QOL の新しい次元へ．協同医書出版社, 2015.

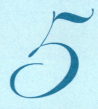

体幹の姿勢制御とリハビリテーション

5.1 体幹の姿勢制御の回復を目指す

■座位バランスの再学習

　片麻痺のリハビリテーションでは「座位」の再獲得が最優先される。あるいは「座位バランス」の再学習が重要視される。なぜなら、座位は日常生活動作（ADL）の基本姿勢だからである。そのため臨床では「体幹の姿勢制御（postural control）」の回復を目指した「座位のリハビリテーション（運動療法）」が行われる。

5.2 座位のリハビリテーションにおける基本原則

■治療計画

　片麻痺患者に対する「体幹の姿勢制御」の回復を目指した座位のリハビリテーションでは、次の3段階の難易度を考慮して治療計画を立案することが基本原則である。

① 直立座位の保持（静的）
② 座位バランスの制御（動的）
③ 外乱刺激に対する座位バランスの調節（予測的）

　そして、どの段階でも「頭部と体幹の立ち直り反応（視覚性・迷路性）」を促すことがキー・ポイントとなり、「椅座位や端座位でのバランス能力」の向上を目的とする訓練が展開される。
　その際、殿部と両大腿下面によって構成されるV字型の支持基底面内での重心移動を安定化させることと、支持基底面外への重心移動に即応する頭部と体幹の立ち直り反応（シナジー）の出現が重要となる。
　セラピストは重心移動の速度を調節しながら、ゆっくりと患者の体幹を前後左右に傾斜し、支持基底面内外の境界領域で頭部と体幹の立ち直り反応の出現を促す。四肢の平衡反応は麻痺

側では出現しないことが多い。また、常に足底の床への全面接地を維持して行う。

座位バランスが不安定な場合は健側で手すりを把持するが、可能な限り椅座位の直立位で行う。座位バランスが安定してくれば体幹の自動運動でも行う。足底を床に接地しない端座位ではバランス制御の難易度が高くなる。外乱刺激に対する座位バランスの調節は最終段階で行うが、不意な外乱刺激を与えるのではなく、外乱刺激を予測させて行う。

5.3　急性期のベッド・サイドでの座位保持訓練

■ 早期離床

急性期に意識が覚醒したら、血圧や脈拍の変動などバイタル・サインのリスク因子を考慮しながら、可及的早期にベッド・サイドでの座位保持訓練を開始する（図5.1）。

セラピストは患者を全介助で座位にトランスファーし、患者の両肩を保持する。患者は健側の手で手すりを握って座る。ベッドから下肢を下垂した端座位ではなく、足底を床につけた椅座位が望ましい。段階的に座位耐性時間を延長し、セラピストの介助を減じて、患者が一人で座るようにしてゆく。両手を大腿部の上に置いて座ることを目標にする。また、座位保持が可能になれば車椅子へのトランスファーを指導する。

早期離床とは早期の座位保持のことであり、廃用性症侯群（起立性低血圧、関節拘縮、筋萎縮など）の予防になる。

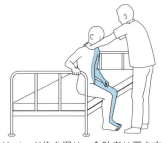
①患者はベッド枠を握り、介助者は肩を支え、時折手を離しては、倒れる寸前に支える。両足が床面につくことが、最も大切な点で④のように台をおくか、ベッドの脚を切って低くする。

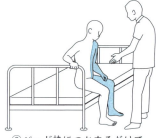
②ベッド枠につかまるだけで、倒れぬように努力させる。

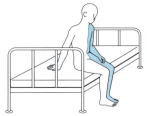
③フトンに手をついて倒れぬように努力させる。

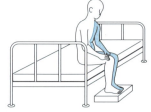
④自分の大腿をつかまえてバランスをとる。時折手を離して倒れそうになれば、またつかむ。

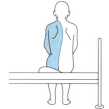
⑤バランスがどうしてもとれぬときは殿部に小枕をしくと、やりよい。

図5.1　急性期のベッドサイドでの座位保持訓練（服部一郎, 他：リハビリテーション技術全書 第2版. p.581, 医学書院, 1984 より）

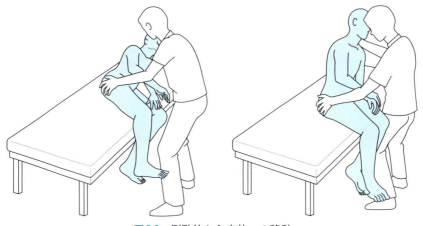

図5.2　側臥位から座位への移動

5.4　側臥位から座位への移動

■起き上がり動作（背臥位 ⇒ 側臥位 ⇒ 座位）

急性期のベッド・サイドでは、セラピストは側臥位から座位への移動を介助する。最初は全介助で起き上がるが、順次、患者が健側の上肢を使って起き上がるように練習する（図5.2）。

① 片麻痺患者はベッド上の側臥位（患側上、健側下）から、健側上肢の肘関節で体幹を体重支持するよう求められる。セラピストは一方の手を患者の頸部と肩甲帯の間に置き、患者の体幹を持ち上げる。もう一方の手は骨盤の側方に置き、下方に向かって骨盤を押し、殿部とベッド（床面）を接触させてゆく。
② 次に、セラピストは一方の手で体幹が垂直位に近づくように体重移動を行い、健側と患側の殿部に均等に体重が荷重するようにする。同時に、セラピストは両手で体幹の屈曲角度を調節する。もし、体幹の崩れが重度であれば、重心が基底面の中央に落ちるように誘導する。患者には頭部を垂直にするよう言語指示する。
③ この時、頭部や体幹が伸展して後方に傾斜したり、麻痺側に側方傾斜するのを避けなければならない。骨盤は後方傾斜しており、腰椎前彎を伴う体幹の垂直位は難しいかもしれない。その場合は体幹が屈曲した状態での座位の保持を優先する。患者の健側の手をセラピストの肩の上に置いたり、手すりを持たせて安定化させることもできる。

5.5　座位における静的な体重移動

■静的な座位バランス訓練（ウェイト・トランスファー）

座位を安定させるための座位バランス訓練は「静的な体重移動（transferring weight in static sitting）」の練習から開始する（図5.3）。

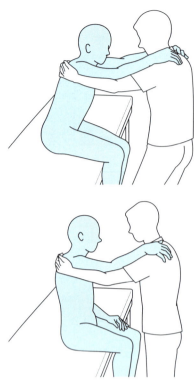
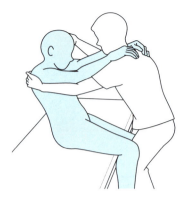
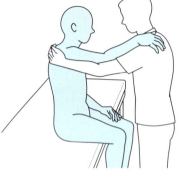

図5.3　座位での静的な体重移動

① 前方への体重移動の練習。体幹をゆっくりと屈曲させながら、大腿下面まで体重を移動させる。頭部の伸展による立ち直り反応が重要である。
② 後方への体重移動の練習。股関節の伸展が生じる。頭部の屈曲による立ち直り反応が重要である。
③ 患者自身が体重支持して静的に座位を保持し、わずかな前後左右への体重移動を試みる。
④ セラピストの介助がなければ、体幹のアライメントは非対称となり、体幹が崩れ、後方・患側へと傾斜する。患側の肩は下制し、頭部と体幹の正中線への立ち直り反応は生じず、左右の殿部で均等に体重を支持することが困難である。

5.6　座位における動的な体重移動

■動的な座位バランス訓練（ウェイト・トランスファー）

　座位での静的な体重移動ができるようになったら「動的な体重移動（transferring weight in dynamic sitting）」の練習を開始する（図5.4）。

① 健側殿部への動的な体重移動。セラピストは一方の手で肩を持ち上げ、もう一方の手で対側の殿部を持ち上げる。
② 健側の殿部（股関節の下部）と床面を接触させて、体重による圧をかけてゆく。
③ 患側への動的な体重移動。セラピストは一方の手で肩を持ち上げ、もう一方の手で対側の

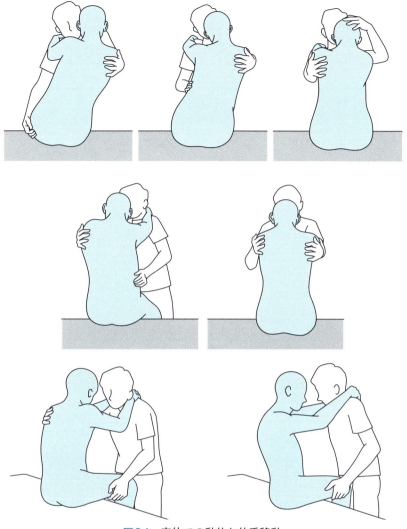

図5.4　座位での動的な体重移動

体幹を押し、患側の殿部(股関節の下部)と床面を接触させて、体重による圧をかけてゆく。
④ 患者は座位の左右対称的な肢位を感じ取る。体重も左右の殿部に均等に荷重する。
⑤ 座位で前方に移動する場合は、セラピストが一方の手で肩を支え、もう一方の手で大腿下部を使って骨盤を持ち上げ、反対側の殿部に体重を荷重した状態で骨盤を前方回旋させる。これを左右交互に行って前方へと移動する。
⑥ 座位で後方に移動する場合は、同様の方法で骨盤の後方回旋を左右交互に行って後方へと移動する。

　急性期のベッド・サイドでの動的な体重移動の練習を開始する頃には、介助があればベッドから車椅子へのトランスファーができるようになる。発症後、数日から1～2週間のうちにリハビリテーション室での理学療法や作業療法に移行する。

以下、急性期を過ぎた片麻痺患者の一般的な座位のリハビリテーションとして、Cashの『Neurology for Physiotherapists』で説明されている方法を紹介する。その方法は世界的な座位のリハビリテーション（運動療法）のスタンダード・テクニックとして広まっている。

5.7　座位バランス訓練としての体重移動

■座位バランス訓練のバリエーション（ウェイト・トランスファー）
❶ 体幹の回旋と両上肢のリーチング（図5.5）
身体の前方で両手を組み、肘関節を伸展させて机上の前方や側方へ伸ばす。

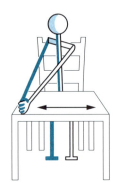

図5.5　**体幹の回旋と両上肢のリーチング**　（Bryce J, et al.：Hemiplegia. In Cash JE (ed.)：Neurology for physiotherapists. p.288-336, Faber & Faber, 1974 より）

❷ 体幹の屈曲と両上肢のリーチング（図5.6）
身体の前方で両手を組み、肘関節を伸展させて下方の左右の足部へ伸ばす。

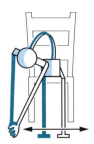

図5.6　**体幹の屈曲と両上肢のリーチング**　（Bryce J, et al.：Hemiplegia. In Cash JE (ed.)：Neurology for physiotherapists. p.288-336, Faber & Faber, 1974 より）

❸ 患側への体重移動（図 5.7）

セラピストは患者の患側に座り、体重を患側の殿部に荷重するように傾ける。セラピストの手は健側の体幹の側部に当て、患側への体幹の傾斜を促す。それによって患側の体幹の筋は引き伸ばされる。上肢は左右とも屈曲しないようにする。健側の骨盤は挙上し、下肢は空中に浮いている。

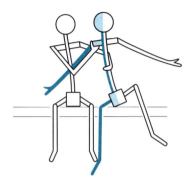

図5.7　**患側への体重移動**（Bryce J, et al.：Hemiplegia. In Cash JE (ed.)：Neurology for physiotherapists. p.288-336, Faber & Faber, 1974 より）

❹ 健側への体重移動（図 5.8）

セラピストは患者の患側に座り、体重を健側の殿部に荷重するように傾ける。頭部は垂直位を取るようにする。セラピストの手は骨盤か体幹の側部に当て、健側への体幹の傾斜を促す。それによって健側の体幹の筋は引き伸ばされる。患側の骨盤が挙上するようにする。そして、左右交互に体重移動を繰り返し、頭部と体幹のリズミカルな立ち直り反応を誘導する。

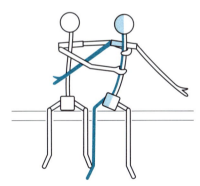

図5.8　**健側への体重移動**（Bryce J, et al.：Hemiplegia. In Cash JE (ed.)：Neurology for physiotherapists. p.288-336, Faber & Faber, 1974 より）

❺ 後方への体重移動（図5.9）

　患者の両手をセラピストが支持して、注意深く後方へ持ってくる。患者の上肢を押して体幹の伸展を促し、上肢で体重を支えるようにする。これが可能になれば、肘の屈曲が起こらないようにしながら体重を前後に移動させる。

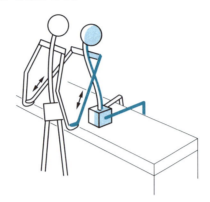

図5.9　後方への体重移動　（Bryce J, et al.：Hemiplegia. In Cash JE (ed.)：Neurology for physiotherapists. p.288-336, Faber & Faber, 1974 より）

❻ 上肢への体重移動（図5.10）

　患者の手はベッドの上に手指を伸ばして置き、セラピストの手を患者の腋下に、もう一方の手は肘関節を支持する。同時に、患側の体幹の筋を引き伸ばすように患側に体重を移動させる。

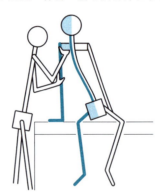

図5.10　上肢への体重移動　（Bryce J, et al.：Hemiplegia. In Cash JE (ed.)：Neurology for physiotherapists. p.288-336, Faber & Faber, 1974 より）

5.8　座位バランス訓練としての上下肢の操作

■座位バランス訓練のバリエーション（上下肢の運動）

❼ 座位で患側の手を使ってタオルを廻す（図5.11）

　座位で、患側の手で前方のタオルを握り、上肢が屈曲パターンにならないようにタオルを自由に廻す。

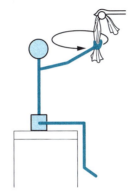

図5.11　座位で患側の手を使ってタオルを廻す（Bryce J, et al.：Hemiplegia. In Cash JE (ed.)：Neurology for physiotherapists. p.288-336, Faber & Faber, 1974 より）

❽ 座位での患側上肢のリーチング（図5.12）

座位で健側上肢をセラピストのさまざまな手の位置にリーチングする。

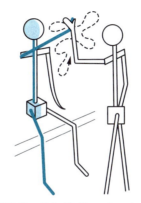

図5.12　座位での患側上肢のリーチング（Bryce J, et al.：Hemiplegia. In Cash JE (ed.)：Neurology for physiotherapists. p.288-336, Faber & Faber, 1974 より）

❾ 側方への上肢の保護伸展反応の促通（図5.13）

セラピストは患者の患側の手を保持し、座位での側方への上肢の保護伸展反応の練習をする。患者はセラピストが手を離しても腕を広げたまま維持しておくようにする。

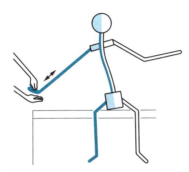

図5.13　側方への上肢の保護伸展反応の促通（Bryce J, et al.：Hemiplegia. In Cash JE (ed.)：Neurology for physiotherapists. p.288-336, Faber & Faber, 1974 より）

❿ 座位での下肢の伸展パターンの抑制（図5.14）

健側下肢の上で患側下肢を組ませ、足関節と足指を背屈位にし、股関節を屈曲、外転、外旋、膝関節屈曲位を取らせる。

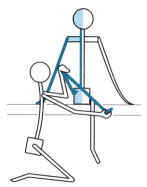

図5.14　座位での下肢の伸展パターンの抑制（Bryce J, et al.：Hemiplegia. In Cash JE (ed.)：Neurology for physiotherapists. p.288-336, Faber & Faber, 1974 より）

⓫ 座位での下肢の分離運動（図5.15）

体幹を動かすことなく、下肢の分離運動を教える。患者は自分で下肢を持ち上げて制御しなければならない。セラピストは体幹が動かないように口頭指示し、患者は運動中に後方へ傾かないようにする。

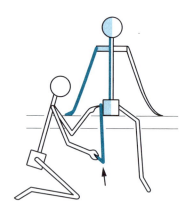

図5.15　座位での下肢の分離運動（Bryce J, et al.：Hemiplegia. In Cash JE (ed.)：Neurology for physiotherapists. p.288-336, Faber & Faber, 1974 より）

5.9 座位バランス訓練としての支持基底面の操作

■座位バランス訓練のバリエーション（骨盤の運動）

❶❷ 頭部と体幹上部のバランス反応の促通（図5.16）

セラピストは患者の両下肢を同時に持ち上げ、両側に回旋させて、頭部と体幹上部の立ち直り反応、上肢の平衡反応を促通する。

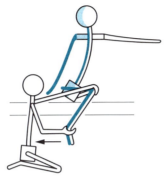

図5.16 頭部と体幹上部のバランス反応の促通（Bryce J, et al.：Hemiplegia. In Cash JE (ed.)：Neurology for physiotherapists. p.288-336, Faber & Faber, 1974 より）

❶❸ 座位での骨盤運動（図5.17）

患者は手を使わずに座位で骨盤を動かさなければならない。体幹を前後や側方に傾斜させ、殿部で歩くことを教える。セラピストは両手を殿部の下に置き、患者を左右に揺らして介助する。

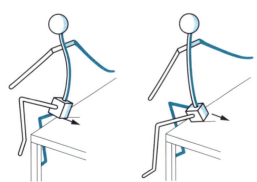

図5.17 座位での骨盤運動（Bryce J, et al.：Hemiplegia. In Cash JE (ed.)：Neurology for physiotherapists. p.288-336, Faber & Faber, 1974 より）

⓮ **下肢を組んだ座位での健側下肢の挙上**（図5.18）

患者は下肢を組んで座る。体重を患側の殿部に移動させ、股関節を屈曲して健側下肢を持ち上げる。セラピストは患者の殿部を押して体幹の屈曲を促通する。可能であれば、同様の運動を患側下肢の挙上によって行う。

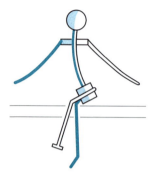

図5.18　下肢を組んだ座位での健側下肢の挙上（Bryce J, et al.：Hemiplegia. In Cash JE (ed.)：Neurology for physiotherapists. p.288-336, Faber & Faber, 1974 より）

⓯ **横座りの移動**（図5.19）

両手で支持することなく、横座りでのバランスを練習する。

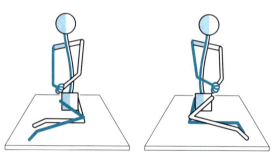

図5.19　横座りの移動（Bryce J, et al.：Hemiplegia. In Cash JE (ed.)：Neurology for physiotherapists. p.288-336, Faber & Faber, 1974 より）

⓰ **座位の側方移動**（図5.20）

足部を床に接地し、殿部を側方に移動させる。

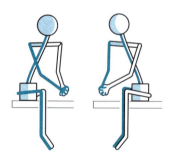

図5.20　座位の側方移動（Bryce J, et al.：Hemiplegia. In Cash JE (ed.)：Neurology for physiotherapists. p.288-336, Faber & Faber, 1974 より）

5.10　膝立ち位と片膝立ち位での体幹のバランス訓練

■膝立ち位と片膝立ち位での体幹のバランス制御

❼ 膝立ち位での骨盤の側方移動（図5.21）

膝立ち位（kneeling）で骨盤の側方移動に伴う前額面での体幹のバランス制御を求める。

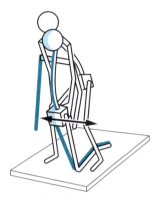

図5.21　膝立ち位での骨盤の側方移動　（Bryce J, et al.：Hemiplegia. In Cash JE (ed.)：Neurology for physiotherapists. p.288-336, Faber & Faber, 1974 より）

❽ 片膝立ち位での骨盤の前後移動（図5.22）

片膝立ち位（half kneeling）で健側下肢の挙上に伴う体幹の垂直位の制御を求める。

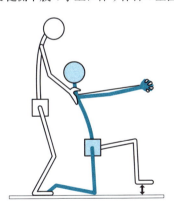

図5.22　片膝立ち位での骨盤の前後移動　（Bryce J, et al.：Hemiplegia. In Cash JE (ed.)：Neurology for physiotherapists. p.288-336, Faber & Faber, 1974 より）

5.11　椅子からの起立訓練

■立ち上がり動作における体幹のバランス制御

⑲ 椅子からの立ち上がり動作（図5.23）

体幹の前屈と膝関節の機能特性である重心の上下移動を介助する。上肢は肩甲骨のプロトラクションと肘伸展を促す。また、膝関節と足部の空間的な位置関係、左右の足部の位置関係、足底の全面接地と触圧覚の変化、左右の体重分配の知覚と注意が重要である。

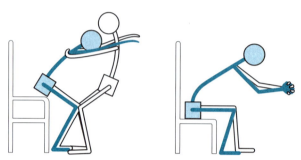

図5.23　椅子からの立ち上がり動作（介助と自立）　(Bryce J, et al.：Hemiplegia. In Cash JE (ed.)：Neurology for physiotherapists. p.288-336, Faber & Faber, 1974 より)

5.12　体幹の姿勢制御はシステムの産物である

■姿勢バランスと姿勢の方向づけ

こうした座位の運動療法では、「抗重力姿勢（posture of antigravity）」での「姿勢制御（postural control）」が最も重要視されている。そして、そのためには体幹の立ち直り反応の促通が不可欠であり、その延長上に上肢の操作や歩行への展開がある。だとすれば、座位での体幹の姿勢制御の向上はすべての日常生活動作（ADL）に貢献すると仮定できるだろう。

そして、姿勢制御は複数の構成要素間の「システム（system＝関係性）」の産物である。Horakは、「姿勢制御は単純な静的反射ではなく、むしろ複雑な技能としての動的な感覚運動過程の相互作用に基づいており、姿勢制御の機能的な目標は"姿勢バランス（postural equilibrium）"と"姿勢の方向づけ（postural orientation）"である」と述べている。これを体幹の姿勢制御に置き換えると、姿勢バランスは体幹の姿勢制御、姿勢の方向づけは体幹の運動制御というニュアンスになる。

- 姿勢バランス………体幹の姿勢制御
- 姿勢の方向づけ……体幹の運動制御

また、Horakは姿勢制御のシステムに必要な複数の構成要素（リソース）として、次の6つが重要だとしている（図5.24）。

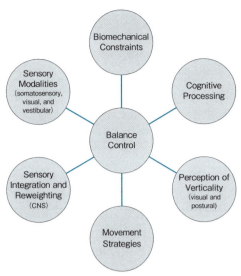

図5.24 姿勢制御に必要なリソース (Horak FB：Postural orientation and equilibrium: what do we need to know about neural control of balance to prevent falls? Age Ageing. 35(suppl2)：ii7- ii11, 2006 より)

① 力学的制約（biomechanical constraints）………運動の自由度、筋力、安定性の限界
② 認知過程（cognitive processing）………………注意、学習
③ 垂直性の知覚（perception of verticality）………視覚的、姿勢的
④ 運動ストラテジー（movement strategies）……反応性、予測性、随意性
⑤ 感覚統合（sensory integration）………………感覚の優先度、感覚統合
⑥ 感覚モダリティ（sensory modalities）…………体性感覚、視覚、前庭覚

したがって、体幹の姿勢制御の異常も複数の構成要素間のシステムによって変化する「姿勢バランス」と「姿勢の方向づけ」の破綻と捉えるべきである。

ここでは、その意味を考えてみよう。まず、姿勢バランスは座位を安定化させる「姿勢制御」であり、それは釣り合い、均衡、平衡などの修正を意味し、体幹の立ち直り反応（シナジー）や四肢の平衡反応の出現によって達成される。つまり、姿勢バランスは重力に対する体幹の垂直性の維持が目的である。

一方、「姿勢の方向づけ」は目的に応じて体幹の位置関係を空間的、時間的に正しく方向づける「運動制御」であり、それは行為に応じた体幹の身体図式、構え、方向づけ、空間認知などの修正を意味する。つまり、姿勢の方向づけは意図的な目標（goal）と文脈性（context）に依存した「随意運動」であり、行為の遂行が目的である。

その意味で姿勢の方向づけとしての体幹の動きは行為の中に内在している。たとえば、座位で靴紐を結ぶ時の体幹の動きを想像してみよう。左の靴に両手をリーチングする時、既に体幹は予測的姿勢制御によって屈曲、側屈、左回旋を始めている。上肢の動きに連動した体幹の到達運動の空間的、時間的、強度的な制御がなされている。だから、体幹はある傾斜した位置を保持し、手は靴紐を結ぶことができる。

あるいは、座位で上着を着たり、丸首のシャツを脱着する時の体幹の動きを想像してみよ

う。それは単なる体幹の立ち直り反応（シナジー）ではない。もっと体幹各部の「空間的な位置関係」を微妙に変化させたり、上肢と連動して行われる随意運動であり、行為である。

このように捉えると、座位の運動療法は体幹の「姿勢バランス（姿勢制御）」の回復は目指しているが、「姿勢の方向づけ（運動制御）」の回復を目指すという点では不十分だと考えられる。いずれにせよ、体幹の姿勢制御の異常は、姿勢バランスの障害（抗重力活動としての体幹の垂直性）と姿勢の方向づけの障害（行為に組み込まれた体幹の動き）という2つの側面から観察する必要がある。

■静的姿勢と動的姿勢

また、座位の運動療法では、「静的姿勢（static posture）」と「動的姿勢（dynamic posture）」を短絡的に解釈しないことが大切である。なぜなら、この区別は便宜的なものに過ぎないからである。姿勢は「構え（attitude＝頭部、体幹、四肢など身体各部分の相対的な位置関係）」と「体位（position＝身体が重力の方向とどのような関係にあるか、その肢位を意味する）」からなるが、どちらの変化にも静的かつ動的な姿勢制御が求められ、必ずしも動的姿勢の難易度が高いとは限らない。

Gurfinkelは「狙撃手は前方の的を見ながら銃口の揺れを止めることに意識を向けている」と述べている。立位は静的姿勢だが、目標物に銃や弓やカメラの焦点を定めるために重心動揺を制御する難易度は高い。これは座位においても同様である。また、大人でも片脚立位で静止することは難しい。子どもは1歳半には自由に動的に歩き始めるが、片脚立位姿勢を静的に維持できるのは3歳である。

座位の静的姿勢にも動的姿勢にも運動学習が必要である。運動学習は運動練習（反復練習）で生じることもあるが、認知学習によって効果的に生じる。つまり、体幹の何に意識の志向性を向けるのか、その「気づき」が運動学習を生じさせる。

■座位の運動学習

座位の運動学習には複数の構成要素（姿勢制御に必要な6つのリソース）が関与する。そのリソース間の関係性は想像以上に多様である。たとえば、体幹の姿勢異常を視覚的に修正するか体性感覚によって修正するかによって、運動学習時の脳活動は大きく変わってくる。したがって、体幹の姿勢制御の向上のためには、もっと複数の身体要因と環境要因の相互関係と難易度を座位の運動療法の内容に組み込む必要があるだろう。

そして、さらに強調しておきたいのは、片麻痺患者の体幹の崩れた状態のままでの座位の運動療法は、たとえそれが体幹の姿勢制御の回復を目指すものであっても不十分だという点である。これは体幹の姿勢制御の回復という目的が誤っているのではない。その座位の運動療法に体幹の崩れの詳細な観察と回復のための手段が考慮されているかどうかが問題である。ここにはセラピストの体幹への"まなざし"の差異が潜んでいる。

この問題を乗り越えてゆくためには、セラピストの体幹への"まなざし"を「体幹＝姿勢」から「体幹＝行為」へと転換することが求められるだろう。

文献

1) 服部一郎,細川忠義,和才嘉昭:リハビリテーション技術全書 第2版.医学書院,1984.
2) Bryce J, Todd J, Davies P:Hemiplegia. In Cash JE (ed.):Neurology for physiotherapists, p.288-336, Faber & Faber, 1974.
3) Horak FB:Postural orientation and equilibrium: what do we need to know about neural control of balance to prevent falls? Age Ageing. 35(suppl2):ii7-ii11, 2006.
4) Gurfinkel VS, Shik ML:The control of posture and locomotion. In Alexander AG, et al. (eds.):Motor Control, p.217-234, Springer, 1974.

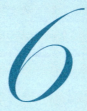

体幹は運動の巧緻性に満ちている

6.1 体幹は木の幹で、四肢は枝なのか?

■ **体幹のメタファー**

18世紀にAndryは『整形外科:子どもの身体の変形の矯正と予防の技術(L'Orthopédie, ou l'art de prévenir et de corriger dans les enfans les difformités du corps)』(1743)という本を書いた。彼は「整形外科の父」と呼ばれている。

「整形外科(orthopedics)」という言葉はギリシャ語のOrthos(straight)とPaedios(child)を組み合わせた「子どもを真っ直ぐに」という意味の造語である。彼の描いた「一本の彎曲した木の幹を垂直な添え木と縄を使って真っ直ぐに矯正する挿絵」は、今日でも整形外科学会のシ

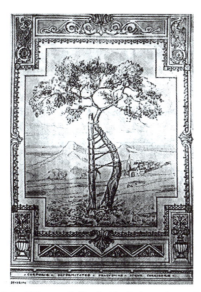

図6.1　整形外科のシンボルマーク(Andry N:Orthopedia: or the art of correcting and preventing deformities in children. London, Printed for A. Millar, 1743 より)

ンボルマークとして使用されている(図6.1)。

　この整形外科のシンボルマークは「側彎症(scoliosis)」の物理的な治療のメタファー(比喩)でもある。その治療方針は現在でも不変であり、脊柱の変形の程度を角度で計測したり、側彎の進行を予防するための体幹装具や関節変形の矯正を目的とした整形外科手術が適用されている。そして、整形外科手術後の後療法であるリハビリテーションにおいても治療方針は同様である。セラピストによる運動療法では体幹への関節可動域訓練や筋力増強訓練が行われている。整形外科は骨・関節疾患を物理的(生体力学的)に治療するという原理に根ざしている。それが患者の運動機能回復に多大な貢献をしてきたことは歴史的事実である。しかしながら、臨床には物理的な治療のみでは体幹の機能が回復しない症例も数多く存在する。特に、片麻痺やパーキンソン病などの中枢神経疾患で生じる姿勢異常は物理的な治療では改善しない。

　ここで強調しておきたいのは、この整形外科のシンボルマークに描かれた「体幹のメタファー」が、次のような基本概念を生み出した点である。

　　『体幹は木の幹で、四肢は枝である』

　この基本概念は医学のみならず世間一般にも深く浸透している。もちろん、木の幹と違って人間の体幹が動くことは誰でも知っている。しかし、体幹は静的で四肢は動的であるかのように解釈されている。

6.2　体幹の運動は粗大で、手の運動は巧緻なのか？

■体幹と手の運動の比較

　「体幹は木の幹で、手は枝である」という解釈は、さらに次のような考え方を生み出した。

　　『体幹の運動は粗大で、手の運動は巧緻である』

　これも医学の常識となっている。あるいは、この解釈に根ざしたリハビリテーション治療が広く普及している。

　確かに、手の運動は巧緻である。手は肩関節、肘関節、橈尺関節、手関節の延長にあり、手指には手根中手関節、中手指節関節、近位指節間関節、遠位指節間関節がある。それらの直列的な「運動の自由度」を複数の筋によって制御しなければならない。さらに、5本の指の並列的な運動制御を同時に達成しなければならない。

　手の運動制御はサルから人間への進化に由来する。直立二足歩行による上肢の自由化が手の道具使用をもたらした。人間だけが母指を使った対立運動による把持や摘みができる。手の進化は物体との相互作用を複雑化し、道具を使用することで巧緻性を獲得したと考えられている。

　一方、体幹の運動は粗大だと考えられている。もちろん、体幹が動かないわけではないが、脊柱の椎体を連結する数多くの椎間関節は集団的に屈伸・側屈・回旋するとされた。これは脊柱を1つの関節と見なす運動学的な捉え方であるといえるだろう。

　つまり、上肢や下肢には複数の関節が存在するため運動の自由度は高いが、脊柱は1つの関節と見なされて運動の自由度は低いと解釈されたのである。その結果、体幹の運動は座位や立位における姿勢保持という役割が強調され、さまざまな行為における体幹の運動は無視されて

きた。体幹が安定していれば手の運動が遂行できるし、歩行時には下肢によって体幹は運ばれるとされた。体幹には動的な運動よりも固定や支持といった静的な運動が求められているという考え方が一般化したのである。しかしながら、動的な運動が静的な運動よりも巧緻性が高いわけではない。事実、静的な座位や立位の重心動揺の揺らぎを完全に止めることは難しい。

また、背臥位、座位、起立、立位、歩行といった起居移動動作の発達は、それに連動した体幹の多様な運動の組織化を要求する。一般的に体幹の運動は姿勢制御と呼ばれるが、行為における体幹の運動は四肢の運動と協調的に連動した多様なものである。これは小児の運動発達、日常生活動作、スポーツ動作、各種の作業などにおける体幹の運動を観察すれば明らかである。

人間は自由で柔軟でバリエーション豊かな体幹の運動を発達させながら、人間に特有なさまざまな行為を学習してゆく。そこには手とは異なる体幹に特有な運動の巧緻性が潜んでいる。手と体幹の運動の巧緻性を同質のものと見なす"まなざし"そのものが誤っている可能性が高い。したがって、「体幹の運動は粗大で、手の運動は巧緻である」というのは誤解である。

6.3　体幹の感覚は鈍感で、手の感覚は敏感なのか？

■体幹と手の感覚の比較

「体幹の運動は粗大で、手の運動は巧緻である」とする解釈は、次のような考え方を生み出した。

『体幹の感覚は鈍感で、手の感覚は敏感である』

手が巧緻な運動器官であると同時に繊細な知覚器官であることには誰もが同意するだろう。特に、示指の指腹は「第2の眼」と呼ばれるほど触覚の識別能力が高く、物体の表面の肌理を精密に捉える。そして、それは「2点識別覚」の精度の高さに反映されている。

また、LedermanとKlastzkyによれば、手は「ハプティック・タッチ（haptic touch＝能動的触感）」や「アクティブ・タッチ（active touch＝能動的触覚）」によって、物体の属性である①表面素材、②温度、③形や大きさ、④硬さ、⑤重さ、⑥エッジ（縁）などを精密に知覚することができる（図6.2）。

これに対して体幹の触覚は粗大であるとされてきた。確かに、体幹表面の「2点識別覚」の精度は低い。しかしながら、物体の属性である表面素材、温度、形や大きさ、硬さ、重さ、エッジ（縁）などを知覚することができる。

さらに、体幹の知覚を「何の空間」と「どこの空間」に対応させて再考してみよう。確かに、体幹は手に比べて「何の空間」については粗大であるかもしれないが、「どこの空間」については体幹の体性感覚が手の体性感覚と比較して粗大ではないことがわかる。

体幹の空間知覚は表在感覚（皮膚からの触覚）に由来する「何の空間」と、深部感覚（関節包、靭帯、筋からの運動覚や重量覚）に由来する「どこの空間」に区分されるが、ここで強調しておきたいのは触覚が皮膚表面の接触点の局在を知覚する「どこの空間」にも関わっている点である。

これまで手と比較して体幹の触覚は著しく劣ると考えられてきた。それは手が物体と接触する頻度が圧倒的に高いという環境生活の反映だとされてきた。手の皮膚に多数の感覚受容器が

存在しているのは解剖学的な事実である。長い進化の中で環境圧が解剖学的構造にまで及ぶのは、外部との相互作用の頻度が高い部位なのだと解釈できる。

　しかし、この解釈は短絡的かもしれない。実は、「身体のどこが触れられたのか」という皮膚表面の「空間定位」については、手指よりは少し劣るものの、体幹もかなり正確である（図6.3）。つまり、体幹は触覚の2点識別能力では劣るが、何かが自分のどこに触れたのかという空間定位能力には大きな差異はない。これは皮膚表面に針を刺したり、蚊が止まったりした時の場所、あるいは誰かに手で触れられた場所の広さなどについては、体幹の感受性も高いことを示している。また、体幹が物体と接触する頻度が手に比べて低いということはない。体幹は立位以外では常にどんな場合にも物体と接触し、自己と外部との境界を知覚している。その意味で体幹の触覚は自己言及的である。

　そして、体幹の触覚の空間定位の精度の高さは、背部、腹部、側部、殿部が床や壁と接触する支持基底面の知覚の必要性から生じている。その体幹と物体の接触関係は体幹のどの場所が

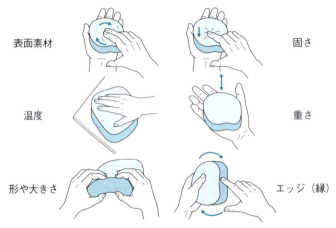

図6.2　手はアクティブ・タッチによって物体の属性を知覚する（Lederman, et al.：Extracting object properties through haptic exploration. Acta Psychologica. 84(1)：29-40, 1993 より）

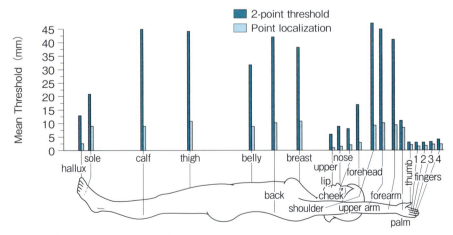

図6.3　身体の2点識別覚と空間定位（Stevens JC, et al.：Spatial acuity of the body surface over the lift span. Somstosens Mot Res. 13(2)：153-166, 1996 より）

接触しているかの知覚に必要だからである。特に、体幹と床や壁との接触関係は支持基底面を構築する。支持基底面は常に平面とは限らない。床や壁は物体であり、人工的には平面でつくられている場合が多いが、物体の属性としては表面素材、硬さ、摩擦、接触面の形状や傾きといった変化要因を有している。それらは手足によっても知覚探索できるが、体幹も皮膚の表面に分布する表在感覚の感覚受容器によって床や壁の接触情報としての「何の空間」を構築している。そして、体幹と床や壁との接触関係が「どこの空間」なのかを知覚できなければ支持基底面の水平性や垂直性がわからなくなる。それによって体幹の運動が著しく不正確になる。

したがって、「体幹の感覚は鈍感で、手の感覚は敏感である」とするのも誤解であり、体幹の体性感覚は精密に組織化されている。

■体幹は運動器官であると同時に知覚器官である

体幹は運動すると同時に、環境世界を空間的、接触的に知覚することができる。脳はその知覚情報に基づいて行為の運動プログラムを構築している。体幹はすべての行為に参加する。行為時には体幹を支持したり方向づけたりする必要がある。特に、体幹の知覚情報は上肢のリーチングや下肢の歩行においてどのような身体各部の関係性をつくるかの鍵となっている。

こうした視点に立脚すると、体幹は知覚器官としての役割の重要性を帯びてくる。手は運動器官であると同時に精密な知覚器官である。同様に、体幹も運動器官であると同時に精密な知覚器官である。この解釈によって「体幹＝姿勢」から「体幹＝行為」へと"まなざし"を転換する出発点に立てる。だが、そのためにはいくつかの固定概念に批判を加えなければならない。

6.4　体幹は姿勢で、四肢は随意運動なのか？

■姿勢と随意運動は区別できない

「体幹は木の幹で、四肢は枝である」、「体幹の運動は粗大で、手の運動は巧緻である」、「体幹の感覚は鈍感で、手の感覚は敏感である」といった誤解は、次のような解釈を生み出した。

　　『体幹は姿勢であり、四肢は随意運動である』

これによって「体幹＝姿勢」という概念が誕生した。体幹の姿勢を維持する筋活動は反射や反応による抗重力活動だと解釈された。そのため体幹の姿勢制御は抗重力筋のシナジーによる共同的な運動パターンと見なされた。これは神経生理学の「姿勢反射」の研究から得られた科学的な知見であり、20世紀前半から100年にわたって正当化されてきた。現代でもそのように捉えている研究者もいるし、教科書にも記載されている。

また、体幹の姿勢制御はリハビリテーション医学において乳児の頭部と体幹の立ち直り反応や四肢の平衡反応と関連づけて説明されることが多い。頭部や体幹の立ち直り反応は姿勢の保持に寄与し、四肢の平衡反応の出現は随意運動に寄与するとされる。

Perfettiは、こうした姿勢制御の概念について次のように批判的に述べている。

> 運動遂行中の身体の問題は「姿勢」という形で簡略化されて捉えられてきた。この用語は、一つの運動課題内での身体全体が取る"肢位"を表すために作り出された言葉であ

る。リハビリテーション専門家は"姿勢"の意味するところは何なのか、この概念に頼る必要はどこから生じているのかについてもう一度考えてみる必要がある。

　姿勢という概念は、随意的な動作を洗練された正確な動作と、おおまかで時制的な企画に欠ける動作とに区別するために生まれた。いったい中枢神経系はどうやって身体全体を同時に制御しているのだろうかというのが、研究者たちが当初から抱いてきた疑問である。腕を上げるのは、腕を上げるのに必要な筋肉だけを収縮させているのではなく、身体のすべての部分を運動に巻き込んでいる。初期の研究者たちは固定された肢位として姿勢を捉え、これを随意運動から区別することによってこの問題に解答を与えようとした。当初、姿勢は不動を意味した。"身体"は停止しており、こうした身体の不動状況に随意運動が加えられてゆくと考えられた。やがて、この考え方は否定された。腕を上げた時、他の身体部位は停止しているわけではない。腕の筋だけではなく他の筋も収縮しているからである。いったい脳はどうやって、腕を上げる三角筋の働きと、体幹の移動を可能にする足部の筋の働きを同時に制御することができるのだろうか。そこで生まれたのが、姿勢を反射の総体と捉える理論であり、これが神経運動学系の運動療法の基礎となる理論である。

　運動の中で最も単純なものは中枢神経系が反射を活性化させて遂行させるのであり、大脳皮質の運動野は随意運動に代表される精密な運動のみに携わっているとされた。

　この姿勢の捉え方でも、運動の区分が行われ、反射や反応を基礎に組織化される運動がその一つの要素として考えられた。人間は腕を上げることにより、身体のすべての移動を決定し、反射経路により姿勢と呼ばれる筋活動を呼び起こすというものである。しかし、この解釈も不十分であることがやがて判明した。反射経路によって随意運動の結果として呼び起こされるはずの筋収縮が、実際は随意運動の以前に活性化することが観察されたからである。三角筋が収縮する前に、下腿三頭筋や前脛骨筋が活性化し、腕が前方に出るのに対応して身体は後方に下がるよう組織化されるのである。既に、1931年の時点でSherringtonがこのような観察を行ったが問題にされなかった。さもなければ姿勢を反射という観点から見る視点は疑問視されていたはずである。下腿三頭筋や前脛骨筋の収縮が、それを呼び起こすはずの刺激が起こる前に活性化しているのであるから、この仮説は成立しなかったはずである。

　運動制御の研究者たちは、姿勢を反射の総体として研究するのは不可能であることを理解し、新しい仮説を提唱しようとした。「シナジー」の存在を提唱している研究者もいる。シナジーとは、中枢神経系にあらかじめ登録されている定性的な筋収縮パターンで、その数は限られたものであり（Nashnerによれば1種類か2種類，1982）、運動を遂行する瞬間に活性化するとされた。しかし、この仮説も反射理論から大きな展開を示すものではない。この場合もまた極端に安定化した、運動課題に対して動的な企画を行わない活動が想定されているからである。事実、数年後、この仮説もまた疑問視されることになった（McPherson, 1991）。現時点では研究者の大多数が、脳は身体のすべての運動を同時的に制御できるという考え方を支持しているが、それをどのように行っているのかは、現在のところ特定することはできない。

　しかしながら、"姿勢"と"随意運動"を分けて考える仮説は適切ではない。中枢神経系は毎回接続の仕方を変更することができ、即座に再編成を行って身体全体の課題に同時的に解答を出すことができる。よって姿勢と随意運動をはっきりと区別する必要はないとい

う説に同意する研究者が増えている。

つまり、人間の脳は身体全体の運動を行為として組織化する能力を有しているということである。体幹と四肢は可変的かつ精密な方法で各部間の関係性を調整している。人間の行為において体幹と四肢は一体化して動いている。だとすれば、「体幹は姿勢であり、四肢は随意運動である」とするのは安易な解釈である。

6.5　体幹は自動的で、四肢は意図的なのか？

■姿勢制御におけるシナジー

行為には身体全体の同時制御が連続的に必要であるにもかかわらず、座位や立位の姿勢保持は反射や反応によって制御されているとする考え方は根強い。それは「シナジー（synergy＝姿勢維持のためにステレオタイプ化した複数の筋の共同収縮）」の「自動化」の結果だとされる傾向にある。そして、次のような解釈が生み出された。

『体幹は自動的で、四肢は意図的である』

これは体幹と四肢の筋活動を「自動的な姿勢制御」と「意図的な運動制御」に区分する考え方である。この場合、自動的な姿勢制御は立ち直り反応や平衡反応の組み合わせと見なされる。そして、立位姿勢制御のシナジーを明らかにしたNashnerらの研究が有名である。

Nashnerらは立位姿勢制御時に下肢の筋収縮と体幹の筋収縮が連続的に反応することで3次元空間での直立性が維持されるとする姿勢制御モデルを提示している。この研究では2種類の外乱刺激による立位姿勢制御時の筋活動が調べられた。それは立位で床面（足部）を前後に急速に動揺させる外乱刺激と上半身（体幹）を前後に急速に動揺させる外乱刺激への筋反応パターンの分析である。そして、立位で後方に倒れそうな時には前脛骨筋、大腿四頭筋、腹直筋（体幹筋）の順で、前方に倒れそうな時には下腿三頭筋、ハムストリングス、脊柱起立筋（体幹筋）の順でシナジーが出現することがわかった（図6.4）。

しかしながら、これは立位での立ち直り反応であり、下肢筋と体幹筋は立位姿勢保持という目的のために同時制御されている。したがって、姿勢制御時に下肢筋と体幹筋の自動的なシナジーが出現していることは、逆説的に体幹が自動的な姿勢制御で四肢が意図的な運動制御を担うという捉え方を否定するものとも解釈できる。

すなわち、体幹も四肢も協調して立位姿勢を維持するために働いているのであり、どちらが姿勢制御で運動制御だとはいえない。つまり、シナジーによる立位姿勢保持のメカニズムは「体幹は自動的な姿勢制御で、四肢は意図的な運動制御である」とする考え方を否定する根拠となる。

また、Nashnerらの研究はあくまでも2種類の外乱刺激という限定された条件下でのシナジーである。確かに、それが足底への外乱刺激による不安定性を生じさせた場合も体幹への外乱による不安定性を生じさせた場合も、いずれも姿勢制御は足部の安定化を図ろうとする前脛骨筋や下腿三頭筋の筋収縮から始まるという知見は重要である。しかし、これも静的な立位姿勢保持という単一課題の目的に依存した筋反応と解釈すべきであり、日常生活動作やスポーツ

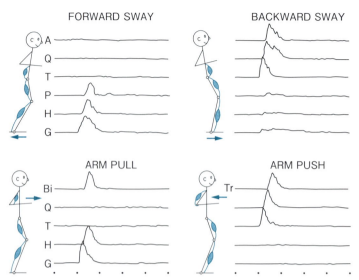

図6.4 立位における2種類の外乱刺激におけるシナジーの出現様式 (Nashner LM, et al.: The organization of human postural movements: a formal basis and experimental synthesis. Behav Brain Sci. 8(1): 135-172, 1985 より)

などの動的な体幹の筋収縮を説明するものではない。また、誰でも体幹が崩れると意図的に修正することができる。姿勢制御は自動的で、その修正は意図的とするのは矛盾であろう。姿勢は意図的に保持されており、意図的に状況に即応して修正できると解釈すべきであろう。したがって、「体幹は自動的で、四肢は意図的である」とするのは誤解である。

6.6 体幹は無意識的で、四肢は意識的なのか？

■大脳基底核の姿勢制御と大脳皮質の随意運動

　乳児の運動発達の観察でも、体幹の立ち直り反射や四肢の平衡反応の出現によって座位や立位の姿勢が保持され、そうした体幹の姿勢制御による安定性に引き続いて多様な四肢の随意運動が発達すると解釈された。確かに、座位や立位で体幹が安定しなければ手を自由に使えない。したがって、これは運動発達における一定の事実であるのだろう。だが、事実が真実であるとは限らない。それはある1つの視点からそのように見えているだけかもしれないからである。そして、体幹が姿勢制御で四肢が随意運動を担うという解釈には次のような解釈が潜んでいる。

　　『体幹は無意識的で、四肢は意識的である』

　これは「体幹が無意識的な姿勢制御で、四肢が意識的な随意運動である」とする暗黙の前提である。つまり、体幹の姿勢制御は自動的に制御されていると仮定することによって、体幹の運動が無意識的なものだとする考え方が生み出されている。

　たとえば、座位で上肢をリーチングして机の上の物体を手で取ろうとする時、意識は手に向

けられ、体幹は自動的に制御されているように思える。したがって、体幹の筋収縮は無意識的だと認識される。あるいは、誰かと会話しながら歩行する時、意識は会話の内容に向けられており、歩行時の筋活動は自動的に行われている。したがって、「体幹＝姿勢」のみならず歩行の筋収縮も無意識的だと認識される。このように日常生活の実感としても姿勢調節は無意識的で自動的なもののように感じられる。

そして、これはKuypersによる「内側運動制御系（姿勢制御）」と「外側運動制御系（随意運動）」の区別、あるいは臨床神経学における「錐体外路制御（体幹制御）」と「錐体路制御（四肢制御）」の区分に結びつけられることが多い。

- 姿勢制御（体幹制御）……内側運動制御系＝錐体外路
- 随意運動（四肢制御）……外側運動制御系＝錐体路

このポイントは、内側運動制御系が"体幹や上下肢の近位筋による歩行や姿勢制御"を担当し、外側運動制御系が"手指の遠位筋を用いる巧緻運動"を担当すると区別する点にある。また、体幹の粗大性は錐体外路の支配で無意識的な運動であるのに対して、手足の巧緻性は錐体路の支配を受けた意識的な運動だと解釈される。つまり、体幹の運動は脳幹や大脳基底核レベルで無意識的に制御されるとする誤った解釈は現代の脳科学でも支持されている。この区別は姿勢と随意運動を区別する立場においてのみ成立する。

これは神経解剖学的には一定の事実であるのだろう。しかしながら、実際には大脳皮質だけが活性化して四肢のみを動かしたり、あるいは大脳基底核だけが活性化して体幹のみを動かして、行為するわけではない。この神経解剖学的な事実をリハビリテーションの臨床における動作分析の基礎として導入し、人間の行為の運動制御を体幹と四肢に大別して運動分析したり、治療することは短絡的である。あるいは誤ってリハビリテーション治療に応用してしまう危険がある。

また、体幹は手足と同様に錐体路の支配を受けている。錐体路（皮質脊髄路）には外側皮質脊髄路（対側支配）と前皮質脊髄路（両側支配）があり、前皮質脊髄路は両側の体幹筋を支配している。さらに、体幹は錐体外路の高次運動関連領野（area 6, 8）の制御を受けている。体幹の立ち直り反応は中脳や脳幹レベルの網様体脊髄路を介した姿勢調節と説明されることが多いが、実際には大脳皮質の高次運動関連領野に起始する皮質網様体路が網様体脊髄路を制御している。この皮質網様体路を介して体幹の立ち直り反応が学習されている可能性が高い。いずれにせよ、体幹の運動は錐体路（前皮質脊髄路）と錐体外路（皮質網様体路）を介して運動制御されている。

最大の問題は、このような神経解剖学的な知見から、体幹の運動が無意識的で手足の運動は意識的に制御されているとする安易な解釈が正当化されてしまう点である。つまり、それは神経解剖学的な傾向に過ぎず、実際の体幹の運動が無意識的に制御されていることも傾向に過ぎない。Sherringtonは「体幹は影のように運動に寄り添う」と言っているが、「体幹の運動は無意識的に学習する」と仮定するのは幻想に過ぎない。

体幹の運動は大脳皮質レベルで運動制御されているがゆえに、状況に応じて立ち直り反応を出現させたり出現させないといった意識的な調節ができるし、体幹の運動による行為の調節ができる。したがって、体幹の運動の自動化や無意識化は運動学習の結果であり、片麻痺患者な

どのように運動学習の初期段階で回復の途上にある場合も、無意識的かつ自動的に行為を運動学習すると考えてはならない。そうした意識を介さない運動学習は困難であり、逆に体幹の姿勢制御や運動制御を意図的かつ予測的に遂行し、その意図と結果の比較に意識を向けることが必要なことは自明である。

　また、一つの行為において外側運動制御系と内側運動制御系は同時に意識的に制御されている。なぜなら、行為は四肢の動きに意識を向けて運動を開始することができるが、体幹の動きに意識を向けて運動を開始することもできるからである。この事実を無視してはならない。

　そして、これは意識や注意の二分割ではなく、一方に意識を向けつつ同時にもう一方にも意識を向けるということである。意識の中心と周辺は重なり合っている。あるいは明確な意識の焦点化の背後に淡い意識領域が存在する。人間の運動学習は意識的な制御の自由度（拡張と分散）の発達に基づくものであり、意識をどこのどのような感覚モダリティに向けて、その運動遂行に必要な感覚調節の優先度を与えるかが大きく影響する。

　したがって、体幹を無意識的、四肢を意識的と区別する仮説は適切ではない。行為の運動学習の難易度や多様性を考えると、その学習過程を外側運動制御系と内側運動制御系に区分して運動制御を説明することは困難だと考えるべきである。それよりも、行為において体幹と四肢はどのように同時制御されているかについての知見を深めるべきなのである。

6.7　体幹と四肢は同時に運動制御されている

■予測的姿勢制御（APAs）

　行為において体幹と四肢はどのように同時に運動制御されているのだろうか。このメカニズムを探求することが「体幹＝姿勢」から「体幹＝行為」への"まなざし"の転換につながる。

　ここで重要なのは体幹と四肢は別々に運動制御されていないという点である。これは体幹が姿勢制御に関わっていないということではない。体幹と四肢は常に行為に連動しているということである。そして、この点への理解については「予測的姿勢制御（anticipatory postural adjustments；APAs）」に関する知見を深めておく必要がある。

　予測的姿勢制御（APA）については、Belen'kii と Gurfinkel の研究が有名である。彼らは安静立位で一側の上肢を随意的に素早く前方に挙上すると、肩の三角筋の収縮に先行して同側の下肢筋（大腿二頭筋）と対側の体幹筋（脊柱起立筋）が収縮することを発見した。そして、この先行的な筋収縮は上肢の運動によって生じる重心移動を事前に調整していると解釈した。つまり、立位で肩関節を屈曲すると三角筋が活動するが、その三角筋の活動に先行して腕の前方移動に対応した身体の前方への重心移動を固定する筋収縮があるという発見である。上肢の運動に伴う重心の前方移動をあらかじめ予測して下肢や体幹を固定し、重心移動の少ない安定した立位姿勢を保持するのである（図6.5）。

　立位における予測的姿勢制御は Belen'kii、Gurfinkel、Bouisset、Nashner、Shumway-Cook、Woollacott、Lee らによって詳細に研究されている。近年では予測的姿勢制御が上肢挙上、リーチング、つま先立ち、歩行、ジャンプなど、あらゆる行為で生じることは常識である。また、Gibson の知覚理論（アフォーダンス）に基づく「視覚のオプティカルフロー（前方に移動してゆく時の風景の後方への連続的な流れ）」における姿勢調節メカニズムも注目されている。

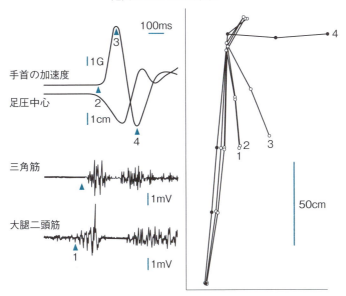

図6.5 予測的姿勢制御 (Belen'kii VE, et al.：Elements of control of voluntary movement. Biofizika. 12(1)：135-141, 1967 より)

次に、立位で上肢を挙上する場合の体幹筋の予測的姿勢制御を考えてみよう。体幹と四肢は別々に運動制御されていると解釈すると、体幹筋が立位姿勢を保持し、肩の筋が上肢を挙上するということになる。これによって立位姿勢(体幹)は粗大で、自動的で、無意識的であり、上肢(四肢)の挙上は巧緻で、随意的で、意識的だということにされてしまう。

この点については、Bouisset と Zattara の研究が興味深い。彼らは、立位での両側および一側の上肢挙上に伴う「体幹の予測的姿勢制御（APAs）」を研究している。それによれば、体幹の筋活動は上肢の運動に伴う重心移動を相殺するように働いている。つまり、上肢の運動に伴う身体の重心の揺れを予測的に制御している（図6.6）。

たとえば、両側の上肢を挙上する時には、重心は前方に移動する。この重心移動を相殺するためには体幹筋(脊柱起立筋)と下肢筋(下腿三頭筋、ハムストリングス)は重心が後方移動する力を事前に発揮しなければならない（図6.6における Rx と Rz の作用を相殺する筋収縮）。しかしながら、一側の上肢を挙上する時には、運動学的に同じであっても、体幹の回旋を制御する体幹筋(内・外腹斜筋)が事前に力を発揮しなければならない。なぜなら、一側の上肢の挙上では体幹の回旋力が発生し(右上肢の挙上では体幹は左回旋)、それを事前に相殺して体幹が正面を向いた姿勢を維持しなければならないからである（図6.6における Mz の回転モーメントの作用を相殺する筋収縮）。

こうした体幹の予測的姿勢制御は「姿勢反応」や「シナジー・パターン」として解釈されることが多いが、仮に一側の上肢の挙上をさまざまな方向で行うとすると、その時の体幹の回旋モーメントは多様になる。そうした多様な回旋モーメントを事前に相殺して体幹が正面を向いた姿勢を維持する筋活動は単純な「シナジー・パターン」ではない。多様な四肢の運動のすべてに対応して体幹筋は多様な筋収縮シークエンスを生み出す必要がある。

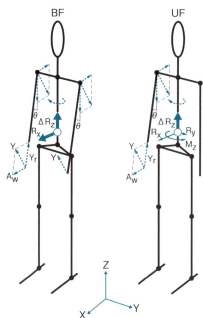

図6.6　両側および一側の上肢挙上に伴う「体幹の予測的姿勢制御」(Bouisset S, et al.：Biomechanical study of the programming of anticipatory postural adjustments associated with voluntary movement. J Biomech. 20(8)：753-742, 1987 より)

BF：両側
UF：一側
A_W：上肢の挙上
Ry：重心
Rx：重心の垂直移動
Rz：重心の前後移動
Mz：RxとRzによる垂直軸での回転モーメント

　またHodgesらの、立位で下肢の一側の股関節を空中で屈曲、外転、伸展した時の体幹筋の収縮を分析した研究が興味深い。その時、股関節の運動方向別に先行して腹横筋、内腹斜筋、外腹斜筋、腰多裂筋などの体幹筋の収縮が認められる。この結果自体は予測的姿勢制御に過ぎないが、腹横筋は股関節の運動方向に関係なく常に先行的に収縮する。また、呼気に抵抗を加えると腹横筋は強く収縮する。胸腰筋膜から腰椎の肋骨突起と棘突起に付着する腹横筋は腹部を筒状に走行して腹部を締め付ける。つまり、腹横筋は重心移動を予測して、腹圧を高めることによって立位の揺れを最小限にしているという。全身運動の予測的姿勢制御には呼吸のコントロールも必要なのである。

　したがって、こうした予測的姿勢制御をリハビリテーション治療に応用するに当たっては、それが生得的な反射や反応ではなく、意図的かつ認知的な運動制御によって発現すると解釈する必要がある。予測的姿勢調節は運動プログラムのフィードフォワード制御ではあるが、重要なのは自己の身体の体性感覚情報の変化を中枢神経系が予期する時に発現する。

　さらに、予測的姿勢制御は視覚、前庭迷路覚(加速度、平衡感覚)、触覚や圧覚(基底面、足圧中心)、関節の機械受容器(運動覚)、筋紡錘やゴルジ腱器官などの固有受容器(筋緊張、速度、重心、重量)、聴覚などさまざまな感覚情報処理の変化に応じて、シナジー・パターンではない多様な筋収縮シークエンスの組み合わせとして発現する。そして、初期条件と運動課題に応じて事前に結果を先取りし、上肢、体幹、下肢の異なる部位の筋収縮によって重心移動を最小限に留めて運動の効率性を調節するという役割を有している。

　こうした高度に調節された予測的姿勢制御をPaillardは「文脈－状況依存型」という用語で説明している。そして、文脈－状況依存型の運動パターンは外乱や行為の困難度による身体全

体の不均衡を単に減少させるだけでなく、身体の揺れ（重心動揺）をある程度許容しながら次の行為へつなげてゆくという「運動メロディ」（Luria）を生み出している。

したがって、予測的姿勢制御は課題依存型の定型的なシナジーではなく、もっと自由な個人差のある運動学習の結果として発現してくる運動ストラテジーである。主体が行為の目的に応じて、何をどのように知覚し、何に注意を向け、どのように記憶し、どのような社会的要求や価値づけが与えられるかによっても予測的姿勢制御は変化する。つまり、人間の予測的姿勢制御は随意運動であり、行為なのである。

■片麻痺患者における体幹筋の予測的姿勢制御の遅れと左右のアンバランス

Dicksteinらは、座位で健常者（30名）と片麻痺患者（15名）の体幹筋の予測的姿勢制御を筋電図（EMG）によって分析した。この研究では「上肢の肩関節屈曲運動（三角筋の筋活動開始）」に対する体幹筋（脊柱起立筋、広背筋）の筋活動開始と「下肢の股関節屈曲運動（大腿直筋の筋活動開始）」に対する体幹筋（腹直筋、外腹斜筋）の筋活動開始の「遅れ（＋）」と「先行（－）」を調べている。なお、実験データの数値は筋収縮量ではなく時間（ms）の平均値である。患側と健側の区分は片麻痺の上下肢の運動側、片麻痺の対側と同側の区分は左右の体幹筋に対応している（表6.1、表6.2）。

表6.1 片麻痺患者における座位での上肢運動時の体幹筋の予測的姿勢制御 (Dickstein R, et al.: Anticipatory postural adjustment in selected trunk muscles in poststroke hemiparetic patients. Arch Phys Med Rehabil. 85(2): 261-267, 2004 より．図を表に改変)

[肩関節屈曲（三角筋）]		脊柱起立筋（対側）	広背筋（対側）	脊柱起立筋（同側）	広背筋（同側）
[患側]	健常者	＋5ms	＋20ms	＋80ms	＋50ms
	片麻痺患者	－30ms	＋30ms	＋140ms	＋60ms
[健側]	健常者	＋5ms	＋20ms	＋75ms	＋90ms
	片麻痺患者	0ms	＋30ms	＋200ms	＋100ms

＊座位での肩関節屈曲時の三角筋の筋活動開始に対する体幹筋の筋活動開始の平均値（健常者30名、片麻痺患者15名）で、＋は遅れ、－は先行を示唆する。健側/患側は片麻痺患者の上肢の運動側、対側/同側は左右の体幹筋に対応している。

表6.2 片麻痺患者における座位での下肢運動時の体幹筋の予測的姿勢制御 (Dickstein R, et al.: Anticipatory postural adjustment in selected trunk muscles in poststroke hemiparetic patients. Arch Phys Med Rehabil. 85(2): 261-267, 2004 より．図を表に改変)

[股関節屈曲（大腿直筋）]		腹直筋（対側）	外腹斜筋（対側）	腹直筋（同側）	外腹斜筋（同側）
[健側]	健常者	＋18ms	－8ms	＋32ms	－5ms
	片麻痺患者	＋45ms	＋7ms	＋58ms	＋8ms
[患側]	健常者	＋24ms	－32ms	＋19ms	＋2ms
	片麻痺患者	＋68ms	＋8ms	＋78ms	＋24ms

＊座位での股関節屈曲時の大腿直筋の筋活動開始に対する体幹筋の筋活動開始の平均値（健常者30名、片麻痺患者15名）で、＋は遅れ、－は先行を示唆する。健側/患側は片麻痺の上下肢の運動側、片麻痺の対側/同側は左右の体幹筋に対応している。

その結果、健常者に比べて片麻痺患者の「脊柱起立筋」、「広背筋」、「腹直筋」、「外腹斜筋」の予測的姿勢制御は遅れていることが判明した。

　特に、片麻痺患者における健側の肩関節屈曲運動時の同側の「脊柱起立筋」の筋が最も遅れていた。同様に患側の肩関節屈曲運動時の同側（麻痺側）の脊柱起立筋も遅れていた。しかし、健側と患側の肩関節屈曲運動時の対側（非麻痺側）の脊柱起立筋の遅れはなかった。特に、片麻痺患者の患側の肩関節屈曲運動時の対側（非麻痺側）の脊柱起立筋には予測的姿勢制御に対応する筋収縮が出現していた。これは片麻痺患者の脊柱起立筋の予測的姿勢制御には左右のアンバランスが顕著に生じていることを示唆している。つまり、片麻痺患者の脊柱起立筋は両側同時の筋活動開始が困難である。そして、片麻痺患者の患側と健側の肩関節屈曲運動時の対側と同側の「広背筋」も遅れていた。

　また、片麻痺患者における健側と患側の股関節屈曲運動時に「腹直筋」が顕著に遅れていた。これは股関節屈曲運動時に腹直筋が矢状面での重心の後方移動を制御できないことを示している。一方、健常者の股関節屈曲運動時には「外腹斜筋」が顕著に先行している。つまり、座位においては股関節屈曲運動時に外腹斜筋が前額面での重心の側方移動を予測的姿勢制御している。座位では肩関節屈曲運動よりも股関節屈曲運動の方が支持基底面の変化や重心移動が生じやすいが、片麻痺患者では「腹直筋」と「外腹斜筋」の遅れのために垂直位の制御が困難になると考えられる。

　しかしながら、健常者でもすべての体幹筋の筋活動開始が上肢や下肢の運動に必ず先行するわけではない。これは立位とは異なる座位での予測的姿勢制御の特性なのかもしれない。あるいは、肩関節屈曲運動や股関節屈曲運動では上下肢の重量変動が小さいのかもしれない。

　この研究から体幹筋の予測的姿勢制御が巧緻運動であることがわかる。片麻痺患者の体幹筋は運動制御の空間的、時間的、強度的な問題を有している。特に、片麻痺患者の座位での体幹筋の予測的姿勢制御には「筋活動の遅れ（時間性）」と「左右のアンバランス（空間性）」という2つの問題が潜んでいる。一方、健常者の体幹筋と上下肢の筋は「殿部の支持基底面の安定性」と「重心移動の不安定性」を制御するために協調している。

■ 姿勢と運動の協調的な組織化

　Paillardによれば、身体の筋収縮シークエンスは、行為の目的、運動範囲、速度、持続時間、仕草や身振りなどに伴って変化する。これは体幹筋においても同様である。特に、体幹の予測的姿勢制御については、1967年の時点で既にBelen'kiiらが「すべての四肢の随意運動において事前の活性化がある」と強調していることを忘れてはならないだろう。それは「体幹＝姿勢」、「四肢＝随意運動」と区別し、体幹筋の筋収縮シークエンスを立ち直り反応（シナジー）としてのみ捉えることへの警告である。

　つまり、必ずしも体幹筋は姿勢制御のために働いているのではない。四肢と共に行為するために働いている。結論づけると、体幹の筋収縮シークエンスは予測的姿勢制御であり、それは行為を遂行するための上肢－体幹－下肢の「関係性の要（かなめ）」として協調しているということである。

　したがって、リハビリテーションでは四肢の動きを除外した体幹の姿勢制御という視点を乗り越える必要がある。体幹の運動学習やリハビリテーションは最終的に四肢の運動と連動したものでなければ意味がない。これは姿勢を「構え」と「肢位」の複合体と見なす視点でもある。

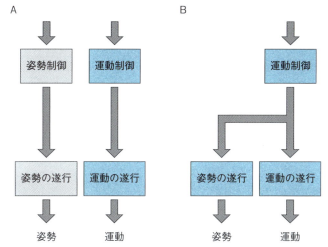

図6.7 「姿勢と運動の協調的な組織化」における、A:「並行的な方法（parallel mode）」とB:「階層的な方法（hierarchical mode）」（Massion J : Movement, posture and equilibrium: interaction and coordination. Prog Neurobiol. 38(1) : 35-56, 1992 より）

これまでの「体幹＝姿勢」という概念は、姿勢を「構え＝四肢」と「肢位＝体幹」に分離する視点だったのである。

Massionによれば、「姿勢と運動の協調的な組織化」には「並行的な方法（parallel mode）」と「階層的な方法（hierarchical mode）」がある。「並行的な方法」では姿勢と運動の両方に運動指令が必要である。一方、「階層的な方法」では運動に運動指令を送ることで姿勢と運動が同時に制御される（図6.7）。

行為の目的に応じて体幹の予測的姿勢制御は発現する。体幹の運動は四肢の運動と連動して出現する。また、体幹の運動は四肢の運動と分離しても出現する。仮に、座位で体幹の姿勢を直立位に保持して上肢を運動したとしても、体幹と四肢は「行為として一体化」している。体幹の姿勢と上肢の運動は「行為のゲシュタルト（一つの運動形態）」として同時に運動制御されている。そして、この姿勢と運動の同時的な一つの運動制御は「行為制御」だと解釈すべきである。

6.8 体幹への"まなざし"の転換

■体幹は運動の巧緻性に満ちている

長い間、体幹の動きは「姿勢（posture）」として"まなざし"を向けられてきた。それによって体幹の姿勢制御という考え方が定着している。一方、体幹の動きは「行為（action）」として"まなざし"を向けることもできる。

この「体幹＝姿勢」から「体幹＝行為」への"まなざし"の転換によって、「体幹は運動の巧緻性（motor skill）に満ちている」と帰結することができる。また、それは片麻痺患者の体幹のリハビリテーションに根本的な再考を迫ることになるはずである。

■体幹の運動の繊細さ

だが、どのような意味で体幹は運動の巧緻性に満ちているのだろうか。Perfettiは「体幹の運動の繊細さ」について次のような問いを発している。

> 体幹の運動が繊細であることの特徴とは何であろうか。それは個々の筋の収縮を遂行する能力ではなく、他の多くの筋（他の身体部位に属する筋も含めて）との精緻な関係をどれだけ築きあげられるかという能力、つまり、どれだけ多くの関節を関係づける能力があるかに関わっている。そうすると、体幹の筋の運動ニューロンやそれに結合する脊髄固有介在ニューロンを異なる視点から解釈することが可能ではないだろうか。従来は姿勢に関与するあまり精緻でない運動を司るものと考えられてきたが、本当は体幹も遠位部の手と同様の洗練された運動を司り、多くの関節間の豊かな関係性を活性化させているのではないだろうか。

この問いを参考に体幹の運動の繊細さについて考えてみよう。それには次の3つの特徴があると考えられる。

（1）体幹には脊柱の運動の自由度を制御するための繊細さが求められる

脊柱は3次元方向への「運動の自由度」を有している。また、インナー・マッスル（深層筋）やアウター・マッスル（浅層筋）と呼ばれる単関節筋や多関節筋が数多く存在する。体幹は左右同時に動く。座位や立位では重心移動や荷重の変化が生じる。体幹は常に四肢と連動した行為を生み出すことを求められている。

（2）体幹には脊柱と四肢の空間アライメントを制御するための繊細さが求められる

脊柱は肩甲骨を介して上肢と、骨盤を介して下肢と連結している。つまり、脊柱と四肢は直接連結ではなく、脊柱と四肢の位置関係は肩甲骨と骨盤の動きによっても変化する。こうした状況で脊柱と四肢は行為の「空間アライメント」をつくり出す必要がある。また、座位や立位の行為では四肢の運動を先取りした脊柱の予測的姿勢制御が必要である。

（3）体幹には物体との接触による知覚情報を収集するための繊細さが求められる

体幹は物体と相互作用する「知覚器官」である。体幹の皮膚は接触した物体の肌理、硬さ、位置、面、傾き、重さなどを知覚することができる。それには受動的な知覚探索のみでなく能動的な知覚探索も含まれる。体幹の皮膚の精密な触圧覚は体幹の運動の繊細さに必要不可欠であり、それが体毛の少ない肌の表面への進化を導いたと考えられる。

このように体幹は「運動の自由度」、「空間アライメント」、「知覚器官」という3つの特徴を有している。そして、これは手と体幹に共通する運動の繊細さの反映であると同時に、体幹の運動が複雑であることを示している。

■体幹の運動の複雑さ

どのような意味で体幹の運動は複雑なのだろうか。この点は体幹のリハビリテーションにお

いて考慮しておくべきであり、Perfettiは次の6つの特徴を挙げている。

（1）体幹の動きから行為の意図を推定しづらい

行為において手足は外部世界に直接的に働きかける。手足の動きには行為の意図が反映されやすい。手足の運動では行為の目的が明確であるが、体幹の運動のみでは行為の目的がわかりにくい。また、行為は頭部、体幹、四肢の一体化した動きによって遂行される。頭部と四肢の状況によって体幹の動きは変化するし、体幹の状況によって頭部と四肢の動きは変化する。つまり、この一体化と変化の多様性がどのような行為の意図に体幹の動きが連動しているかの推定を難しくしている。

（2）体幹の運動に関わる脊柱の関節と筋の数が多い

脊柱には多数の椎間関節が存在する。1つ1つの椎間関節の動きは小さいが、それらが組み合わさって大きな可動性をつくる。それによって体幹は3次元方向に動く。また、体幹は肩甲帯や肩関節を介して上肢と、骨盤と股関節を介して下肢とつながっており、上下肢の運動に連動する。そして、体幹の運動には多数の単関節筋や多関節筋が関与する。それらの筋活動は関節運動に対応すると同時に体重と重心の移動を調節しなければならない。また、その機能は腰方形筋に代表されるように正作用と反作用（末梢部の骨が固定されて中枢部の骨が動くこと）の場合がある。それによって体幹の運動の自由度を制御する難易度が増している。

（3）体幹の運動の感覚フィードバックの困難性

体幹を動かす関節と筋の数が多く体性感覚フィードバックが難しい。これは脊柱の運動についてもいえるが、それ以上に頭部、肩甲骨、上肢、骨盤、下肢の運動と連動しているからでもある。また、四肢の運動に比べて体幹の運動は視覚フィードバックでの確認が困難である。鏡を見なければ体幹の運動はわかりにくい。また、四肢の関節の運動は計測的に数値化しやすいが、体幹の運動の数値化は難しい。

（4）肩甲骨と骨盤の運動感覚の知覚の困難性

肩甲骨と骨盤の運動は四肢の関節のような運動時の運動覚が得られにくい。通常の関節では関節包のメカノレセプター（機械受容器）が位置覚や運動覚を伝える。しかし、肩甲胸郭関節には関節包が存在しない。そのため肩甲骨の運動覚は筋紡錘からの固有感覚情報（プロプリオセプション）に限定されるが意識化できない。また、仙腸関節には関節包があるものの平面関節で動きに乏しく、股関節を軸中心とする骨盤運動との差異が捉えにくい。さらに、骨盤の運動覚は座位や立位での空間アライメントの変化による荷重量の知覚という問題を含んでいる。体幹の重量を殿部で知覚することと、重心の移動を殿部で知覚することは異なる。したがって、肩甲骨と骨盤の運動覚を知覚する難易度は高い。

（5）体幹の運動イメージ想起の困難性

人間は視覚優位な動物だといわれる。手の道具操作においては視覚情報が常に使われるが、体幹の姿勢調節や行為において視覚情報はほとんど使われない。これは体幹の運動イメージが体性感覚イメージに根ざしていることを示唆している。その結果、視覚情報に注意が向きやす

く、体幹の運動イメージは意識の背後に潜むことになる。

(6) 体幹の運動についての言語記述の困難性

　手の運動は言語で説明しやすいが体幹の運動を言語で説明することは難しい。視覚情報を言語に変換するよりも、体性感覚情報を言語に変換する方が困難である。そして、体幹の運動を言語で説明できないということは体幹の運動の理解が難しいことを意味している。たとえば、セラピストに「真っ直ぐにして」と言われても、片麻痺患者はどのように体幹を動かせばいいのかわからないし、「真っ直ぐにして」という言語から体幹の体性感覚や運動イメージを想起することができない場合が多い。これは脳内の「内言語」(Vygotsky)によって運動を発動することの困難性と関係している。

■体幹の柔らかな動き

　このように体幹の運動は繊細で複雑である。その意味を実感するために自分が衣服を着脱する時の体幹の動きを想像してみよう。その「体幹の柔らかな動き」を脳の中でシミュレーションしてみよう。どのような運動イメージが想起できるだろうか。その運動感覚を言葉で表現できるだろうか。きっと誰もが意外に難しいことに気づくだろう。

　しかし、普段、何気なく衣服を着脱している時、体幹の動きを知覚したり、注意を向けたり、運動イメージを想起したり、言語で説明することはしない。だからだろうか、体幹の運動は無意識的かつ自動的に運動制御されていると説明される。しかし、体幹は無意識的に運動制御されているわけではない。仮に自動的な姿勢反応に見えたとしても、それが簡単な運動制御であるわけではない。体幹の運動は学習によって獲得されたものである。その学習過程は子どもの運動発達から日常生活動作やスポーツ選手の特殊な技能に至るまで多種多様である。その背後で行為を生み出すための「脳の認知過程（知覚、注意、記憶、判断、言語、イメージ）」が働いている。

　「体幹の運動は行為を生み出すために組織化されている」ということである。したがって、体幹のリハビリテーションも学習過程に沿ったものでなければならない。そして、片麻痺患者における体幹の崩れの回復は「病的状態からの学習過程」であり、そのリハビリテーションは「体幹の運動の巧緻性」の回復を目指すべきである。

文献

1) Andry N：Orthopedia: or the art of correcting and preventing deformities in children. London, Printed for A. Millar, 1743.
2) Lederman SJ, Klatzky RL：Extracting object properties through haptic exploration. Acta Psychologica. 84(1)：29-40, 1993.
3) Stevens JC, Choo KK：Spatial acuity of the body surface over the lift span. Somstosens Mot Res. 13(2)：153-166, 1996.
4) Perfetti C, 宮本省三, 沖田一彦（小池美納・訳）：認知運動療法——運動機能再教育の新しいパラダイム. 協同医書出版社, 1998.
5) Nashner LM, McCollum G：The organization of human postural movements: a formal basis and experimental synthesis. Behav Brain Sci. 8(1)：135-172, 1985.
6) Kuypers H：Anatomy of the descending pathways. In Brooks VB (ed.)：Handbook of physiology. Section1: The nervous system, vol.2. Motor control. p.597-666, American Physiological Society, 1981.

7) Belen'kii VE, Gurfinkel VS, Pal'tsev EI：Elements of control of voluntary movement. Biofizika. 12(1)：135-141, 1967.
8) Nashner LM：Fixed patterns of rapid postural responses among leg muscles during stance. Exp Brain Res. 30(1)：13-24, 1977.
9) Shumway-Cook A, Woollacott, MH：Motor control: theroy and practical applications. Williams & Wilkins, Baltimore, Maryland, 1995（田中 繁，他・監訳：モーターコントロール─運動制御の理論と臨床応用．医歯薬出版，1999）.
10) Lee WA, Buchanan TS, Rogers MW：Effects of arm acceleration and behavioral conditions on the organization of postural adjustments during arm flexion. Exp Brain Res. 66(2)：257-270, 1987.
11) Gibson JJ：The ecological approach to visual perception. Houghton Mifflin, 1979（古崎 敬・他，訳：生態学的視覚論─ヒトの知覚世界を探る．サイエンス社，1986）.
12) Bouisset S, Zattara M：Biomechanical study of the programming of anticipatory postural adjustments associated with voluntary movement. J Biomech. 20(8)：753-742, 1987.
13) Hodges PW, Cresswell AG, Daggfeldt K, Thorstensson A：Three dimensional preparatory trunk motion precedes asymmetrical upper limb movement. Gait Posture. 11(2)：92-101, 2000.
14) Paillard J：Brain and space. Oxford University Press, 1991.
15) Dickstein R, Shefi S, Marcovitz E, Villa Y：Anticipatory postural adjustment in selected trunk muscles in poststroke hemiparetic patients. Arch Phys Med Rehabil. 85(2)：261-267, 2004.
16) Massion J：Movement, posture and equilibrium: interaction and coordination. Prog Neurobiol. 38(1)：35-56, 1992.
17) Perfetti C・編著（小池美納・訳）：脳のリハビリテーション：認知運動療法の提言 [2] 整形外科的疾患．協同医書出版社，2007.
18) 宮本省三：体幹と認知とリハビリテーション．認知神経リハビリテーション 11：3-28, 2011.

脳のなかの体幹

7.1 ホムンクルスの体幹

■大脳皮質における体幹のニューロン

　Penfieldは人間の前頭葉の「運動野(motor area)」や頭頂葉の「体性感覚野(somatosensory area)」を脳外科手術中に電気刺激して「ホムンクルス(homunculus＝脳のなかの小人)」の絵を描いた。それは手と顔面と唇が大きくデフォルメされた「ニューロン人間」であり、「身体部位再現(body representation)」と呼ばれる(図7.1)。

　「ホムンクルスの体幹」とは「脳のなかの体幹」のことである。それは運動野や体性感覚野における身体部位再現の「体幹ニューロン」のことである。だが、このホムンクルスの体幹はほとんど欠落している。つまり、実際の身体のプロポーションでは体幹の占める割合が大きい

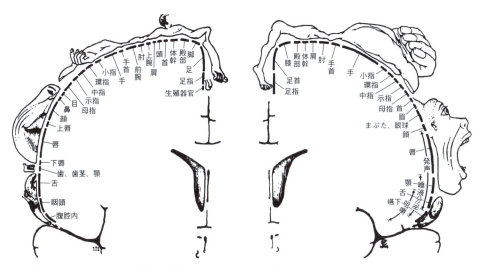

図7.1　運動野(右)と感覚野(左)のホムンクルスの体幹は欠落している (Penfield W, et al.: The cerebral cortex of man: a clinical study of localization of function. Macmillan, 1950 より)

が、脳内表象では体幹の占める割合が少ない。

　体幹は解剖学的に身体の大部分を占めているが、運動野や体性感覚野では狭い領域を占めるに過ぎない。運動野の手の領域と比較してみると体幹の領域はわずかである。これは体幹の運動が粗大であることを反映しているのだろうか。また、体性感覚野の体幹の領域もわずかである。これは体幹の触覚が手に比して著しく劣ることを反映しているのだろうか。

　しかしながら、体幹が複雑な姿勢制御や行為を生み出しているなら、「脳のなかの体幹」もニューロン・レベルで複雑に組織化されているはずである。

7.2　体性感覚野の「知覚情報処理プロセスのヒエラルキー」

■「脳のなかの体幹」の再組織化を目指す

　運動野には体幹筋に運動指令を出す運動ニューロンがある。体性感覚野には体幹の表在感覚や深部感覚を受容する感覚ニューロンがある。そうした体幹ニューロンが複雑に組織化されているからこそ体幹の運動制御ができる。

　特に、片麻痺患者の体幹の崩れの回復という点では、運動野よりも体性感覚野の体幹ニューロンが重要である。なぜなら、体性感覚野の体幹ニューロンの組織化に問題が発生していれば、運動野に適切な体性感覚情報が送られないからである。

　その意味でリハビリテーションは体性感覚野の「脳のなかの体幹」の再組織化を目指す必要がある。もし、この点をセラピストが考慮していなければ、片麻痺患者は体幹が崩れたままで行為することになるだろう。

　そして、片麻痺患者の体幹の崩れに対するリハビリテーションは、体性感覚野の「知覚情報処理プロセスのヒエラルキー(hierarchical somatosensory processing)」に準拠したものでなければならない。つまり、体幹の運動を発動するための体性感覚刺激が重要なのではない。それよりも体性感覚の知覚情報処理プロセスに働きかけることが重要なのである。

　そして、その実現のためには脳科学における「脳のなかの体幹」の知見とリハビリテーションの整合性を探求してゆく必要がある。これは脳科学をリハビリテーションに応用するという意味で、セラピストにとって大いなる挑戦になるだろう。

　ここでは近年の「頭頂葉の新しい機能地図」における「手の身体部位再現」の基本原理を紹介した上で、「体幹の身体部位再現」について説明する。

7.3　第一次体性感覚野における手の身体部位再現

■第一次体性感覚野の新しい機能地図

　第一次体性感覚野(primary somatosensory cortex; area 3, 1, 2＝SI)については、Penfieldの「単一身体部位再現(anatomical body representation＝ホムンクルス説)」が有名であり、手や唇などの領域が広く体幹の領域は狭いとされてきた。しかし、1970年代後半にKaasやMerzenichによって第一次体性感覚野の単一身体部位再現は完全に否定され、「多重身体部位再現(multi-body representation)」であることがわかってきた。

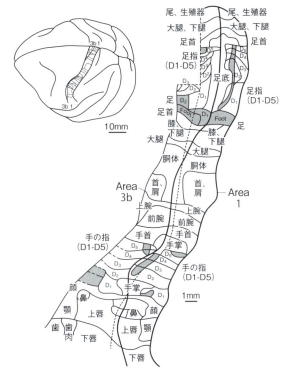

図7.2　第一次体性感覚野（3b野と1野）の多重身体部位再現 (Nelson RJ, et al.：Representations of the body surface in postcentral parietal cortex of Macaca fascicularis. J Comp Neurol. 192(4)：611-643, 1980 より)

　つまり、Penfield の解剖学的な身体のプロポーションに沿った一回限りの身体部位再現ではなく、Nelson や Kaas らが報告しているように手、体幹、足は 3b 野や 1 野において分散して多重身体部位再現されている（図7.2）。また、3a 野は深部感覚（運動覚入力）、3b 野は皮膚感覚（触覚入力）に対応した多重身体部位再現だとされている（図7.3）。

　しかしながら、こうした知見は Penfield のホムンクルス説を否定したものの最終決着には至らなかった。その理由は多重身体部位再現も解剖学的な身体のプロポーションに沿った身体部位再現を前提としているからである。多重身体部位再現は複数回の再現ではあるものの手、体幹、足は解剖学的な配列を維持している。

　これは第一次運動野の身体部位再現における「筋再現説」と「運動再現説」の対立にも似て、きわめて重要なポイントである。つまり、多重身体部位再現は「体性感覚野の新しい地図」ではあるものの、それは何かの機能を再現したものではないという可能性が残る。

■体性感覚野の新しい機能地図

　これに対して岩村らは 1990 年代に「体性感覚野の新しい機能地図」を提唱し、その根拠として中心後回の第一次体性感覚野とシルヴィウス溝の中の第二次体性感覚野（area 43）を中心とする「知覚情報処理プロセスのヒエラルキー」についての研究成果を発表している。

　岩村らによれば、体性感覚野における手の触覚の受容野は次のように組織化されている（図7.4）。

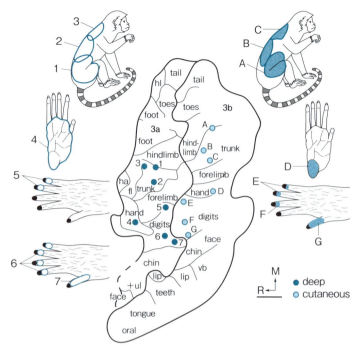

図7.3 第一次体性感覚野の3a野は深部感覚（運動覚入力）、3b野は皮膚感覚（触覚入力）に対応して多重身体部位再現されている（Nelson RJ, et al.：Representations of the body surface in postcentral parietal cortex of Macaca fascicularis. J Comp Neurol. 192(4)：611-643, 1980 より）

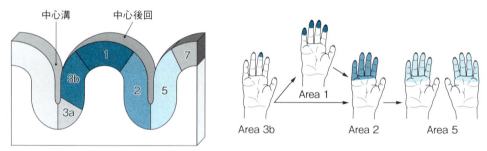

図7.4 第一次体性感覚野における手の「知覚情報処理プロセスのヒエラルキー」
（左図：Iwamura Y：Hierarchical somatosensory processing. Curr Opin Neurobiol. 8(4)：522-528, 1998 より.
右図：Iwamura Y, et al.：Bilateral hand representation in the postcentral somatosensory cortex. Nature. 369(6481)：554-556, 1994 より）

- Area 3b……各手指の指腹の順序だった配列による単指型
- Area 1………複数の指節をおおう多指複合型
- Area 2………手掌全体や手指の組み合わせといった多指複合型
- Area 5………両側性の多指複合型

つまり、手の触覚の受容表面（インターフェース）が複数再現されており、その皮膚表面の面積（空間性）はそれぞれ異なっている。それは生得的な手の使用の仕方と経験の頻度に対応した

機能的な触覚の受容野の階層性だと解釈できる。

そして、岩村は第一次体性感覚野における手の受容野の特徴を次のように説明している。

- 3a野では運動覚刺激に、3b野では皮膚刺激に反応するニューロンが80〜90%を占める。
- 1野では受容野が拡大する。
- 1野では刺激選択性の増大が認められる。
- 2野では皮膚刺激よりも運動覚刺激に反応するニューロンが増える。
- 2野のニューロンは把握や把持を行う手指の形態を表現する。
- 2野のニューロンは受動的ではなく能動的な随意運動に関連している。
- 2野には物体の特徴検出ニューロンがあり、物体の形、エッジ、硬さを識別する。
- 1野や2野の多指複合型の触覚の受容野は手指が把持する物体との接触面を表現する。

また、Bodegårdらによる第一次体性感覚野の研究でも、3野と1野は物体の表面の粗さと硬さに特異的に反応し、2野は手触り、表面の肌理、長さ、曲面、形の違いなどに特異的に反応することから、手の知覚に対応した階層性が存在することは明らかである。

■機能面（接触空間）が再現されている

こうした手の第一次体性感覚野の知見は、第一次体性感覚野が解剖学的な身体のプロポーションではなく、手を使って物体に働きかける時に必要な触覚の「何の空間」と「どこの空間」に基づいて組織化されていることを示している。

つまり、手が物体の特徴を知覚したり、物体をどのように把持したいのか、物体をどのように操作したいのかといった、行為における手と物体の相互作用に準拠して触覚の受容野が組織化されているということである。

特に、1野や2野の多指複合型の触覚の受容野は物体との「接触面」の変化を再現しているが、この接触面を岩村は「機能面（functional surface）」と呼んでいる。機能面とは、行為時に物体を手で把持する時、手掌や指腹の「どこの空間」に触れるのかという「手の接触空間」の表象のことである。また、5野では両側性の多指複合型が再現されているが、これは両手で物体を把持して操作する行為のためであろう。

■アクティブ・タッチが再現されている

これらの知見から、第一次体性感覚野の3a野と3b野には触覚の「何の空間」に対応した受動的な身体部位再現（空間定位）が存在するものの、1野や2野は高次な知覚領域であり、既に手の物体の知覚探索における「どこの空間」と「何の空間」が区別され、手の能動的な知覚探索としての「ハプティック・タッチ（haptic touch）」や「アクティブ・タッチ（active touch）」が再現されていることがわかる。

つまり、第一次体性感覚野の手の身体部位再現は解剖学的な身体のプロポーションに基づく再現ではなく、行為に対応した手の表在感覚の機能的な受容表面として身体部位再現されている。また、深部感覚における運動覚の身体部位再現も同様だと考えられる。

Penfieldは第一次体性感覚野には身体表面の触覚が単一身体部位再現されているとした。その後の脳研究では手を介した物体の属性（大きさ、形、表面、硬さ）の知覚に対応する多重身体

部位再現が存在するとされてきた。しかし、岩村による「第一次体性感覚野の新しい機能地図」では、手の行為に対応した接触面(機能面)が単指型⇒多指複合型⇒両側性の多指複合型の順序で再現されており、それが「知覚情報処理プロセスのヒエラルキー」の基本原理となっている。

　岩村は、「3b野が本来の触覚の第一次体性感覚野であり、1野と2野は感覚連合野である」と述べている。第一次体性感覚野は想像以上に「高次な知覚機能」を有しているということである。これは第一次体性感覚野の身体部位再現にパラダイム転換を迫るものであるといえるだろう。

7.4　第一次体性感覚野における体幹の身体部位再現

■3野、1野、2野の体幹ニューロン

　そして、こうした第一次体性感覚野の手の身体部位再現の基本原理は、体幹の第一次体性感覚野の組織化においても同様だと考えられる。

　たとえば、3a野と3b野には体幹の運動覚、圧覚、触覚に対応した受動的な身体部位再現(空間定位)が存在するであろう。

　また、1野や2野では、体幹が物体に触れる時に、体幹表面の「どこの空間」に触れるのかという接触面(機能面)も再現されているはずである。この体幹の機能面は行為に対応するもので「何の空間」の精密度ではない。事実、体幹における「空間定位」としての接触部位や広さの同定は手と同様に精度が高い。体幹の機能面は体幹の身体図式の形成にきわめて重要である。また、行為時の体幹と物体との相互作用における接触部位の予期に利用される。体幹が物体と接触する前に、接触感が「どこの空間」に入力されるかを事前に知っておくことで、体幹の運動イメージや予測的姿勢制御が形成される。さらに、1野や2野では体幹ニューロンも接触した物体の特徴を検出するし、5野では両側性に知覚するだろう。

　つまり、体幹も手と同様の基本原理によって組織化されていると考えることができる。それによって第一次体性感覚野における「脳のなかの体幹」の「知覚情報処理プロセスのヒエラルキー」が想定できるだろう。

　しかしながら、第一次体性感覚野の体幹ニューロンの組織化を研究した報告は少ない。そのため、現在でも第一次体性感覚野の身体部位再現は解剖学的な身体のプロポーションに基づいて組織化されているとする知見は否定されていない。つまり、第一次体性感覚野の手、体幹、足の単一身体部位再現は否定されても、Kaasらの分散的な多重身体部位再現の存在は否定されていない。また、多くの脳科学者のデータでは手指の身体部位再現は1指、2指、3指と整然と並んでいる。これは岩村による単指型⇒多指複合型⇒両側性の多指複合型の機能に対応した身体部位再現と矛盾する。

　これに対して、田岡らは従来のKaasらの研究が麻酔下のサルの実験から得られた結果である点を指摘している。そして、無麻酔下のサルの実験によって従来の「体幹領域」と「近位上肢領域」の身体部位再現を詳細に調べている。それによると体幹領域では3b野と1野のニューロンの多くは体幹を再現しているが、2野や5野では体幹を受容野に含むニューロンが減少し、近位上肢や手指に受容野をもつニューロンが多くを占めるようになっている。また、

手指、近位上肢、体幹を含む複合型受容野が増大している。その結果、2野はもはや体幹を再現するとはいえないし、2野や5野は複合型受容野をもつ上肢や手指の再現が多くなっている。したがって、これまで報告されてきた第一次体性感覚野の触覚の身体部位再現は3b野であてはまる程度のものだということができる。

しかしながら、この結果を体幹の運動が粗大で手が巧緻だと短絡的に解釈してはならない。2野や5野で手指の再現が多くなるということは、手指の運動が視覚情報と統合される必要度が高いと解釈すべきである。

■ 身体の正中線の再現

一方、第一次体性感覚野の体幹の再現としては「身体の正中線(midline of body)」についての興味深い研究が報告されている。

身体の正中線は身体の両側が対称である動物において存在する。それは頭部と体幹の対称性の基準線であり、鏡に映った身体を左右の半分に2分割するような想像上の線である。一般的には身体の正中矢状面の皮膚領域における中央線だが、1980年にManzoniらは体性感覚空間としての身体の正中線がネコの両側の第一次体性感覚野で再現されていることを発見した。その後、Contiら、田岡らがサルで体幹の正中線を発見し、岩村らはサルで両手の正中線を発見し、Fabriらが人間で確認している。

Manzoniらは「身体の正中線は特殊な身体部位再現である」としている。なぜ、この身体を左右に分割する「自己の中心線」は特殊なのだろうか。その理由は、身体の左半分の体性感覚情報は右半球に入力し、身体の右半分の体性感覚情報は左半球に入力するため、左右の真ん中である体幹の正中線はどちらの半球にも身体部位再現がないはずだからである。

しかし、さらにManzoniらは身体の正中線に関わるネコの体性感覚野の体幹ニューロンは左右からの触覚情報を対側からだけではなく同側からも受け取っていることを明らかにした(図7.5)。そして、体幹の正中線は「両方向性の半球間回路(脳梁)を介して調節される機能ユニット」だとしている。この身体の正中線には「頭部の正中線」と「体幹の正中線」があり、どちらも表在感覚と深部感覚の受容器からもたらされるが、その情報処理は物体の知覚探索や識別が目的ではなく、行為時に「自己の中心」をイメージとして想起することにある。

Contiらはサルの第一次体性感覚野における3b野、1野、2野の体幹ニューロンが両側性の投射を受けていることを報告している(図7.6)。右半球の体性感覚野の体幹ニューロンは左半身の体幹(反対側)からだけでなく、右半身の体幹(同側)からも触覚入力に対する投射を受けている。そして、その部分は腹側と背側の正中線を中心とする「5cm幅」であった。つまり、体幹の正中線は中心線から左右に2.5cmの幅を有している。

さらに、Fabriらは、人間において第一次体性感覚野(中心後回)の体幹の皮膚上の正中線の身体部位再現が両方の半球に存在するかどうかを機能的磁気共鳴映像法(fMRI)を使って研究している。それによると腹部の体幹領域の片側の触覚刺激によって呼び起こされる第一次体性感覚野のニューロン活動の焦点化を反対側の半球の中心後回で確認した。そして、これらの領域は3a野、3b野、1野、2野の体幹腹部の正中線の再現部位と一致したと報告している。

また、体幹の正中線に隣接した触覚刺激は反対側の中心後回の活動と共に同側の中心後回の活動も呼び起こした。この結果は体幹の正中線に隣接した皮膚からの触覚情報が両側の第一次体性感覚野に入力していることと、同側の第一次体性感覚野へは脳梁を介して入力しているこ

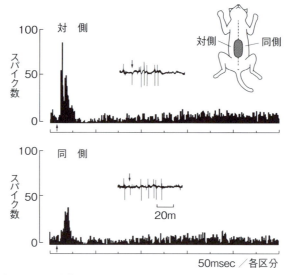

図7.5 大脳皮質の体性感覚野にある同じニューロンが、体幹の正中線の左右からのインパルスを受ける（Manzoni T, et al.：Callosal projections from the two body midlines. Exp Brain Res. 39(1)：1-9, 1980 より）

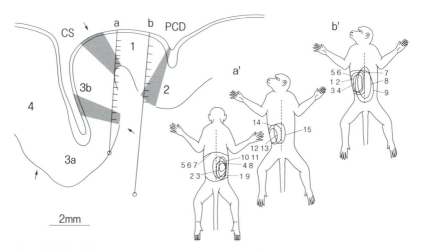

図7.6 第一次体性感覚野における 3b 野、1 野、2 野の体幹ニューロンが両側性の投射を受けている（Conti F, et al.：Bilateral receptive fields and callosal connectivity of the body midline representation in the first somatosensory area of primates. Somatosens Res. 3(4)：273-289, 1986 より）

とを示唆している。つまり、体幹の正中線は第一次体性感覚野のレベルで組織化されている。

Perfetti によれば、人間の動きの多くは左右の半身を同時に制御する必要性があり、そうした行為における空間分割の基準となるのが体幹の正中線である。片麻痺によって体幹の触覚や運動覚の感覚麻痺や痙性による筋緊張の異常が発生すると、体幹の正中線の構築が困難となってしまう。つまり、片麻痺の体幹の崩れは体幹の正中線の偏位に起因している可能性がある。

さらに、Eickhoff らは人間の手、顔面、体幹の身体部位再現の「側性化（ラテラリゼーション）」について研究している。この研究では手、顔面、体幹へのスポンジによる接触刺激時の第

一次体性感覚野(area 3, 1, 2)と第二次体性感覚野(頭頂弁蓋部 area 43)の応答を調べている。

その結果、第一次体性感覚野では一側の体幹への触覚刺激に対して対側の活性化は98%であった。しかし、第一次体性感覚野と第二次体性感覚野では体幹の両側性応答が顕著であり、一側の体幹への触覚刺激による同側半球の第一次体性感覚野と第二次体性感覚野の活性化も96%であったと報告している。

これに対して手の触覚刺激では両側性応答や同側半球の活性化は認められない。つまり、右手への触覚刺激では右半球の体性感覚野の活性化は認められないが、右の顔面や体幹への触覚刺激では左右の体性感覚野の活性化が認められるということである。したがって、第一次体性感覚野と第二次体性感覚野の手のニューロンは対側性支配だが、顔面と体幹のニューロンは対側性、両側性、同側性の支配がある。

これらの知見から、第一次体性感覚野の体幹の身体部位再現は「体幹の空間定位」⇒「体幹の両側の統合」⇒「体幹の正中線の構築」といった「知覚情報処理プロセスのヒエラルキー」に準拠していると考えられる。

7.5　第二次体性感覚野における体幹の身体部位再現

■43野の体幹ニューロン

第一次体性感覚野の下方でシルヴィウス溝の中の頭頂弁蓋部には「第二次体性感覚野(secondary somatosensory cortex; area 43＝SⅡ)」がある(図7.7)。そして、第二次体性感覚野においても体幹ニューロンの特徴的な再現が存在する。

まず、Krubitzerらはサルの体性感覚野の各領域間の結合と組織化を研究しているが、第二次体性感覚野には第一次体性感覚野よりも高次な多重身体部位再現があると主張している。その特徴は、触覚の受容表面の組み合わせが、ある場所では体幹、肩、手と並んで配置され、別の場所では同じ配置に後肢の受容表面が加わったり、別の場所では同じ配置に体幹の受容野が加わっている。したがって、たとえば上肢をリーチングする頻度が高ければ、それに対応した上肢と体幹の多重身体部位再現の組み合わせの数が多くなる(図7.8)。

しかしながら、Krubitzerらの第二次体性感覚野における多重身体部位再現の知見もまた麻酔下のサルの実験から得られた結果である。

これに対して岩村、田岡、田中、入來らは、無麻酔下のサルの実験により、第一次体性感覚

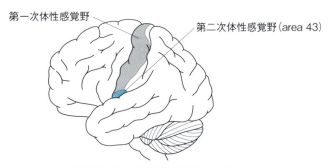

図7.7　第二次体性感覚野の位置

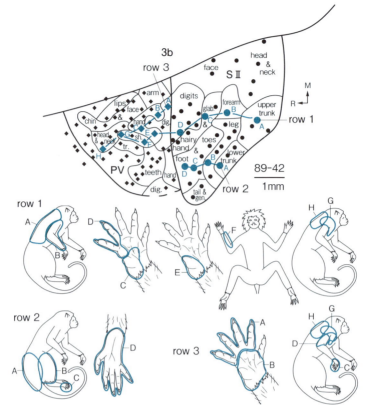

図7.8 第二次体性感覚野における多重身体部位再現（Krubitzer LA, et al.：The organization and connections of somatosensory cortex in marmosets. J Neurosci. 10(3)：952-974, 1990 より）

野のみでなく「第二次体性感覚野の新しい機能地図」を作成しようとしている。

そして、田岡らによると第二次体性感覚野の体幹ニューロンの最大の特徴は「両側性ニューロン」だという点にある。田岡らは無麻酔覚醒下のニホンザル4頭5半球の第二次体性感覚野から単一神経活動を記録し、1056個のニューロンの受容野を同定している。そのうち身体両側に受容野をもつニューロンが64%を占めたと報告している。また、両側性ニューロンの割合が2野や5野で20%台であることを考えると、第二次体性感覚野では両側の統合が著しく進んでいると指摘している（図7.9）。

7.6 頭頂連合野における身体部位再現

■身体両側の統合、体性感覚と視覚の統合、身体図式の形成

田岡らは2野の後部と上頭頂小葉の5野から構成される頭頂間溝前壁には両側の身体に受容野をもつニューロンが存在するとしている。その根拠は岩村らによる頭頂間溝前壁で両手の手指に受容野をもつ多数のニューロンの発見にある。そうした両側性のニューロンは3野や1野では発見されない。通常、一側の第一次体性感覚野には対側の身体からの情報が入力される

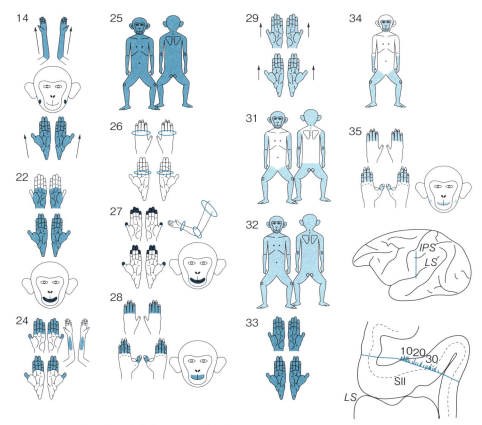

図7.9　第二次体性感覚野と頭頂葉連合野が接する頭頂間溝領域には両手や体幹の両側性ニューロンが多い（田岡三希，他：大脳皮質体性感覚野の情報処理機構と触知覚．神経研究の進歩 48(2)：239-248, 2004 より）

が、岩村らによると両側性受容野を形成するために必要な身体同側からの体性感覚情報は対側半球の同じ領域から脳梁線維を介して入力するという。

　また、頭頂間溝前壁では視覚刺激にも応じる「bimodal neuron」も発見されている。これは体性感覚入力と視覚入力という2つの感覚モダリティに応答するニューロンである。この「bimodal neuron」は体性感覚と視覚の統合からなる「上肢のリーチング」の形成に深く関与している。そして、おそらく頭頂間溝前壁には体幹の「bimodal neuron」も存在しているはずである。なぜなら、ある視野から何かの物体が自分に向かって飛んできた時、その衝突を回避するには、物体を手で止めるか体幹を移動するかを判断しなければならないからである。また、体幹の動きは上肢のリーチングに参加する。おそらく、「bimodal neuron」は「多感覚統合（multi-sensory integration）」に不可欠なニューロンである。

　さらに、頭頂間溝前壁には体性感覚と視覚を統合した「身体図式」をコード化するニューロンが存在する。入來はサルに熊手を使って遠くの餌を取る行為を学習させ、道具の使用が手の延長として機能することを明らかにしたが、その心理現象の変化は頭頂間溝前壁のニューロン活動の変化による「身体空間」の再組織化であることが確認されている。

　そして、こうした身体図式の形成は、座位で道具を使わずに遠くの餌を取る時、上肢のリー

チングのみで実行するのか、体幹のリーチングを組み合わせるかの判断にも関わっているはずである。なぜなら、上頭頂小葉(area 5, 7)は体幹を自己中心座標原点とする「身体周辺空間」での手による物体の把持を組織化している領域だからである。

つまり、頭頂間溝前壁は「身体両側の統合」、「体性感覚と視覚の統合」、「身体図式の形成」の場となっている。

■2つのストリーム（情報の流れ）

一方、田岡らによれば2野後部と5野から構成される頭頂間溝前壁で見られた視覚刺激に反応するニューロンは、第二次体性感覚野では全く見つからないという。この点について田岡らは次のように説明している。

- 体性感覚の受容野という点では第二次体性感覚野が進んでいるが、視覚情報と体性感覚情報の統合は頭頂間溝領域の方が進んでいることを示している。
- 体性感覚情報の統合の流れは、第一次体性感覚野から頭頂間溝(area 5)に向かい視覚情報と統合される流れと、第一次体性感覚野から第二次体性感覚野(area 43)に向かい体性感覚情報の統合をさらに推し進める流れの2つがある。
- 第1の頭頂間溝(area 5)への流れは身体図式の形成であり、頭頂葉の高次な空間認知領野（上頭頂小葉・下頭頂小葉）と関係している。
- 第2の第二次体性感覚野(area 43)への流れは身体両側の統合に関係しており、前頭葉の高次な運動関連領野(運動前野、帯状回)と関係している。

つまり、第一次体性感覚野からの「知覚情報処理プロセスのヒエラルキー」には2つのストリーム(情報の流れ)がある(図7.10)。

田岡は、この2つのストリームが「手の触知覚によって物体を認知する過程」と「物体の形に合わせて手を動かす過程」に対応している可能性を指摘している。この第二次体性感覚野からの2つのストリームは、手だけではなく体幹についても同様であろう。

そして、リハビリテーションにおいて興味深いのは、「体幹の触知覚によって物体を認知する過程」と「物体の形に合わせて体幹を動かす過程」を片麻痺患者の体幹のリハビリテーションに導入することが可能な点である。

第1のストリームに対応するためには、体幹の体性感覚と視覚情報の統合(異種感覚情報変換の精密化)を図るべきであろう。第2のストリームに対応するためには、体幹の体性感覚を介して自己の体幹の空間アライメントや外部世界の物体を体幹の触知覚によって認知し、体性感覚情報の統合を図るべきであろう(同種感覚情報変換の精密化)。また、それによって体幹の「身体図式」と「運動スキル」の再組織化を目指すリハビリテーションを考案できる可能性がある。

■体性感覚－視覚－言語の統合

頭頂連合野の上頭頂小葉(area 5, 7)や頭頂間溝領域(下頭頂小葉との境界領域)では体性感覚情報と視覚情報の統合や身体両側の統合がなされていることが明らかになっている。酒田は上頭頂小葉に視覚情報と体性感覚情報の「bimodal neuron」や触覚と運動覚の両方に反応する

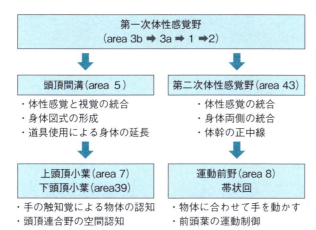

図7.10 第一次体性感覚野からの「知覚情報処理プロセスのヒエラルキー」における2つの「ストリーム(情報の流れ)」(田岡三希,他:大脳皮質体性感覚野の情報処理機構と触知覚. 神経研究の進歩 48(2):239-248, 2004 より作成)

「bimodal neuron」が存在することを先駆的に発見している。また、田岡によれば頭頂間溝領域には多数の両側性の体幹ニューロンがある。それは体幹が左右同時に運動すると同時に、外部世界の知覚においても左右同時に知覚するからであろう。たとえば、背臥位や座位での床面の知覚は常に左右同時である。体幹による外部世界の知覚は左右比較が原則だといえるだろう。

おそらく、体幹ニューロンは頭頂連合野の各領域でバリエーション豊かに多重身体部位再現されている。その理由は物体への上肢のリーチング、座位、立位、歩行などにおいて体幹は左右一体として連動し、空間的、接触的な空間認知が達成されているからであろう。つまり、頭頂連合野では物体への上肢のリーチングや手による物体の属性や形態の知覚探索が行われると同時に、その知覚探索に必要な体幹の運動覚や重量覚も組織化されていると考えられる。

さらに、頭頂連合野の下頭頂小葉(area 39 の角回や area 40 の縁上回)においては、体性感覚と視覚情報の変換、両手動作、道具の使用、イメージ、言語、概念化などに対応する「高次な情報変換(同種・異種感覚統合)」が行われる。頭頂連合野における「脳のなかの体幹」の脳表象は解明されていないが、そこでは体幹の心的概念や意味が「体性感覚-視覚-言語の統合ネットワーク」として組織化されているはずである。

そして、この頭頂連合野で統合された情報が前頭葉の高次運動領域(運動前野、補足運動野)に送られて行為の運動プログラムが形成される。

さらに、近年、Desmurget や Sirigu は人間の頭頂連合野(area 39)への電気刺激によって「運動の意図」が想起されることを発見している。また、Graziano らは、サルの頭頂連合野(area 5)に皮質脊髄路(錐体路)の起始が存在すると報告している。ただし、これは手足の運動についての知見であり、頭頂連合野に体幹の運動を意図するニューロンが存在するかどうかは不明である。

以上、「脳のなかの体幹」についての脳科学の知見を説明した。片麻痺患者の体幹の崩れに対するリハビリテーションは、体性感覚野の「知覚情報処理プロセスのヒエラルキー」に準拠したものでなければならない。

体幹のリハビリテーションが「脳のなかの体幹」についての知見を学習過程（経験）として具体化したものであれば、片麻痺患者の体幹の崩れは回復してゆくだろう。

文献

1) Penfield W, Rasmussen T : The cerebral cortex of man: a clinical study of localization of function. Macmillan, 1950（岩本隆茂, 他・訳：脳の機能と構造. 福村出版, 1986).
2) Kaas JH, Nelson RJ, Sur M, Lin CS, Merzenich MM : Multiple representations of the body within the primary somatosensory cortex primates. Science. 204(4392) : 521-523, 1979.
3) Nelson RJ, Sur M, Felleman DJ, Kaas JH : Representations of the body surface in postcentral parietal cortex of Macaca fascicularis. J Comp Neurol. 192(4) : 611-643, 1980.
4) 岩村吉晃：手の機能―体性感覚野と連合野の役割．Brain and Nerve. 43(7) : 603-611, 1991.
5) 岩村吉晃：体性感覚野の生理学．神経研究の進歩 35(6) : 974-982, 1991.
6) 岩村吉晃：タッチ．医学書院, 2001.
7) Iwamura Y : Hierarchical somatosensory processing. Curr Opin Neurobiol. 8(4) : 522-528, 1998.
8) Iwamura Y, Iriki A, Tanaka M : Bilateral hand representation in the postcentral somatosensory cortex. Nature. 369(6481) : 554-556, 1994.
9) Taoka M, Toda T, Iriki A, Tanaka M, Iwamura Y : Bilateral receptive field neurons in the hindlimb region of the postcentral somatosensory cortex in awake macaque monkeys. Exp Brain Res. 134(2) : 139-146, 2000.
10) Bodegård A, Geyer S, Grefkes C, Zilles K, Roland PE : Hierarchical processing of tactile shape in the human brain. Neuron. 31(2) : 317-328, 2001.
11) Manzoni T, Barbaresi P, Bellardinelli E, Caminiti R : Callosal projections from the two body midlines. Exp Brain Res. 39(1) : 1-9, 1980.
12) Manzoni T, Barbaresi P, Conti F, Fabri M : The callosal connections of the primary somatosensory cortex and the neural bases of midline fusion. Exp Brain Res. 76(2) : 251-266, 1989.
13) Conti F, Fabri M, Manzoni T : Bilateral receptive fields and callosal connectivity of the body midline representation in the first somatosensory area of primates. Somatosens Res. 3(4) : 273-289, 1986.
14) Fabri M, Polonara G, Salvolini U, Manzoni T : Bilateral cortical representation of the trunk midline in human first somatic sensory area. Hum Brain Mapp. 25(3) : 287-296, 2005.
15) Perfetti C, 宮本省三, 沖田一彦（小池美納・訳）：認知運動療法―運動機能再教育の新しいパラダイム．協同医書出版社, 1998.
16) Eickhoff SB, Grefkes C, Fink GR, Zilles K : Functional lateralization of face, hand, and trunk representation in anatomically defined human somatosensory areas. Cereb Crotex. 18(12) : 2820-2830, 2008.
17) Krubitzer LA, Kaas JH : The organization and connections of somatosensory cortex in marmosets. J Neurosci. 10(3) : 952-974, 1990.
18) 田岡三希, 戸田孝史：大脳皮質体性感覚野の情報処理機構と触知覚．神経研究の進歩 48(2) : 239-248, 2004.
19) 入來篤史：サルの道具使用と身体像．神経研究の進歩 42(1) : 98-105, 1998.
20) Sakata H : Somatic sensory responses of neurons in the parietal association area (area 5) in monkeys. In Kornhuber HH (ed.) : The somatosensory system. p.250-261, Thieme, Stuttgart, 1975.
21) Desmurget M, Reilly KT, Richard N, Szathmari A, Mottolese C, Sirigu A : Movement intention after parietal cortex stimulation in humans. Science. 324(5928) : 811-813, 2009.
22) Graziano MS, Taylor CS, Moore T, Cooke DF : The cortical control of movement revisited. Neuron. 36(3) : 349-362, 2002.
23) 宮本省三：体幹と認知とリハビリテーション．認知神経リハビリテーション 11 : 3-28, 2011.

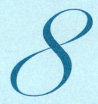

"脳のなかの体幹"の病態を探求する

8.1　体幹の身体意識の病態

■体幹の病態の本質

　"脳のなかの体幹"の病態の本質は「体幹の身体意識(body awareness)」の消失あるいは混濁である。そして、これは「体性感覚空間」における病的現象である。

　たとえば、頸髄損傷(四肢麻痺)では損傷レベル以下の完全な運動麻痺と感覚麻痺が発生し、目を閉じると体幹の体性感覚空間は"無"となって「存在感(身体所有感；sense of ownershipと運動主体感；sense of agency)」を失う。一方、片麻痺患者では体幹の存在感を完全に失うことはないが、体性感覚空間についての認知過程(知覚、注意、記憶、判断、言語、イメージ)が変容し、体幹の身体意識は混濁する。それによって体幹が崩れ、体幹と環境の相互作用は限定され、行為の遂行が困難になる。

　Perfettiによれば「体幹は情報の受容表面」であり、「体幹の運動とは世界を認知すること」である。そして、人間は「体幹を使って世界に複数の意味を与える」ことができる。これに対して片麻痺患者は「情報の受容表面としての体幹」の役割を失い、「世界を認知するための体幹の運動」が困難で、「体幹を使って世界に複数の意味を与える」ことができない。

　つまり、体幹と環境の相互作用によって生じる"物理的な情報(差異)"を"認知的な情報(差異)"に変換できない。その反映が体幹の身体意識の変容である。たとえば、ある片麻痺患者は次のように述べている。

　　「私は体幹を変化させることができない」
　　「私の体幹は「岩のようなもの」なの・・・」

　この言葉から体幹の存在感が変容していることがわかる。自己の体幹を"物体"であるかのように意識経験している。その"脳のなかの体幹"は視覚ではなく体性感覚に由来している。空間的には体幹を分割して動かせないと感じている。接触的には非常に固いものだと喩えている。そして、このイメージは自己の体幹についての苦悩の発露である。

　つまり、"脳のなかの体幹"の病態は「自己の中心」の変容と解釈しなければならない。

Dennett は「自己(self)」について次のように述べている。

> 自己とは［物理学における］重力の中心と同じだ。それ自体は抽象概念であり、抽象的であるにもかかわらず、物理的世界と分かちがたく結びついている。すべての物理系には重力の中心があるが、それは「もの」ではなく特性だ。重力の中心を構成する原子や分子があるわけではない。それなのにこの抽象概念は現実に作用する。

この後、Dennett は「自己はナラティブ(物語)という重力の中心である。行動、発言、胸騒ぎ、愚痴、約束などなど、人間を形づくるおそろしく複雑な集まりに統一感と意味を与えるフィクションなのだ」と続けている。しかし、ここで重要なのは自己が現実か幻想かの論議ではない。それよりも体幹の中には物理的な重力の中心があり、重心の位置や重心移動を抽象化(空間認知)する体幹の身体意識が想起できなければ、人間は行為できない点が重要である。つまり、体幹は行為する自己の中心であり、その身体意識はすべての行為の源なのである。

したがって、体幹のリハビリテーションのためには体幹の身体意識の変容を病態分析する必要がある。特に、体幹を「空間を創発する認知器官」と捉えることが重要である。人間は「世界内存在」であり、その世界の中心に存在する体幹によって「生きる空間」が形成される。"脳のなかの体幹"は「頭頂葉の知覚情報処理プロセスのヒエラルキー」に根ざした「行為空間(身体空間、身体周辺空間、身体外空間)」であり、行為は「身体空間」の形成から始まる。つまり、自己の「体性感覚空間」の創発過程に体幹の病態の本質が潜んでいる。

ここでは"脳のなかの体幹"の病態を探求する(図8.1)。それは体幹の身体意識への"まなざし"であり、体幹のリハビリテーションにおける新しい病態分析と治療への出発点でもある。

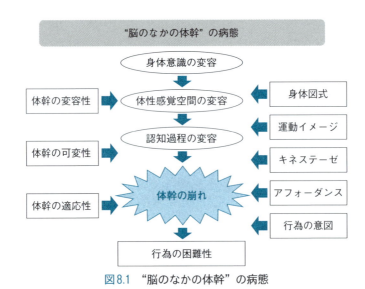

図8.1 "脳のなかの体幹"の病態

8.2　体幹の変容性、可変性、適応性の病態

■体幹の知覚の精密化、運動の細分化、上下肢との協調

　Perfettiによれば、片麻痺患者には体幹の「変容性(modification)」、「可変性(variability)」、「適応性(adaptation)」の病態が発生する。それは「体幹の知覚を精密化する能力の低下」、「体幹の運動を細分化する能力の低下」、「体幹と上下肢を協調する能力の低下」に対応している。この3つは行為の学習を阻害する「体幹の病態」であり、その背後に"脳のなかの体幹"の病態が潜んでいる。

- 体幹の変容性の病態……体幹の知覚を精密化する能力の低下
- 体幹の可変性の病態……体幹の運動を細分化する能力の低下
- 体幹の適応性の病態……体幹と上下肢を協調する能力の低下

8.3　体幹の変容性の病態

■体幹の知覚を精密化する能力の低下

　体幹の変容性の病態とは「体幹の知覚を精密化する能力」の低下である。それは「情報の受容表面としての体幹」(Perfetti)における自己変容性の問題であり、「体幹を介して空間的かつ接触的な知覚情報を精密化できなくなった状態」を意味する。

　「情報の受容表面としての体幹」は頭頂葉の体性感覚ニューロン・レベルでの自己変容能力(神経可塑性)を有しており、体幹の触覚、圧覚、運動覚、重量覚を介した知覚探索能力によって「空間測定器(コンパス)」としての役割を発揮することができる。つまり、体幹には次のような知覚情報を精密化する能力がある。

- 体幹の空間(方向、距離、形)の知覚情報
- 体幹の接触(表面性状、硬さ、重さ)の知覚情報
- 体幹の機能面(接触面；functional surface)の知覚情報
- 体幹の正中線の知覚情報
- 体幹の体重分配の知覚情報
- 体幹の重心移動の知覚情報

　こうした体幹の知覚の精密化は「体幹と環境(物体)の相互作用」に基づいており、次のような体性感覚モダリティ(種類)を介した相互作用がある。

- 触覚を介した相互作用
- 圧覚を介した相互作用
- 運動覚を介した相互作用
- 重量覚を介した相互作用

「相互作用（interaction）」という言葉が使われる理由は、体幹の知覚が体幹だけ、あるいは物体だけで生じるわけではないからである。知覚は体幹と物体の2つの相互作用によって生じる。つまり、2つの「関係性」によって知覚（情報）がつくられる。あるいは、主体がどのように関係づけようとしたかによって知覚は違ってくる。

たとえば、「圧覚を介した相互作用」として、セラピストが片麻痺患者の体幹のある場所に「スポンジ」を軽く接触させた場合、それによって触覚や圧覚による接触感を感じる。しかし、それは必ずしも知覚ではない。Luriaが「知覚とは問いによって決まる」と述べているように、その圧覚が体幹のどの位置で生じているかと問われる場合と、それが「柔らかい」のか「硬い」のかと問われる場合では知覚が違ってくる。前者は「どこの空間」に対応する空間定位の知覚であり、後者は「何の空間」に対応する接触知覚となる。

これは「運動覚を介した相互作用」においても同様である。座位で閉眼した片麻痺患者の体幹をセラピストが他動的に傾斜させて動かした後、体幹がどの「方向」に運動したのかと問う場合と、どれだけの「距離」を移動したかと問う場合では知覚が違ってくる。どちらも「どこの空間」に対応しているが、知覚のパラメーター（指標）は違っている。

あるいは、その傾斜によって「左右のどちらの殿部の荷重が増大したか」と問うことで別の知覚が生じる。これは「重量覚を介した相互作用」だが、この場合は方向や距離ではなく重量の知覚となっている。

つまり、体幹の接触感や運動感を客観的かつ計測的に識別することが知覚である。体幹に物体が触れた場所を正確に同定したり（空間定位）、触れた物体の表面性状や硬さの差異を識別したり（接触知覚）、体幹の運動方向を識別したり殿部の体重分配を比較することが知覚なのである（空間知覚）。こうした複数の体性感覚モダリティ（種類）を介した相互作用によって体幹の知覚の精密化が組織化されてゆく。

一方、片麻痺患者は「体幹の知覚の精密化」が困難な状況に陥っている。体幹の表面に接触している物体の属性を知覚できない。体幹の複数の関節が異なる空間方向に動くことを知覚できない。触覚、圧覚、運動覚、重量覚を介した相互作用を区別して知覚することができない。そのために体幹を1つの肉塊のように動かそうとする。あるいは体幹が崩れたままで行為を遂行し、そのエラーを修正することが困難である。

だが、体幹は1つの剛体のようなものではないし、姿勢を保持するためだけに運動制御されているわけでもない。一つの行為には体幹の知覚の精密化が埋め込まれている。

また、体幹の知覚の精密化は体性感覚野のニューロンの神経可塑性に働きかけることであり、それによって頭頂連合野における体幹の「身体図式」や前頭葉の高次運動関連領域（運動前野や補足運動野）の「運動イメージ」が再形成される。つまり、体幹の変容性の回復とは外部世界が変容することではなく、自己の体幹の体性感覚表象が変容することである。

そのためには体幹の受動的な知覚を精密化してゆく必要がある。それは触覚や圧覚の識別能力の向上である。また、体幹の筋収縮を伴う能動的な知覚も精密化してゆく必要がある。それは運動覚や体重覚の識別能力の向上である。たとえば、座位での体幹の正中線、頭部－脊柱－骨盤－上下肢の空間アライメント、支持基底面、座面の水平性、重心線、体重分配、重心移動などの知覚の識別能力の回復が重要である。片麻痺患者の意識の志向性（意図）を体幹と環境の相互作用に向けて、複数の知覚や注意を活性化する必要がある。

8.4 体幹の可変性の病態

■体幹の運動を細分化する能力の低下

　体幹の可変性の病態とは「体幹の運動を細分化する能力」の低下である。この言葉はPerfettiの「身体の細分化(fragmentation of body)」に由来する。そして、身体の細分化とは「行為のために身体の複数の関節を異なる空間方向に動かす能力」と定義されている。したがって、これを体幹の細分化に対応させると、「行為のために体幹の複数の関節を異なる空間方向に動かす能力」、あるいは「体幹の2つ以上の関節運動を異なる方向に分割して動かし、空間内での位置関係を自由に変更する能力」ということになる。

　行為には体幹の細分化が不可欠である。この体幹の繊細で複雑な動きは手足と同様に知覚探索の連続である。つまり、体幹の細分化と知覚の精密化は表裏一体である。Gibsonは「運動するためには知覚しなければならないが、知覚するためには運動しなければならない」と述べている。したがって、行為における体幹の細分化と知覚の精密化は同時に生じる。その外部観察が体幹の運動の細分化であり、内部観察が体幹の知覚の精密化に他ならない。

　ここでは、体幹の細分化をあなた自身が実感するために、座位で閉眼し、体幹各部を柔軟に動かしてみよう。右の肩甲帯を動かすとか、左右の肩甲帯を動かすとか、右の肩甲帯を後方に動かしながら脊柱を回旋させるとか、脊柱を側屈させながら回旋させるとか、脊柱を伸展させながら骨盤を前傾させるとか、あなたは自由にそうした体幹の細分化ができるはずである。

　その時、あなたは体幹の動きの分割が「どこの空間」でなされているのかを知覚できるだろうか。体幹がどの部分で分割されて動いているのかを体性感覚で感じ取れるだろうか。体性感覚空間への注意の集中が必要だが、正常であればそれが可能であるはずだ。

　これが行為を生み出す体幹の可変性であり、体幹の細分化である。さらに、体幹は頭部、上肢、下肢との細分化も行う。それが手足の運動に独立性を与えることにつながっている。つまり、体幹と上下肢の細分化の自由度も高い。行為において体幹の動きが柔軟に見えるのは多様な可変性が備わっているからである。

　一方、片麻痺患者には体幹の可変性がない。体幹を細分化する能力が著しく低下しており、体幹が1つの肉塊や剛体であるかのように動かそうとする。行為に応じて体幹各部を空間的に異なる方向に動かしたり、体幹と上下肢の関節を空間的に異なる方向に分離して動かすことが困難である。したがって、「体幹の頭部－肩甲帯－脊柱－骨盤を分割して動かす能力」や「体幹と上下肢を分割して動かす能力」の回復が必要である。

　また、この体幹の可変性の回復によって、行為の前提条件となる体幹の予測的姿勢制御や立ち直り反応が可能となり、不安定板上でも座位バランスが保持できるようになる。そして、そのための体幹の細分化としては次のような組み合わせが想定できる。

① 脊柱の細分化
　　➡ 頸椎、胸椎、腰椎の椎間関節の複合運動
② 脊柱と肩甲帯の細分化
　　➡ 肩甲胸郭関節と椎間関節の複合運動
③ 脊柱と骨盤の細分化

➡ 椎間関節と股関節の複合運動
　④ 脊柱と肩甲帯と上肢の細分化
　　　➡ 椎間関節、肩甲胸郭関節、肩関節、肘関節、手関節などの複合運動
　⑤ 脊柱と骨盤と下肢の細分化
　　　➡ 椎間関節、仙腸関節、股関節、膝関節、足関節の複合運動

　こうした脊柱を中心とする複数の関節を異なる空間方向に動かすことによって、体幹のさまざまな空間アライメントがつくられる。行為を生み出すには体幹の空間アライメントの分離性が必要である。行為の遂行のためには体幹筋の筋収縮によって脊柱と身体各部の関係性を自由に変更できなければならない。

◆脊柱の細分化
　「脊柱の細分化」は座位での脊柱の回旋を考えれば理解しやすいだろう。頭部と体幹が正面を向いている状態から、頸椎を右回旋、胸椎を左回旋してみよう。これは頸椎と胸椎の椎間関節の細分化である。あるいは、頸椎を右回旋、胸椎を左回旋、腰椎を側屈すると複合運動は複雑になる。これは頸椎、胸椎、腰椎の椎間関節の複合運動である。

◆脊柱と肩甲帯の細分化
　「脊柱と肩甲帯の細分化」は座位での肩甲帯の動きである。脊柱の垂直性を保持した状態でも肩甲骨を挙上、下制、内転、外転、上方回旋、下方回旋することができる。これは椎間関節と肩甲胸郭関節の複合運動である。

◆脊柱と骨盤の細分化
　「脊柱と骨盤の細分化」は座位での脊柱の前屈位から垂直位への移行を考えれば理解しやすい。座位で仙骨支持から坐骨支持へと移行して垂直位になる動きは腰椎骨盤リズムと呼ばれる。それは骨盤前傾（股関節の屈曲）と腰椎前彎（腰椎椎間関節の伸展）の分割した複合運動である。また、この動きには頭部の伸展や肩甲骨の内転と下制も伴う。その時、両側の肩甲骨は「リトラクション（retraction＝内転、下方回旋、下制運動）」する。これは直立位には肩甲胸郭関節と椎間関節の複合運動も必要であることを示唆している。

◆脊柱と肩甲帯と上肢の細分化
　「脊柱と肩甲帯と上肢の細分化」は座位での上肢のリーチング（到達運動）を考えれば理解しやすいだろう。座位で机の上に置かれた前方の遠くの物体に手を伸ばす時には体幹のリーチングが生じる。それには脊柱を屈曲する場合と回旋する場合がある。体幹のリーチングは脊柱の複合運動であるが、この状態から肩甲骨が上方回旋し（胸郭、鎖骨、肩甲骨の運動）、肩関節が屈曲し（上腕骨の運動）、肘関節が伸展し（尺骨の運動）、上肢のリーチングが行われて手が物体を把持する。これは椎間関節、股関節、肩甲胸郭関節、胸鎖関節、肩関節、肘関節、橈尺関節、手関節、手指関節の複合運動である。縦列的につながった各関節はすべて異なる空間方向に動いている。もし、側方の物体に上肢をリーチングしようとすれば脊柱は側屈し、各関節も異なる空間方向に動き始めるだろう。

◆ 脊柱と骨盤と下肢の細分化

「脊柱と骨盤と下肢の細分化」は直立座位で一側の下肢を持ち上げる動きを考えればよいだろう。直立座位(坐骨支持)で骨盤前傾(股関節の屈曲)と腰椎前彎(腰椎椎間関節の伸展)を保持したまま、一側の股関節を屈曲することで、椎体関節、骨盤、股関節が複合運動する。

このように体幹の細分化は多様である。行為に応じて体幹各部(脊柱の頸椎、胸椎、腰椎、左右の肩甲骨、骨盤)は異なる方向に分割して動く。それが可能なのは脊柱の複数の椎間関節、肩甲骨、骨盤のすべてが3次元方向への可動性を有していると同時に、体幹筋が錐体路支配によって巧緻に制御されているからである。

つまり、体幹は脊柱自体が複数の椎間関節の連結によって異なる空間的な方向に動くと同時に、さらに肩甲骨、骨盤、上下肢の運動と連動しながら、一つの行為をつくり出すことに貢献している。したがって、厳密にいえば上肢、体幹、下肢の単独運動による行為という捉え方は便宜的なものに過ぎない。また、体幹の細分化を脊柱の運動のみに限定して解釈すべきでないことを示唆している。

さらに、体幹の細分化は左右(両側性)についても考慮しなければならない。座位や立位においては左半身と右半身が対称でなければならない。歩行では歩行周期の各相において常に体幹が垂直位を保つように微妙に左右が対称的に制御されている。また、体幹の立ち直り反応の出現時には左半身と右半身の細分化は異なるし、各種の行為における体幹と上下肢の左右の細分化も異なる。

体幹の可変性を精密かつ洗練されたものへと改変してゆくことが重要である。そして、体幹の細分化は体幹の大きな動きや強い筋力によって学習するのではない。体幹筋の筋収縮を知覚探索のために予測的に微調節する経験によって学習されてゆく。

つまり、体幹の可変性の回復とは、単に粗大な屈伸や回旋を遂行する能力ではなく、筋力の回復でもなく、行為に応じて複数の体幹筋の筋収縮を巧緻に調節する能力の獲得である。また、それには体幹筋の「予測的姿勢制御」や「立ち直り反応の調節」も含まれる。また、「左右の体幹筋の協調性」も含まれる。

人間は「脊柱、肩甲帯、骨盤、四肢を空間的に異なる方向に動かす能力」を有している。その体幹の可変性は行為のための認知的な学習過程である。すべての行為に体幹の運動の細分化が必要である。

これに対して、体幹が崩れた片麻痺患者は体幹の細分化ができないという病態を抱えている。ここでは、その典型的な具体例を示しておく。

◆「脊柱の細分化」の困難性

片麻痺患者の座位姿勢を観察すると、骨盤に対して体幹がやや右回旋していることがある。一方、頭部は正面を向いている。つまり、骨盤と頭部は正面を向いているのだが、体幹は回旋して正面を向いていない。

しかし、そのことに片麻痺患者は気づいておらず、口頭指示しても上手く体幹の回旋を修正できない。これは「脊柱の空間的な細分化」の困難性である。

◆「脊柱と肩甲帯の細分化」の困難性

　座位で体幹を静的に保持している片麻痺患者の患側の上肢(肩関節)をセラピストが他動的に外転運動する場合、大・小菱形筋、大胸筋、広背筋の痙性(伸張反射の亢進)のために肩関節の外転運動と同時に肩甲骨の上方回旋が起こらず、体幹の側屈(傾斜)が生じてしまう。肩甲骨周囲筋が弛緩していれば肩甲骨と肩関節が連動した外転運動をするはずである。この現象は「脊柱と肩甲帯の細分化(肩関節外転の他動運動)」が困難なことを示唆している。つまり、肩甲骨内転筋(大・小菱形筋)や上腕骨の内転・内旋筋(大胸筋や広背筋)の痙性を制御して体幹の垂直性を保持することができない。

◆「脊柱と骨盤の細分化」の困難性

　片麻痺患者に座位で体幹を直立位に保持して足底を床に接地している状態から、セラピストが他動運動によって患側の膝関節を伸展する場合を想定してみよう。これは決して単なる「膝関節の伸展」ではない。「体幹を直立位に保持する運動と膝関節の伸展運動」が同時に生じていると捉えるべきである。なぜなら、体幹(脊柱－骨盤)は垂直方向に運動し、膝関節は伸展方向に運動しているからである。これは腰椎前彎、骨盤前傾(股関節屈曲)、膝関節伸展が分離した複合運動であり、骨盤後傾と膝関節屈曲に作用するハムストリングスの伸張反射の制御ができなければ、「脊柱と骨盤の細分化(下肢の膝関節伸展の他動運動)」は困難である。もし、ハムストリングスの痙性(短縮)が強ければ骨盤後傾と腰椎後彎が出現し前屈位となり、端座位で体幹を直立位に保持して膝関節を伸展することができない(図8.2)。

◆「脊柱と肩甲帯と上肢の細分化」の困難性

　片麻痺患者が座位で自動運動によって健側の上肢を挙上(肩関節の屈曲運動)する時、体幹が前屈位であれば上肢の挙上の関節可動域は小さい。ところが、体幹の直立位では上肢の挙上の関節可動域は大きくなる。この場合、体幹の直立位は脊柱と骨盤の細分化の一つの達成だが、これは「脊柱と肩甲帯と上肢の細分化(上肢の肩関節屈曲の自動運動)」と結びついている。

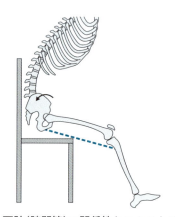

図8.2　脊柱－骨盤－下肢(膝関節)の関係性とハムストリングスの痙性(短縮)

◆「脊柱と骨盤と下肢の細分化」の困難性

　片麻痺患者が座位で体幹を直立位に保持して足底を床面に接地している状態から、セラピストが患側の股関節を他動運動で屈曲して上方に持ち上げる場合を想定してみる。この場合、体幹が後方傾斜してバランスを崩し、体幹の直立性を静的に保持することができない。これは「脊柱と骨盤と下肢の細分化（股関節屈曲の他動運動）」が困難なことを示唆している。

　このように片麻痺患者では体幹を細分化する能力が著しく低下している。その状態でセラピストが上肢の活動、座位、起立、立位、歩行といった行為を強要しても、上手く体幹を細分化できずに行為は失敗する。あるいは代償的に他の部位を使って行為を遂行する。体幹に難易度の高い運動制御を求めると、体幹の崩れ、代償運動、伸張反応の異常、放散反応、原始的運動スキーマ（共同運動）などが出現する。それでは体幹の細分化を伴う行為シークエンスを学習することができない。

8.5　体幹の適応性の病態

■体幹と上下肢を協調する能力の低下

　体幹の適応性の病態とは「体幹と上下肢を協調する能力」の低下である。言い換えると、「一つの行為に対して体幹と上下肢を連動して同時制御する能力」の低下である。たとえば、人間は椅座位で食事をする必要がある。そのためには体幹を垂直に保持した状態で殿部と座面の関係性（座面の水平性や体重分配）を知覚する必要がある。また、体幹と上下肢を連動させて、物体を掴んだり、道具を操作したり、起立、立位、歩行を行う必要がある。こうした日常生活動作における体幹と上下肢の協調が適応性である。

　行為は全身の運動シークエンス（関節運動の順序や筋収縮の組み合わせ）を空間的、時間的、強度的に同調しつつ形成されている。背臥位で体幹の運動と頭部、肩甲帯、骨盤、上下肢の運動を全身的に運動制御したり、座位での上肢の運動に対応して体幹を運動制御したり、立位や歩行で下肢の運動に対応して体幹を運動制御することが求められる。

　つまり、体幹の適応性の病態とは「行為の遂行」に対応した体幹と上下肢の一体化が困難という状況である。片麻痺患者が行為時に体幹と上下肢を一挙に同時制御する難易度は高い。また、行為は多くの代償運動や異常運動パターンによっても達成しようとする。正しい運動プログラムではなく、代償運動や異常運動パターンに基づいた行為が生じてしまう。

　したがって、片麻痺における体幹の適応性の病態は背臥位、座位、起立、立位、歩行などの日常生活動作における異常運動パターンとして観察すべきである。それらの行為には体幹と上下肢の協調が必要であることを忘れてはならない。

　たとえば、直立座位や直立立位において、体幹は垂直位を保持し、上肢は下垂していなければならないし、下肢の足底は床面に全面接地していなければならない。片麻痺に特有なウェルニッケ・マン肢位（上肢の屈曲と内反尖足）での座位や立位は、体幹と上下肢が協調しているとはいえない。また、片麻痺に特有な「体幹前屈歩行」、「分廻し歩行」、「反張膝歩行」、「内反尖足歩行」なども、体幹と上下肢が協調しているとはいえない。

- 背臥位での体幹と上下肢の協調
- 座位での体幹と上下肢の協調
- 起立、立位、歩行での体幹と上下肢の協調

8.6 体幹の認知過程の病態

■体幹の知覚、注意、記憶、判断、言語、イメージの変容

片麻痺患者では体幹の身体意識や体性感覚空間の変容と共に「体幹の認知過程(知覚、注意、記憶、判断、言語、イメージ)」の変容が生じる。なぜなら、上下肢と同様に体幹も認知的に運動制御されているからである。そして、Perfettiは体幹が「どのように動くか」の外部観察だけでなく、認知過程の変容を病態分析する内部観察の重要性を指摘している(図8.3)。具体的には次の項目が重要である。

- どのように知覚するか…………体幹の存在感、空間知覚、接触知覚、筋緊張の知覚
- どのように注意するか…………体幹の感覚モダリティへの選択的な注意
- どのように記憶するか…………体幹の体性感覚空間の記憶
- どのように判断するか…………自己と他者の体幹の運動の比較
- どのように言語を使うか………体幹の身体意識の言語化(一人称言語記述)
- どのようにイメージするか……体幹の運動イメージ

また、体幹の認知過程の変容は背臥位、座位、立位での姿勢保持や行為に応じた重要度と優先度を考慮し、患者に問いかけ、その病態の特性を把握してゆく必要がある。

さらに、体幹の認知過程の変容には「体幹の身体図式、運動イメージ、キネステーゼ、アフォーダンスの変容」が伴う。それが「行為の意図」の想起を困難にする。以下、それらの病態分析と病態の解釈について説明してゆく。

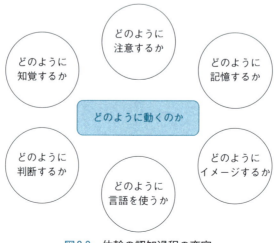

図8.3　体幹の認知過程の変容

8.7 体幹の身体図式の病態

■体幹の空間定位表象、形態表象、姿勢表象の病態

　体幹の「身体図式(body schema)」は行為の前提条件としての「体幹の存在感」であり、体幹の知覚の精密化や運動の細分化によって心的に形成されてゆく。また、体幹の身体図式は体幹の「身体所有感」と「運動主体感」に根ざしており、経験と学習によって第一次体性感覚野から頭頂連合野にかけて階層的に組織化されてゆく。それは体幹の「体性感覚空間」の知覚イメージであり、行為の「尺度」となる。

　ここでは体幹の身体図式を「体幹の空間的な位置、距離、方向、形態、大きさ、物体との接触的な部位、表面性状、硬さ、重さ、摩擦などを知覚イメージする能力の総体」と解釈する。それは「体幹の知覚運動表象」であり、主に表在感覚は接触性の知覚表象に、深部感覚は空間性の運動表象に関わり、行為の多感覚統合の基盤となる。

　通常、体幹の身体図式は無意識的に作動しているが、行為時の必要性によっては意識化できる。そして、体幹の身体図式は次の3つの構成要素を含んでいる。

① 体幹の空間定位表象……体幹の体性感覚による空間的な位置の同定
② 体幹の形態表象…………体幹の大きさと形状や空間アライメントの立体配置
③ 体幹の姿勢表象…………姿勢の視覚、体性感覚、言語の情報変換

　また、体幹の身体図式には次の7つの脳表象が重要である。

1) 体幹の正中線(midline of trunk)
2) 体幹の両側性の組織化(bilateral organization)
3) 体幹の垂直性と水平性(sense of postural verticality and horizontality)
4) 体幹の空間的なアライメント(body parts alignment in space)
5) 体幹の予測的姿勢調節(anticipatory postural adjustments)
6) 姿勢の同種・異種感覚情報変換(transformation of sensory information)
7) 行為の記憶(memory of action)

　これらの体幹の身体図式は体幹と環境の相互作用に基づく「対話(コミュニケーション)」によって経験的かつ自然に組織化されている。たとえば、椅子の背もたれに背中を接触させて座っている場合、その背もたれの硬さや傾きがわかる。座位で側方に固い壁がある場合、体幹を側屈運動して壁と接触すると垂直な壁があることがわかる。これらはすべて体性感覚を介した相互作用による「対話」なのである。

　ただし、行為によって相互作用する感覚モダリティ(触覚、圧覚、運動覚、重量覚)と知覚のパラメーター(表面性状、硬さ、方向、距離、重量)の重要性と優先度は違ってくる。それは体幹への問いによって、主体が何を知覚したいのかによって、あるいは行為の特性や難易度によって違ってくる。

　一方、体幹の崩れた片麻痺患者の場合は対話ができなくなっている。感覚モダリティの重要

性や優先度も混乱している。患者は体幹の体性感覚を感じることはできるが、相互作用を空間的にも、接触的にも適切に知覚することができない。また、第一次体性感覚野、第二次体性感覚野、頭頂連合野の知覚情報処理プロセスのヒエラルキーが混乱している。さらに、知覚だけでなく注意、記憶、言語、運動イメージの想起が困難である。

つまり、体幹の崩れた片麻痺患者は、現在の変容した体幹の身体図式のままでは外部世界の物体と空間的、接触的な関係を知覚情報として認識することができない。ある一定の体幹の感覚能力や運動を遂行する能力は有しているが行為のエラーを修正できない。外部世界に意味を与えるために体幹を上手く使うことができないのである。

その一つの典型例として、左片麻痺患者における"体幹の左右対称性の崩れ"という特徴的な問題を挙げることができるだろう。これは体幹の「両側性の多感覚統合」における知覚情報処理プロセスの不適切さの反映である。身体の左右対称性が崩れるのは「体幹の正中線」が組織化できないからである。そのために左片麻痺患者の体幹は側方傾斜することが多い。あるいは「空間内における体幹の垂直性と水平性」を修正せずに行為する。

一方、右片麻痺患者の場合は「身体各部の空間的なアライメント」は知覚できず、外部世界と対話する時の自己中心座標系としての体幹の運動に注意を向けることができない。その結果、体幹を1つの可変性のない物体と知覚してしまう傾向がある。そのため体幹を固定したままで行為しようとする。視覚的、言語的な修正が困難という特徴も有している。

また、左右どちらの片麻痺患者においても体幹と上下肢の細分化は難しく、予測的姿勢制御の問題は最後まで残存する。

■体幹の身体図式の病態分析

ここでは体幹の身体図式の3つの構成要素(体幹の空間定位表象、形態表象、姿勢表象)の病態分析と7つの脳表象との関係について説明する。しかし、体幹の身体図式の病態分析は詳細に研究されていないため、リハビリテーションの臨床には導入されていない。唯一、Perfettiが「体幹の認知神経リハビリテーション」で病態分析の重要性を指摘しているのみである。それは"脳のなかの体幹"の「頭頂葉の知覚情報処理プロセスのヒエラルキー」に対応した体幹の身体図式の病態分析である。

そして、この病態分析(検査)と訓練(治療)の方法は共通している。それは体幹の接触的、空間的な知覚イメージを想起する能力への「問いかけ(問題の提示)」という点では同様である。

つまり、病態分析と訓練には「ハイブリッド(混合的)」な側面があり、認知神経リハビリテーションでは訓練前に病態分析を予備的(検査的)に行い、まず体幹の身体図式の病態をセラピストが確認する。その上で訓練を選択し、難易度を「発達の最近接領域(セラピストが提示した問いかけに患者が解答できる範囲)」に設定して訓練を適用することになる。以下、体幹の身体図式の病態分析の一部を具体的に紹介する。

◆「体幹の空間定位表象」の病態

「体幹の空間定位表象」の病態とは体幹の体性感覚空間による空間的な位置が同定できないことである。たとえば、背臥位では背中と床面が接触している。座位では殿部が座面と接触している。また、背中の下部と背もたれが接触していることもある。あるいは、脊柱、肩甲骨、骨盤のどこが動いているかを空間的に同定できないこともある。この時の接触感や運動感が体

幹の「どこの空間」で生じているかを認識することが体幹の空間定位表象である。

臨床では具体的に「触覚」、「圧覚」、「運動覚」を介した相互作用に区分して病態分析する。触覚と圧覚を介した相互作用の場合、Perfettiはセラピストが片麻痺患者の体幹に「スポンジ」を接触させる方法を推奨している。運動覚を介した相互作用の場合、セラピストが体幹を「他動運動」する方法を用いる。

[触覚による体幹の空間定位表象の病態分析]

ここではまず、座位での「触覚による体幹の空間定位表象」の病態分析を説明する。たとえば、片麻痺患者の背中のどこか1か所にセラピストが「スポンジ」を接触させる。そして、「スポンジが接触した場所は背中のどの場所だろうか？」と問う。その位置が正確に同定できれば、それは体幹の空間定位表象である。あるいは、「左側の肩甲骨の上、中央、下、外側、内側のどの位置だろうか？」とか、「スポンジの長方形は縦と横のどちらの形で接触しているか？」と問う。その位置や形が正確に同定できなければ、それは体幹の空間定位表象の病態を有しているということである（図8.4）。

次に、座位でセラピストが背中の両側2か所にスポンジを接触させる。そして、「この両側の接触感は同じ位置だろうか？」と問う。あるいは、「左右2か所の接触感の脊柱（体幹の正中線）からの距離は同じだろうか？」と問う。その両側の位置の差異や左右の距離の知覚の正確性で病態分析する（図8.5）。

片麻痺患者では体幹が側方傾斜していることが多い。その場合はセラピストが背中の左右の同じ場所にスポンジを接触させて同じ高さかどうかを識別させてみる。水平ラインに対してスポンジの高さが異なっている状態である。この時、体幹の正中線からの左右の距離は同じだが、床面からの距離には左右差が生じる。体幹が側方傾斜していると、この差異が知覚できな

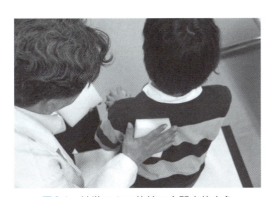

図8.4　触覚による体幹の空間定位表象

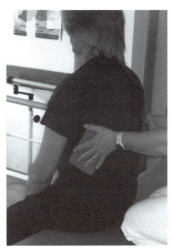

図8.5　触覚による体幹の空間定位表象のバリエーション（Rizzello C：体幹に対する認知神経リハビリテーション．日本認知神経リハビリテーション学会・スペシャルセミナー（神戸），2012より）

いことが多い。

　この触覚による体幹の空間定位表象の病態分析は、スポンジの表面性状の識別を要求しているわけではない。スポンジが接触している「どこの空間」を触覚によって同定することである。そして、この「どこの空間」には広がり（接触面の面積）もある。ある位置の1点に指先で接触されるのと、スポンジのような面積を有する物体で接触されるのでは、接触部位の広さは違ってくる。たとえば、寝返りなどの起居移動動作においては体幹と床面との接触面の位置と広さが連続的に変化する。座位では殿部や背中が接触面となる。その接触面は「機能面」とも呼ばれる。この接触空間を正確に知覚することが体幹の空間定位表象である。

[圧覚による体幹の空間定位表象の病態分析]

　次に、椅座位での「圧覚による体幹の空間定位表象」の病態分析を説明する。これはスポンジの接触における柔らかさの知覚である。セラピストはスポンジの硬度（5段階）の差異の識別を要求する。患者は直立座位を保持した状態でスポンジの微妙な外力を受け入れる必要がある。スポンジの圧が体幹のどの位置にどの程度の強度で加わっているかが同定できなければ、圧覚による空間定位表象の病理を有していることになる。

　スポンジの硬さは5段階あり、その接触は1か所の場合もあれば2か所の場合もある。2か所の場合は左右の差異を比較する。また、患者とセラピストの相互関係には「受動的な圧の知覚」、「受動－能動的な圧の知覚」、「能動的な圧の知覚」の3つの方法がある（図8.6）。

　「受動的な圧の知覚」は椅座位で体幹を後方の背もたれや壁に接触させ、背中と背もたれや壁の間にスポンジを挿入して硬度の差異を識別させる。この場合は体幹の筋収縮は生じないので受動的な知覚となる。

　「受動－能動的な圧の知覚」は患者が体幹筋の筋収縮によって椅座位で直立座位を保持して

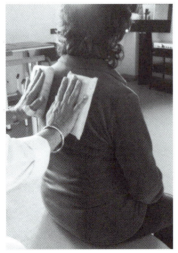

図8.6　圧覚による体幹の空間定位表象
（Rizzello C：体幹に対する認知神経リハビリテーション．日本認知神経リハビリテーション学会・スペシャルセミナー（神戸），2012より）

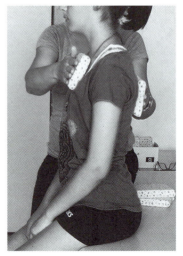

図8.7　圧覚による体幹の空間定位表象のバリエーション（Zernitz M：神経因性疼痛に対する認知神経リハビリテーション．日本認知神経リハビリテーション学会・スペシャルセミナー（東京），2016より）

いる状態で、セラピストが背中に接触させたスポンジを押すことによる硬度の差異の識別である。セラピストは患者にスポンジに加えた圧の方向の知覚を要求することもできる。

「能動的な圧の知覚」では椅座位で患者にスポンジの硬度の差異を識別するための体幹筋の筋収縮を要求する。患者は直立座位を制御しながらスポンジの硬度を知覚探索することになる。この場合、セラピストは基本的にスポンジに圧を加えない。つまり、体幹の運動は静的で、動的な体幹の自動運動は要求しない。片麻痺患者にとって正確に知覚探索するために体幹筋の筋収縮を微調整することは難易度が高い。ここではスポンジの硬度の知覚は受動から能動へと複雑化している。

あるいは、セラピストは座位で体幹の胸部と背部にスポンジを接触させ、その空間的な位置関係、距離、柔らかさの差異、圧の方向性が前後で一致しているか否かなど、さまざまな問いかけのバリエーションによって、圧による体幹の空間定位表象の病態解釈を図ってゆくことができる(図8.7)。

そして、こうした圧覚による体幹の空間定位表象のバリエーションは、「体幹の正中線(midline of trunk)」の形成や「体幹の両側性の組織化(bilateral organization)」を促すため、認知神経リハビリテーションの訓練としても適用されている。

［運動覚による体幹の空間定位表象の病態分析］

運動覚を介して体幹の空間定位表象を病態分析することもできる。たとえば、セラピストが上肢を保持して他動運動で肩甲帯を動かす時、肩甲骨の挙上や外転が生じる。その運動感が肩甲帯のどの位置で生じているかを同定することは運動覚による体幹の空間定位表象である。これは椅座位でのセラピストによる脊柱の他動運動においても同様である。あるいは、自動運動による腰椎骨盤リズムが「どこの空間(股関節と腰椎)」で生じているかを同定できることも運動覚による体幹の空間定位表象である。言語や視覚的なポインティングで確認する。

片麻痺患者は肩甲帯−脊柱−骨盤を運動覚で区分して体幹を空間定位表象できないことが多い。さらに、肩甲骨の位置の変化、脊柱の位置の変化、骨盤の位置の変化といったことを精密に同定することができない。体幹の運動感は全体的な1つの塊として認識する傾向がある。

◆「体幹の形態表象」の病理

体幹の形態表象の病理とは自己の体幹の大きさと形状や空間アライメントが知覚できないことである。特に、直立座位の体幹の形状は、前額面上の両肩と両坐骨結節(股関節)で形成する2次元の「長方形」としてイメージされていなければならない。

なぜなら、それが正しい座位に対応しているからである。つまり、左右の肩は水平線、左肩と左坐骨結節は垂直線、右肩と右坐骨結節は垂直線、左右坐骨結節は水平線で結ばれている。もし、体幹が傾斜すれば、この水平線と垂直線からなる長方形は崩れる。

また、この長方形の中心に体幹の正中線があり、両肩と両坐骨結節との距離は左右均等である。この4点を結ぶ長方形と体幹を左右に分割する正中線をイメージできなければならない。

そして、こうした体幹の形態表象は「2次元空間内における身体姿勢の垂直性と水平性(sense of postural verticality and horizontality)」の知覚を可能にする。

さらに、セラピストが座位の片麻痺患者の体幹を他動運動によってある方向に動かし、体幹各部の空間アライメントの方向や距離の変化を問うことができる。単に動きを感じるのではな

く、体幹各部の位置関係を形の知覚に置き換えることが重要である。

　たとえば、体幹が直立位を取ると前額面では両側の股関節の垂直上方に両側の肩関節が位置しているはずである。その状態からセラピストによる他動運動で片麻痺患者の体幹を左側に傾斜させたとしよう。これによって左の股関節の垂直上方にあった左の肩関節の位置は10cmほど左側の壁に移動したことなる。この移動は脊柱の運動覚、殿部の触圧覚、体重分配の左右差などによって感じ取れるが、その体性感覚の変化を左の坐骨結節に対して左の肩関節が外側に10cm移動したと距離に置き換えて知覚することが体幹の形態表象である（図8.8）。

　また、片麻痺患者が体幹の直立位が困難で体幹が前屈位を取っていれば、矢状面で両肩は両坐骨結節よりも前方に位置しているし、体幹が回旋してれば、水平面で両肩を結ぶ線と両坐骨結節を結ぶ線は一致していないことになる。これは長方形が3次元空間で彎曲してしまうことを意味する。このように体幹の空間アライメントを3次元空間において分析する高次な知覚情報処理の統合によって、自己の体幹の形態表象がイメージできるようになる。

　特に重要なのが、体幹の長方形の底辺に位置する骨盤（殿部）の形態表象である。座面の水平性や傾斜に対して体幹が直角であることがわからなければ座位の垂直位は取れない。その場合は殿部の下に触覚板を挿入して左右の差異を比較させる。また、単軸や多軸の不安定板を利用して水平性と左右方向、前後方向、斜め方向の傾斜を識別させる（図8.9）。最初は前方のテーブル上での両手支持や片手支持の状態で行う。

　また、同時に体幹の運動に伴う重心移動の方向や体重分配の左右差を識別することも重要である。運動軌道の方向や距離、体重計を利用して荷重量の左右差や移動方向を識別させる。

　体幹の形態表象は「体幹の空間アライメント（body parts alignment in space）」の知覚であり、その3次元空間での位置関係を「立体配置（conformation）」という。そして、その体幹の形態表象の回復が外乱に対する「体幹の予測的姿勢調節（anticipatory postural adjustments）」の出現を準備する。体幹の崩れた片麻痺患者は体幹の形態表象の病態を有している。そのため

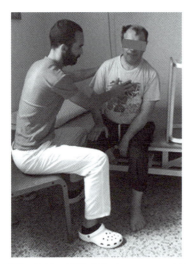

図8.8　**体幹の形態表象**　(Rizzello C：体幹に対する認知神経リハビリテーション．日本認知神経リハビリテーション学会・スペシャルセミナー（神戸），2012より)

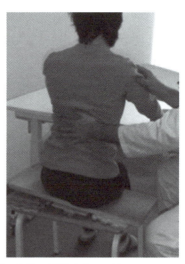

図8.9　**体幹の形態表象のバリエーション**
(Rizzello C：体幹に対する認知神経リハビリテーション．日本認知神経リハビリテーション学会・スペシャルセミナー（神戸），2012より)

に体幹各部の空間的なアライメントの修正が困難で、行為の予測的姿勢制御が出現しない。

◆「体幹の姿勢表象」の病態

　体幹の姿勢表象の病態とは体幹の姿勢表象を視覚情報、体性感覚情報、言語情報間で「同種・異種感覚情報変換(transformation of sensory information)」できないことである。

　たとえば、右片麻痺患者に座位での体幹の運動を描いた絵カードを4枚見せる(2次元空間での体幹運動の視覚分析)。その上でセラピストが一つの体幹の運動を目の前で実際に行う(3次元空間での体幹運動の視覚分析)。その後、セラピストの体幹運動が4枚の絵カードのどれに相当するかを識別させる。これは体幹の運動についての視覚と視覚の情報変換である(同種感覚情報変換)。

　一方、セラピストが座位で閉眼した右片麻痺患者の体幹を他動的に運動させ(3次元空間での体幹運動の体性感覚分析)、その後に体幹運動が4枚の絵カードのどれに相当するかを識別させることができる(2次元空間での体幹運動の視覚分析)。あるいは、セラピストが目の前で体幹運動を見せることもできる(3次元空間での体幹運動の視覚分析)。これは体幹の運動についての体性感覚から視覚への情報変換である(異種感覚情報変換)。

　これに言語を加えると視覚−体性感覚−言語の情報変換を組み合わせることができる。体幹運動の種類(屈伸、側屈、回旋)や視覚的に見る時の角度を変えることで難易度やバリエーションをつくる。頭部と体幹の運動の組み合わせも可能である(図8.10)。

　特に、右片麻痺患者では失語症や失行症を合併しており、こうした体幹運動の同種・異種感覚情報変換にエラー(解離)が生じる。同種・異種感覚情報変換は頭頂連合野(area 39, 40)の統合機能であり、体幹の身体図式の形成よりも高次レベルである。

　したがって、こうした体幹の情報変換のエラーは高次脳機能障害であり、行為における体幹の変容性、可変性、適応性の再学習を大きく阻害する。観念運動失行や観念失行があれば体幹の情報変換は困難で、体幹の「模倣(imitation)」ができず、セラピストが日常生活動作を視覚

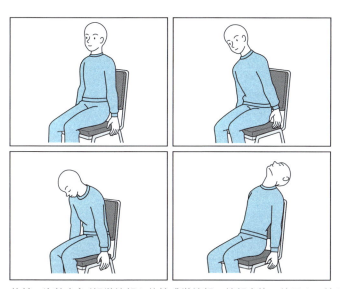

図8.10　体幹の姿勢表象(視覚情報と体性感覚情報の情報変換に使用する絵カード)

的に見せても言語教示しても学習できない。

したがって、セラピストは、体幹運動に対して視覚確認や口頭指示を与えて行為を指導する場合、必ず失行症の有無を確認しておく必要がある。失行症状は健側にも出現する。また、失行症患者では矢状面、前額面、水平面を体性感覚によって知覚することが難しい点も考慮しておく必要がある。右片麻痺患者の体幹の細分化が図れない原因は、運動学的な複雑さだけでなく、体幹の同種・異種感覚情報変換能力の低下に起因していることが多い。

こうした「姿勢の同種・異種感覚情報変換」は行為の発現の前提条件であり、それが自己と他者の行為の理解、比較、模倣を可能にする。また、それが困難な場合は「行為の記憶（memory of action）」を想起させて比較することも有効である。

■ 体幹の「身体空間」は身体周辺空間や身体外空間へ拡張する

体幹の身体図式（空間定位表象、形態表象、姿勢表象）は頭頂葉の知覚情報処理プロセスのヒエラルキーに対応している。

- 空間定位表象 ➡ 第一次体性感覚野（area 3, 1, 2）
- 形 態 表 象 ➡ 第二次体性感覚野（area 43）
- 姿 勢 表 象 ➡ 頭頂連合野（上頭頂小葉の area 5, 7 と下頭頂小葉の area 39）

そして、これらの統合が体幹の「身体空間（個人空間）」の形成である。その身体空間を自己中心座標原点として行為が開始される。それによって「身体周辺空間（手の届く範囲の身体近傍空間）」や「外部空間（遠い空間）」における物体との関係性を認知することができる。つまり、体幹の身体図式は身体空間 ⇒ 身体周辺空間 ⇒ 身体外空間へと多感覚統合的に拡張されてゆく。それによって行為における体幹の運動イメージが想起できるようになる。

8.8 体幹の運動イメージの病態

"脳のなかの体幹"は運動プログラムの最高中枢である運動前野や補足運動野でも多重身体部位再現されている。そして、頭頂葉、運動前野、補足運動野、小脳には運動イメージを想起する機能がある。これに対して片麻痺患者では体幹の運動イメージが適切に想起できない。

Decety らは運動イメージを「実際に行為をせずに、行為を表象する主体の能力であり、それは行為を脳内シミュレーションする動的な精神の状態」と定義している。運動イメージは運動実行ではないが、運動イメージと運動実行では同じ脳領域が活性化することがわかっている。

また、Jeannerod は運動イメージを感覚入力がない状態で ①空間経路（運動軌道）、②運動形態、③運動順序、④運動時間、⑤運動力量 を表象する能力だとしている。

したがって、体幹の運動イメージは単に体性感覚を介した知覚ではない。体幹への体性感覚入力がない状態でも、体幹の運動を心的にイメージする脳表象のことである。

この体幹の運動イメージは上下肢の運動イメージと同様に意識化できる。また、運動イメージには視覚イメージと体性感覚イメージがある。視覚イメージは行為に先立って実際の運動の形態変化を予測的に想起することである。体性感覚イメージは行為に先立って実際の運動に

よって生じる体性感覚の変化を予測的に想起することである。視覚イメージは三人称イメージで、体性感覚イメージは一人称イメージという違いがある。

運動イメージについての脳科学の知見は主に上下肢の運動イメージの研究に基づいているが、体幹の運動イメージでも同様であろう。そして、Perfettiが「あらゆる行為に運動イメージは先行する」と強調しているように、「あらゆる行為に体幹の運動イメージは先行する」と解釈すべきである。

特に、体幹の運動イメージは体幹の「予測的姿勢制御」に不可欠である。体幹の予測的姿勢制御は立ち直り反応として無意識的に出現すると解釈される傾向がある。しかしながら、実際の行為において体幹の運動イメージは刻々と変化している。だからこそ、行為時には体幹各部を意識的に微調整して修正しなければならない。したがって、体幹の運動イメージは固い長方形の箱の動きのイメージではない。体幹の運動イメージは形態、接触面（機能面）、運動軌道、順序、重量などの変化を伴う知覚仮説の連続なのである。

また、体幹は自己中心座標系の原点である。目を閉じていても自己の腹部、背中、左右の肩甲帯、左右の殿部、左右の上肢、左右の下肢の空間的な位置関係は意識化できる。だが、その体幹の運動を発現させる時の自己中心座標の原点はどこなのだろうか。目を開けると外部世界に複数の物体が見える。それらの物体が「どこの空間」にあるかは自己の体幹を空間座標の原点として前後、左右、上下のどの方向にあると知覚できる。

さらに、体幹の自己中心座標の原点は1点なのだろうか。それとも線や面なのだろうか。あるいは、体幹の運動において自己中心座標の原点は動的に変化しているのだろうか。それは体幹の「暗黙知」なのかもしれないが、体幹の運動イメージが複数の自己中心座標の原点に基づく行為の脳内シミュレーションであることは確かである。

一方、片麻痺患者では体幹の運動イメージの想起が難しい。たとえば、机の上のやや遠くの物体に上肢を到達運動（リーチング）しようとする時、体幹の到達運動（リーチング）を体幹の屈曲で行うのか、体幹の回旋で行うのかの運動イメージが想起できない。体幹の屈曲の場合には腰椎が、回旋の場合には垂直軸が自己中心座標の原点となるが、そうした運動イメージの選択ができない。したがって、体幹の運動時には常に自己中心座標がどこかを確認し、その体性感覚の変化に注意を向けて体幹の運動イメージの想起を求めることが重要である。

矢状面や前額面における体幹の運動時には、股関節を中心軸とする骨盤の前後傾斜、腰椎のL3、胸椎のT7、頸椎のC5などが屈伸や側屈の自己中心座標の原点となり、水平面では脊柱の垂直軸が自己中心座標の原点となる。

また、運動イメージは運動であると同時に知覚でもある。セラピストは、訓練においても、日常生活動作の局面においても、患者がどのような体幹の運動イメージを想起しているかを言語でも確認しながら指導すべきである。特に、体幹の運動を介して空間の距離や方向を知覚探索したり、物体の属性である表面性状、硬さ、重さなどを知覚探索する時に、体幹の運動を介して得られる「体性感覚的な予測（知覚仮説）」に意識の志向性を向けることが、行為に対応した体幹の運動イメージの想起につながる。そして、体幹の運動イメージの精密化によって「体幹のキネステーゼ」が形成されてゆく。

8.9　体幹のキネステーゼの病態

「キネステーゼ」とは何だろうか。Husserl は身体運動の心的な起源を「キネステーゼ（運動感覚；kinesthese）」と呼んでいる。この言葉は「運動」を意味するキネーシス（kinesis）と感覚を意味するアイステーシス（aesthesis）という2つのギリシャ語の合成語である。それは「私の身体」を意味し、「私は…できる」という意識の源となる。あるいは「私は行う」という形で生起し、「私はできる」という行為の創発の源となる。

つまり、宮本が強調しているように、キネステーゼとは「私は行為できる」という未来形の脳表象のことである。したがって、「体幹のキネステーゼ」とは「私は体幹を動かして目的ある行為ができるという意識の志向性」を意味している。キネステーゼは「運動感覚」と呼ばれるが、それは無意識と意識の境界領域にある「経験の記憶に根ざした行為の脳表象」である。そして、片麻痺患者の「体幹のキネステーゼ」は視覚レベルに限定され、体性感覚レベルで想起できなくなっている。

8.10　体幹のアフォーダンスの病態

また、Gibson は環境から導かれる「行為のための知覚情報」を「アフォーダンス（affordance）」と呼んでいる。また、佐々木によれば、アフォーダンスとは物体の知覚情報が主体に与える「行為の可能性」のことである。たとえば、椅子の座面は「座ることができる可能性」を、椅子の背もたれは「体幹を支持する可能性」を、開いたドアの隙間は「体幹が歩行時に通り抜ける可能性」をアフォードする。

つまり、行為の直前に体幹の「行為の可能性」が脳内シミュレーションされている。その行為の結果の先取りがキネステーゼやアフォーダンスである。キネステーゼやアフォーダンスによって、人間は「座る」、「起立する」、「立つ」、「歩く」、「物を取る」といった行為を予測（予期）する。

だが、体幹の崩れた片麻痺患者では、行為の直前に体幹の「行為の可能性」が脳内シミュレーションされない。体幹を使ってどのように「座り」、「起立し」、「立ち」、「歩き」、「物を取ろうとする」のかといった行為の可能性を想起していない。あるいは、身体と環境の関係性の変化をイメージできない。片麻痺患者は手足と同様に体幹のアフォーダンスの病態を有していると解釈できる。

8.11　行為の意図の病態

行為には目的がある。行為は「意図（intention）」に始まる。意図がなければ行為は生まれない。意図に基づく運動はすべて行為である。行為の意図は意識の志向性の焦点化としての予測や予期であり、体幹と上下肢に同時に発動される。そして、行為には運動イメージ、キネステーゼ、アフォーダンスと実際の結果の照合が必要である。Anokhin によれば、脳の機能シス

テムは意図（予測）と結果の一致のために作動し、それが行為の学習や適応を生じさせる。Perfetti は「行為は意図に始まり結果の確認に終わる」と定義している。さらに、行為の記憶の想起も重要である。

人間は多様な行為の意図を視覚的、体性感覚的、言語的に想起できる。自分の経験した多様な行為の意図のバリエーションを思い出してみよう。前頭葉には無数の行為のプログラムが形成されている。さらに、さまざまな記憶の中の行為の意図は想像以上にバリエーションに満ちているはずである。その行為の記憶は多感覚で体幹の動きが必ず伴っているはずである。

そして、行為の意図には①情報レベル（知覚探索）、②機能レベル（運動パターン）、③行為レベル（目的）がある。片麻痺患者は行為の意図を適切に想起できない。それは「行為の心的操作（mental operation）」の病態が存在することを示唆している。

8.12　体幹のリハビリテーションの羅針盤

片麻痺患者には、"脳のなかの体幹"の病態に由来する体幹の自己存在感、身体意識、体性感覚空間の変容が生じている。その結果として体幹が崩れ、行為が困難になる。そして、その背後には体幹の認知過程の変容がある。体幹の変容性、可変性、適応性の病態がある。体幹の身体図式、運動イメージ、キネステーゼ、アフォーダンスの変容がある。それによって「行為の意図」の想起や選択が変質し、実際の日常生活における行為の遂行（行為、機能、情報レベルの制御）が困難になっている（第9章参照のこと）。したがって、体幹のリハビリテーションは、次の10項目の回復を目指す必要があるだろう。これらは複雑に絡み合っているが、すべて人間の脳の産物である。

> ① 体幹の身体意識
> ② 体幹の体性感覚空間
> ③ 体幹の認知過程
> ④ 体幹の変容性、可変性、適応性
> ⑤ 体幹の身体図式
> ⑥ 体幹の運動イメージ
> ⑦ 体幹のキネステーゼ
> ⑧ 体幹のアフォーダンス
> ⑨ 行為の意図
> ⑩ 行為、機能、情報の制御

人間は「体幹を使って世界に複数の意味を与える」ことができる。すべての"脳のなかの体幹"の病態は体幹と環境の相互作用によって生じる物理的な差異（外的情報）を認知的な差異（内的情報）に情報変換できない点に由来している。その再学習や再教育は簡単ではないが、セラピストは片麻痺患者の"脳のなかの体幹"を病態分析し、行為の回復を目指すべきである。それが「体幹のリハビリテーション」の羅針盤である。

文献

1） Ananthaswamy A：The man who wasn't there: investigations into the strange new science of the self. Dutton, 2015（藤井留美・訳：私はすでに死んでいる―ゆがんだ〈自己〉を生みだす脳．紀伊國屋書店，2018）．
2） Dennett D：Intuition pumps and other tools for thinking. W.W. Norton, 2013.
3） Perfetti C：Condotte terapeutiche per la rieducazione motoria dell'emiplegico. Collana di Riabilitazione Medica 11, Ghedimedia, 1986.
4） Perfetti C・編著（小池美納・訳）：脳のリハビリテーション：認知運動療法の提言［1］中枢神経疾患．協同医書出版社，2005．
5） Perfetti C・編著（小池美納・訳）：脳のリハビリテーション：認知運動療法の提言［2］整形外科的疾患．協同医書出版社，2007．
6） 宮本省三：片麻痺―バビンスキーからペルフェッティへ．協同医書出版社，2014．
7） Cogo R, Crea E, Rizzello C：Il recupero della motilità del tronco nell'emiplegico: il trattamento in posizione seduta. Collana di Riabitazione Medica 6, Gnocchi, 1996.
8） Rizzello C：体幹に対する認知神経リハビリテーション．日本認知神経リハビリテーション学会・スペシャルセミナー（神戸），2012．
9） Zernitz M：神経因性疼痛に対する認知神経リハビリテーション．日本認知神経リハビリテーション学会・スペシャルセミナー（東京），2016．
10） Coslett HB, Saffran EM, Schwoebel J：Knowledge of the human body: a distinct semantic domain. Neurology. 59(3)：357-363, 2002.
11） Decety J, Jeannerod M, Durozard D, Baverel G：Central activation of autonomic effectors during mental simulation of motor actions in man. J Physiol. 461：549-563, 1993.
12） Jeannerod M：The representing brain: neural correlates of motor intention and imagery. Behav Brain Sci. 17(2)：187-202, 1994.
13） Husserl E：Cartesianische Meditationen; eine Einleitung in die Phänomenologie（浜渦辰二・訳：デカルト的省察．岩波書店，2001）．
14） 宮本省三：リハビリテーション身体論―認知運動療法の臨床×哲学．青土社，2010．
15） Gibson JJ：The ecological approach to visual perception. Houghton Mifflin, 1979（古崎 敬・他，訳：生態学的視覚論―ヒトの知覚世界を探る．サイエンス社，1986）．
16） 佐々木正人：アフォーダンス―新しい認知の理論．岩波書店，1994．
17） Anokhin PK：Biology and neurophysiology of the conditioned reflex and its role in adaptive behavior. Pergamon Press, 1974.

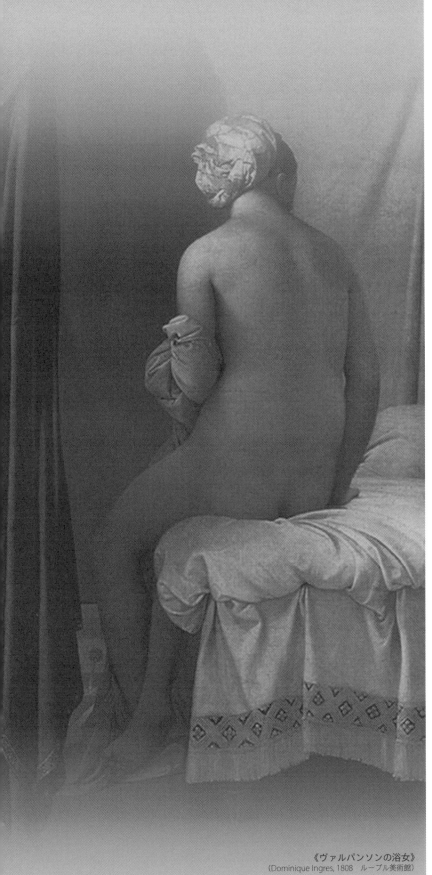

第Ⅱ部 片麻痺の体幹を治療する

《ヴァルパンソンの浴女》
(Dominique Ingres, 1808　ルーブル美術館)

ゾウの鼻、カメの甲羅、ヴァルパンソンの浴女

　人間は座位や立位を取る動物である。体幹を直立位にし、上肢を自由化し、手で道具を使用することで生活を豊かにしている。しかし、タイの古都チェンマイという街には観光客に人気のゾウがいる。そのゾウは長い鼻の先に一本の絵筆を持ってキャンバスに絵を描く。乱雑に書きなぐっているのではない。まるで人間が描いたようなシンプルだが綺麗な花の絵を描く。

　メーヌ・ド・ビラン（Maine de Biran, 1766-1824）は18世紀に「ゾウの鼻」と「人間の手」を比較している。彼は身体感覚について優れた論考を残したフランスの哲学者である。その不思議な論考によれば、ゾウは動物の進化の頂点に位置する。その理由はゾウの鼻が人間の手と同じ機能を果たしているからであるという。ゾウの鼻は人間の「道具使用する手」と似ているのである。

　確かに、ゾウの鼻の柔らかな動き、口に食物を運び入れたり水を飲んだりする時の鼻の動かし方、物体を押す、把持する、持つ、運ぶ、離す、攻撃するといった「運動制御」、あるいは物体に触る、触診する、探るといった「知覚探索」などを考えれば、ゾウの鼻は人間の手に似た精密な運動器官であり知覚器官であるといえる。おそらく、ゾウの大脳皮質の運動野や感覚野のニューロンは鼻の領域が広いだろう。

　では、ゾウの鼻と人間の手はどちらが発達しているのだろうか？　もちろん人間の手の方だが、それは人間の手が2つあるからであって、両手ではなく片手だけの比較ではゾウの鼻より発達しているとは断言できないかもしれない。この点を少し考察してみよう。

　まず、人間には両手がある。さらに10本の並列的な手指があり関節の数が多く対立運動もできる。手には多数の筋も存在する。したがって、やはり人間の手の方が「運動の自由度」が高く、ゾウの鼻より発達している。これが一般的な解答であろう。

　しかし、その決定的な差異はもっと別の点にあるように思われる。それは「ゾウは鼻と体幹の運動を組み合わすことができない」という点である。これに対して人間は体幹を3次元空間で動かし、手の運動の自由度を一挙に増大させている。体幹と手を連動したり分離したりすることによって行為の可能性を爆発的に拡大させている。つまり、「体幹の空間性」がゾウと人間では決定的に違う。

　一方、体幹が動かないカメのような動物も存在する。「カメの甲羅」は固くて動かない。カメの甲羅は皮膚ではなく脊柱と肋骨が進化して硬い面の外骨格を形成している。カメの体幹は人間と逆方向に進化しているようだ。想像してみてほしい。もし、人間の体幹がカメの甲羅のようであったなら、日常生活動作はどうなってしまうだろうか。誰もそんな不便な生活を望まないだろう。

　さらに、19世紀にドミニク・アングル（Dominique Ingres, 1780-1867）の描いた《ヴァルパンソンの浴女》を見てみよう。彼女の体幹の白い皮膚は柔らかく体毛がない。それによって接触するベッドの表面素材や硬さの識別、体重分配の微妙な変化などを精密に知覚できる。これを「体幹の変容性（知覚の精密化）」という。また、彼女の体幹は一塊の物体ではなく、頭部－脊柱－骨盤の関節運動の複数の組み合わせを巻き込んで直立性を保持している。その体幹各部の空間を分割する関節運動と微妙な筋収縮の巧緻性が、ベッドに座るための柔軟で自由な空間アライメントをつくり出している。これを「体幹の可変性（運動の細分化）」という。そして、体幹の変容性と可変性が上下肢の動きと協調して行為を生み出してゆく。この体幹と上下肢が一体化した行為の遂行を「体幹の適応性（体幹と上下肢の協調）」という。

　それは"脳のなかの体幹"と呼ぶべき「身体図式」である。あるいは「体幹図式」である。それは言葉で表現することが困難な体幹についての意識だが、体幹の運動イメージを想起することで無数の行為が創発されている。

　だから、体幹を一塊の物体のような胴体と捉えてはならない。体幹に対するリハビリテーションは、人間を進化の頂点に位置させた「体幹の変容性、可変性、適応性の回復」を目指すべきである。

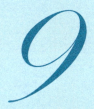

体幹の行為、機能、情報の回復を目指す

9.1 行為、機能、情報のヒエラルキー

■行為の創発特性

　片麻痺の体幹のリハビリテーションは、体幹の行為、機能、情報の回復を目指すべきである。この捉え方が「体幹の何の回復を、どのように達成するのか？」の羅針盤となる。なぜなら、情報の回復によって機能の回復が、機能の回復によって行為が創発（emergence）されるからである。

　行為は「機能システム（functional system）」の創発特性である。システムとは構成要素間の関係性を意味するが、ここでは機能システムを「行為の構成要素である複数の機能間における関係性の組織化」と定義する。また、行為の創発特性とは「機能システムによって行為が生み出される（産出される、つくり出される、創造される）」という意味である。

　Perfettiは創発特性の比喩として「時計」の例を挙げている。時計は構成要素である複数の部品の機能間の関係性を組織化して「時を刻む」という創発特性を生み出している。単に、各部品を集めることは合成特性であり、総重量は変わるが決して時は刻まない。各部品の複数の機能が適切に接続されることによって時が刻まれる。同様に、人間は身体の複数の関節の機能間の関係性を組織化して「行為」という創発特性を生み出している。

　つまり、行為は機能システムの産物である。そして、行為の学習過程を創発プロセスという。したがって、行為の回復を目指すリハビリテーション（運動療法）は、損傷を受けた機能システムの回復を図る手段であると同時に、行為の創発プロセスに介入する手段でなければならない。

■行為の創発プロセス

　行為の創発プロセスには「行為（action）レベル」、「機能（function）レベル」、「情報（information）レベル」の「階層性（hierarchy）」がある。ヒエラルキーとは段階的な組織化構造のことである（図9.1）

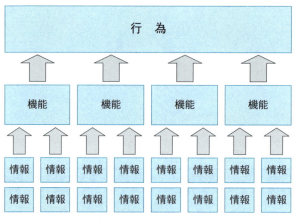

図9.1 行為、機能、情報のヒエラルキー

- 行為（運動形態）……運動シークエンスの空間的、時間的、強度的な連続
- 機能（構成要素）……上肢、体幹、下肢の複数の関節運動の機能
- 情報（機能単位）……身体と環境との相互作用による複数の知覚情報

　行為を創発するのは身体（上肢、体幹、下肢）の機能であり、機能を創発するのは身体と環境の相互作用による知覚情報である。

　「行為（action）」は目的ある動的な「運動形態（ゲシュタルト）」であり、運動シークエンスの空間的、時間的、強度的な連続と見なすことができる。

　「機能（function）」は行為の「構成要素（コンポーネント）」であり、行為には上肢、体幹、下肢の複数の機能が埋め込まれている。その機能間の関係性によって異なる行為が創発される。つまり、機能の連続的な組み合わせの結果が行為であり、一つの機能が損傷されても行為は何とか遂行できる場合もある。しかし、それは代償運動や病的現象であり、正しい行為のためには複数の機能のすべてが適切に関係づけられる必要がある。

　「情報（information）」は機能の「機能単位（ユニット）」であり、機能には複数の情報の組み合わせが埋め込まれている。情報とは身体と環境の相互作用（インタラクション）によって生じる「知覚情報（空間情報や接触情報）」のことで、主体が意識化できる最小単位と解釈すべきである。その意識化できる複数の知覚情報の再構築が機能を回復させる。

　このように行為、機能、情報のヒエラルキーはシステムの創発特性を有している。身体と環境の相互作用によって情報を構築し、機能の組織化を図ることによって、行為が創発する。

　なお、行為、機能、情報のヒエラルキーにおける目的を達成するための行為間の関係性をシステムと見なす場合には「行為システム」、機能間の関係性をシステムと見なす場合には「機能システム」、情報間の関係性をシステムと見なす場合には「情報システム」と表現する。

■機能とは「働き」、情報とは「知覚情報」のことである

　機能とは何らかの「働き」のことである。その働きは上肢、体幹、下肢の各関節によって異なるし、それぞれの働きに必要な情報も異なる。たとえば、「上肢の機能システム（手で物体を取る行為）」や「下肢の機能システム（歩行という行為）」における各関節の機能と情報は次のよ

うに異なる。

[上肢の機能システムと情報（手で物体を取る行為の場合）]
- 肩関節・肘関節の到達機能……………空間的な方向性と距離の情報
- 前腕関節・手関節・手指関節の接近機能…空間的な物体の形への構えの情報
- 手関節・手指関節の把持機能……………接触的、空間的な物体の属性の情報
- 手関節・手指関節の操作機能……………能動的な物体の使用についての情報

[下肢の機能システムと情報（歩行という行為の場合）]
- 足関節の推進機能（踏切り期）……………空間的、接触的な床面の属性の情報
　　　　　　　　　　　　　　　　　　　　（床の水平性、表面性状、硬さ、体重移動）
- 股関節の到達機能（遊脚期）………………空間的な方向性の情報
- 膝関節の緩衝機能（接地期）………………空間的な距離と接触的なショック吸収の情報
- 股・膝・足関節の支持機能（立脚中期）……空間的、接触的な体重支持とバランスの情報

つまり、身体の各関節は解剖学的には「関節（joint）」と総称されているが、その機能は一律ではない。上肢、体幹、下肢の各関節の働きはそれぞれ異なる。これを関節の「機能特性」という。行為を創発する機能システムは各関節の機能特性の組み合わせなのである。

また、その機能特性を生み出しているのは身体と物体の相互作用による知覚情報である。知覚情報は身体だけでも、物体だけでもつくれない。知覚情報は身体と物体の間（接点）にある。したがって、身体の関節運動は「身体と環境の相互作用によって知覚情報を生み出す手段」と解釈する必要がある。また、その知覚情報には空間情報（方向、距離、形）や接触情報（表面性状、硬さ、重さ、摩擦）がある。関節は「運動器」であると同時に「知覚器」なのである。

■知覚情報に問題があれば機能に異常が発生し、機能に問題があれば行為に異常が発生する

行為は機能の作動状況によって変化し、機能は知覚情報の構築状況によって変化する。もし、関節運動によって生じる知覚情報に問題があれば機能に異常が発生する。機能に問題が発生すれば行為に異常が発生する。

そのためリハビリテーションの臨床では行為の自立、介助、不能の観察だけでなく、行為を生み出している機能システムの作動状況を観察しなければならない。上肢、体幹、下肢の機能システムの異常から行為の問題点や回復の可能性が明らかになる。また、機能システムの回復に必要な情報を構築するための身体と環境の相互作用を選択することができる。

こうした行為、機能、情報のヒエラルキーへの"まなざし"が、観察（評価）から治療（訓練）への「鍵（キー・ポイント）」となる。また、Perfettiによれば「行為は意図の想起に始まり、結果の確認に終わる」が、機能や情報も意図の想起に始まり、結果の確認に終わる。その意味で行為、機能、情報レベルにおける意図は段階的かつ多様である。

セラピストは、片麻痺患者の意図の想起がどのレベルの何に対応しているのかについて把握し、その運動意図（予測イメージ）と感覚フィードバックの結果が比較照合できるような治療を計画すべきである。

9.2 体幹の機能システム

■体幹の対称機能、垂直機能、支持機能、到達機能

ここでは体幹の機能システムについて説明する。体幹の機能は ①対称機能、②垂直機能、③支持機能、④到達機能 の4つである（対称機能と垂直機能を合わせて直立機能として3つに区分する場合もある）。また、体幹の機能システムにはそれぞれ「サブ機能」がある（図9.2）。

サブ機能は上下肢の場合は各関節の機能に対応して運動学的に区分するが、体幹の場合は脊柱（多数の椎間関節）－肩甲帯－骨盤の各関節の機能が多様であるため、ここでは運動制御の観点から区分する。

①体幹の対称機能（体幹の正中線を認識して左右の対称性を保持する機能）
　　　……体幹の正中線を空間的に認識する機能
　　　……体幹の正中線を接触的に認識する機能
②体幹の垂直機能（体幹の垂直位と直立座位を保持する機能）
　　　……体幹を座面の水平性に対して垂直に保持する機能
　　　……体幹を腰椎骨盤リズムによって直立座位に保持する機能
③体幹の支持機能（体幹の方向づけと直立座位を制御する機能）
　　　……体幹の方向づけ機能
　　　……体幹の予測的姿勢制御機能
　　　……体幹の重心移動を制御する機能
　　　……体幹の直立座位と上下肢の運動を分離する機能
④体幹の到達機能（体幹と上肢のリーチングを協調する機能）
　　　……体幹と上肢のリーチングを連動する機能
　　　……体幹と上肢のリーチングを分離する機能

この体幹の機能システムと上肢の機能システム（到達機能、接近機能、把持機能、操作機能）

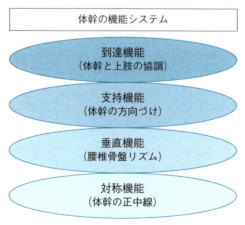

図9.2　体幹の機能システム

や下肢の機能システム（推進機能、到達機能、緩衝機能、支持機能）が、行為の目的に応じて組み合わさることで、座位、起立、立位、歩行、道具使用といった無数の行為が生み出されている。あるいは、片麻痺の場合は「機能システムの再組織化」によって行為が回復する。

9.3　体幹の対称機能

■体幹の正中線を認識して左右の対称性を保持する機能

体幹の対称機能とは、体幹の正中線を認識して左右の対称性を保持する機能である。体幹の対称性は背臥位、直立座位、直立立位における基準となる。

また、体幹の対称機能には「体幹の正中線を空間的に認識する機能」と「体幹の正中線を接触的に認識する機能」の2つのサブ機能がある。

体幹の基本肢位は背臥位、座位、起立、立位において左右対称である。これは「体幹の正中線（左右比較における自己中心座標の基本線）の知覚」、「体幹の空間アライメントの知覚」、「体幹と物体の接触の知覚」などに基づいている。日常生活動作において体幹の左右の対称性は連続的に変化して非対称になるが、それは行為を遂行するためのバリエーションである。

また、体幹の対称性は行為の出発肢位となることが多い。行為を遂行すると体幹の対称性は形態的かつ力学的に変化する。その行為は体幹が対称で終了するとは限らないが、元の基本肢位に戻ることが必要である。したがって、体幹の対称機能と呼ぶ場合には、非対称な状態を対称的な状態へと修正する機能が含まれる。そして、対称機能は垂直機能の前提条件となる。片麻痺患者の場合、体幹の対称機能が障害されていれば、垂直機能の回復が困難になる。

正しい座位において体幹は左右対称である。片麻痺患者の座位では体幹は左右非対称となっていることが多い。臨床では体幹の正中線で区分された左右の体幹各部が対称に位置しているかどうかを前額面と水平面で観察する。また、頭部、上肢、下肢の対称性も観察する。

［前額面での観察］
1) 顔面は正面を向いている
2) 頸部の側屈がない
3) 左右の眼の位置が水平である
4) 左右の肩（肩峰）の位置が水平である
5) 左右の肩甲骨の位置が水平である
6) 左右の骨盤（上前腸骨棘）の位置が水平である
7) 左右の膝の位置が左右の股関節の正面前方にある
8) 左右の足の位置が左右の膝関節（90度屈曲）の下方にある
9) 左右の足底が床面に全面接地している
10) 左右の上腕が下垂し、左右の肘が屈曲し、左右の手掌が左右の大腿部の上にある

［水平面での観察］
1) 顔面は正面を向いている
2) 頸部の回旋がない

3) 両肩（肩峰）が前額面上に位置している
4) 骨盤（上前腸骨棘）が前額面上に位置している
5) 両膝が前額面上に位置している（一側骨盤の前方回旋がない）

　前額面で体幹が左右対称であれば、重心は矢状面の正中線上に落ち、体重は殿部で左右均等にかかる。片麻痺では体幹が側方傾斜して左右の肩を結ぶ線が水平位になっていない。水平面では麻痺側の肩甲帯が後方に引かれ（retraction）、上肢が屈曲しやすい。下肢は股関節が外旋して足底の床面への全面接地ができない。

9.4 体幹の垂直機能

■体幹の垂直位と直立座位を保持する機能

　体幹の垂直機能とは、体幹の垂直位と直立座位を保持する機能である。体幹の垂直位は、座面の水平性に対して脊柱を直角に位置する必要がある。体幹の直立位は腰椎骨盤リズムを介した仙骨支持から坐骨支持への移行によって得られる。

　したがって、体幹の垂直機能には「体幹を座面の水平性に対して垂直に保持する機能」と「体幹を腰椎骨盤リズムによって直立座位に保持する機能」の2つのサブ機能がある。

　体幹の対称機能と垂直機能の組み合わせによって、人間に特有な「直立座位」が取れる。座位における体幹の垂直機能は抗重力的な脊柱と骨盤の細分化であり、それには「腰椎骨盤リズムの出現」と「支持基底面の水平性の知覚」が必要である。座位での体幹の垂直機能は前額面の対称性と座面の水平性を前提条件として矢状面で観察する。

[矢状面での観察]
1) 顔面は正面を向いているか
2) 頸部の屈曲がないか
3) 脊柱の円背や前屈がないか
4) 坐骨座りと仙骨座りのどちらか
5) 骨盤の前傾と後傾のどちらか
6) 腰椎前彎、胸椎後彎、頸椎前彎か
7) 左右の股関節の上方に左右の肩関節が位置しているか
8) 股関節、膝関節、足関節は90度屈曲位であるか
9) 左右の足底が床面に全面接地しているか
10) 上肢は下垂しており、手指が伸展しているか

　片麻痺の場合、矢状面では体幹を前屈し、左右の股関節の上方に左右の肩関節を位置させることができない。これは体幹の垂直機能の破綻を意味する。

　座位での体幹の垂直性において最も重要な運動メカニズムは、Cailliet の提唱する「腰椎骨盤リズム」である（図9.3）。それは座位で両股関節の垂直線上に両肩を位置させることによって得られる。しかし、座位姿勢が崩れて体幹を前屈している状態から直立位を取るためには骨

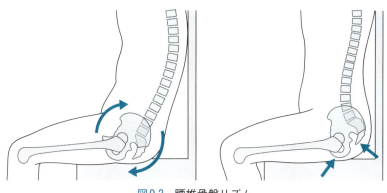

図9.3　腰椎骨盤リズム

盤前傾と腰椎前彎が生じる必要がある。この股関節の屈曲運動である「骨盤前傾」と、第3腰椎を頂椎とする腰椎の伸展運動である「腰椎前彎」の連動によって腰椎骨盤リズムが形成される。つまり、直立座位は2つの関節運動の相互関係によって決まる。筋活動としては脊柱起立筋が最も重要である。

　サルのような体幹の前屈姿勢（脊柱の後彎、Cカーブ）の状態から、ヒトの体幹の直立性へと移行するためには、股関節の上での骨盤前傾と骨盤に対する腰椎前彎が必要であった。そして、同時に頸椎と胸椎の伸展も出現する。これによって重心は「V字」の支持基底面の後方に落ち、重心の高さは第7胸椎レベルへと上方に移動する。

　つまり、腰椎骨盤リズムとは、骨盤前傾と腰椎前彎の2か所の関節の動きが重心を後方かつ高くして不安定にさせることである。この不安定性の中で安定を維持するのが体幹の垂直機能である。また、腰椎骨盤リズムの運動メカニズムは、逆に立位から座位へ座る時の「体重のショック吸収」においても働く。

　腰椎骨盤リズムによって、座位における殿部の支持基底面内で重心が前方から後方へと移動することは、仙骨座りから坐骨座りへの移行を意味する。また、重心を殿部の支持基底面の後方に落とし、その上方に脊柱を垂直に位置させて頭と体幹の重量を支える場合、その体重は左右均等でなければならない。それは「体幹を左右に分割する正中矢状面を座位の重心線と一致させる基準」であり、「体幹の正中線」を構築している状態でもある。

　サルが人間のような体幹の直立性を取れないのは腰椎骨盤リズムが不十分で体重支持が「仙骨支持」となっているからである。サルでも体幹の正中線は構築している。人間の場合は腰椎骨盤リズムは自動化されており体重支持は「坐骨支持」となる。一方、片麻痺患者の場合は「仙骨支持」となりやすく、垂直位を取らない座位姿勢が多く、体幹の正中線が健側に偏位することが多い。

　体幹の垂直機能の観察は、片麻痺患者に人間に特有な直立座位（坐骨座り）を再学習させてゆく上できわめて重要である。

　そして、体幹の垂直機能の回復はさまざまな空間での体幹の静的支持や動的な立ち直り反応の準備状態となる。

　体幹の垂直機能は体幹の支持機能や到達機能が出現するための「体幹運動の十字路（交差点）」と呼ぶべき基準姿勢なのである。

9.5 体幹の支持機能

■体幹の方向づけと直立座位を制御する機能

体幹の支持機能とは、体幹を方向づけて直立座位を制御する機能である。頭部−脊柱−骨盤と座面との空間関係を変更して体幹を方向づけたり（傾斜や回旋）、座面の水平性の変化や上下肢の変化に対応して直立座位を制御する能力である。体幹が空間的かつ接触的な知覚情報を統合することによって、動的に直立位を維持するとともに、支持基底面内での体幹の体重移動を可能にする。特に、この支持機能は体幹の予測制御機構によって特徴づけられ、上肢を使って物体に到達する行為の前提条件となる。体幹のバランス機構によって動揺を制御し、頭や上下肢の行為が最大限の精度で行われるように微調整する。

一方、片麻痺患者に特徴的なのは、この支持機能の低下時に健側上肢を支持体として使用する点である。この場合、体幹の支持機能は限定的で、空間内で健側肢を解放する可能性を失い、動的な支持機能を遂行することができない。

また、体幹の支持機能には「体幹を方向づける機能」、「体幹の予測的姿勢制御機能」、「体幹の重心移動を制御する機能」、「体幹の直立座位と上下肢の運動を分離する機能」の4つのサブ機能がある。

① 体幹を方向づける機能
　　➡ 脊柱の運動方向や距離を空間的に知覚する
　　➡ 体幹の重心移動と体重分配を知覚する
② 体幹の予測的姿勢制御機能
　　➡ 外乱を予測して頭部−肩甲骨−脊柱−骨盤を細分化する
③ 体幹の重心移動を制御する機能
　　➡ 上肢を他動運動あるいは自動運動しても体幹の直立座位を制御する
④ 体幹の直立座位と上下肢の運動を分離する機能
　　➡ 下肢を他動運動あるいは自動運動しても体幹の直立座位を制御する

座位での体幹の支持性は静的かつ動的であり、「直立座位（対称性と垂直性の保持）」が基本だが、座位での行為においては前屈位、側屈位、回旋位での支持性も必要となる。つまり、体幹の支持機能の獲得は体幹の傾斜状態での空間的な方向づけを可能にする。これには体幹を垂直位で回旋して後方に振り向くことも含まれる。また、外乱や自発的な体幹の傾斜を予測的に制御したり、上下肢の他動運動や自動運動時に直立座位を制御する能力も含まれる。筋活動としては、腹直筋、脊柱起立筋、内・外腹斜筋、腰方形筋、腸腰筋の制御が必要である。

体幹の支持機能を学習するための知覚情報としては、「脊柱の運動方向と距離の知覚」、「体幹の重心移動と体重分配の知覚」、「予測的姿勢制御のための体幹の細分化（脊柱、肩甲骨、骨盤の分離）」、「体幹と上下肢の細分化（体幹と上下肢の分離）」などが不可欠である。また、この能力が将来的な各種座位姿勢の制御、上肢リーチング時の重心移動、座位からの起立、立位バランス、歩行などの前提条件となる。

体幹の支持機能の観察においては、体幹の直立性をさまざまな状況下で制御する能力を分析

する必要がある。たとえば、患者が直立座位を保持した状態で、セラピストは次のような体幹の支持性を要求する。

1) 体幹の直立座位での支持と空間的な方向性の知覚
2) 体幹の方向づけの静的制御（傾斜位や回旋位の保持）
3) 体幹の重心移動と体重分配の知覚
4) 外力に対する体幹の予測的な直立座位の保持
5) 上下肢の他動運動時の体幹の直立座位の制御
6) 上下肢の自動運動時の体幹の直立座位の制御
7) 体幹の方向づけの動的制御
8) 単軸不安定板上での体幹の直立座位の制御
9) 単軸不安定板上での上下肢の他動運動時の体幹の直立座位の制御
10) 単軸不安定板上での上下肢の自動運動時の体幹の直立座位の制御

これらが可能であることが体幹の支持機能を有しているということである。それは体幹と環境の相互作用の変化に対応して、自らの体幹（肩甲骨 – 脊柱 – 骨盤の関係性）を細分化したり、体幹と上下肢を細分化する能力を有しているということでもある。また、その時、座位での重心線を支持基底面の一定の範囲に留めておくことが条件となっている。

実際には大きな体幹の動きではないにもかかわらず、こうした体幹の支持性にはさまざまな知覚情報が求められている。つまり、体幹の支持性には粗大ではなく巧緻な運動制御が要求されている。この巧緻性には体幹の体性感覚の精密化と筋活動の微調整が不可欠である。

たとえば、直立座位を保持した状態から、セラピストが他動運動で患側下肢の股関節を屈曲する場合を考えてみよう。股関節の屈曲運動と体幹の垂直性が分離できなければ、重心動揺によって体幹は後方に傾斜する。それを制御するのが腹筋と脊柱起立筋による予測的姿勢制御機能としての体幹の支持性である。

また、体幹の支持性の獲得は殿部での重心移動と体重分配についての体性感覚の精密化を前提とする。その知覚情報を制御することで体幹の方向づけが可能となる。後方から誰かに呼びかけられたら、体幹の直立性を保持した状態で後方を見る（振り向く）という行為が必要である。この時、体幹は回旋位で支持されている。座位では体幹の側方傾斜を制御して行為することも多い。これらすべてが体幹の支持機能であり、その基本が体幹と上下肢を細分化して直立座位を支持する機能である。

9.6　体幹の到達機能

■体幹と上肢のリーチングを協調する機能

体幹の到達機能（リーチング）とは、上肢の長さよりも遠い距離で行為することを可能にするバランス能力である。この場合、体幹は上肢の到達方向と同じ方向に動く。ここでもまた、支持基底面である骨盤の組織化が基本的に重要であり、体幹の空間的な立体配置（コンフォメーション）とその内部の体重分配に応じて修正される。

また、体幹の到達機能には「体幹と上肢のリーチングを連動する機能」と「体幹と上肢のリーチングを分離する機能」の2つのサブ機能がある。

座位での体幹の到達運動は体幹と上肢の協調した動きであることが多い。上肢と連動した体幹のリーチング時には、重心は支持基底面の外にも移動するため、頭部と体幹の立ち直り反応や上下肢の平衡反応が必要となる。

具体的には、机の上の遠くに置かれた物体を取る時、台に上って天井の電球を交換する時、靴の紐を結ぶ時、あるいはボールを投げる時など、上肢だけでリーチングが不十分であれば体幹もリーチングに参加してくる。したがって、座位における体幹のリーチング能力は次のような行為として観察する。

1) 前方への体幹と上肢のリーチング
2) 上方への体幹と上肢のリーチング
3) 下方への体幹と上肢のリーチング
4) 左側への体幹と上肢のリーチング
5) 右側への体幹と上肢のリーチング
6) 後方への体幹と上肢のリーチング

たとえば、座位で机の上の前方に置かれた物体を手で取ろうとするのは、前方への体幹と上肢のリーチングである。頭部よりも高い位置にある物体を手で取ろうとするのは、上方への体幹と上肢のリーチングである。左足の靴の紐を結ぶ時に体幹を屈曲しつつ左回旋させた方向づけを行うのは、下方への体幹と上肢のリーチングである。また、左側の物体を取るための体幹と右上肢のリーチングは、対側への体幹と上肢のリーチングである。自分の後方にある物体を取る時は体幹を回旋させながら手を伸ばすが、これは後方への体幹と上肢のリーチングである。

こうした体幹と上肢が連動したリーチングは、座位の支持基底面での動的な重心の運動軌道がさまざまな方向に生じるだけでなく、基底面を越えると上肢のパラシュート反応や体幹の立ち直り反応が必要である。また、上下肢の平衡反応が発達している必要がある。

座位での体幹のリーチングは棒のように動くのではなく、手がどこに向かうかによって脊柱は屈曲、伸展、側屈、回旋の複雑な組み合わせで動き、頭部、肩甲骨、骨盤との関係性も複雑になる。また、体幹のリーチングは最終的に両側同時、右手一側、左手一側、両側別々に行われるものであり、日常生活動作や物体操作を伴うすべての作業の基本だと解釈すべきであろう。特に、道具使用においては両手動作が多いため、体幹と両側上肢のリーチングを協調する機能が求められる。

一方、体幹と上肢のリーチングを分離する機能とは、直立座位を保持して上肢を多方向へリーチングしたり、体幹のリーチングと上肢のリーチングの方向が異なる動きである。これは体幹と上肢が異なる行為を遂行する場合に必要となるが難易度は高い。たとえば、不安定板に座って直立座位や傾斜位を保持しながら上肢をリーチングして行為することが相当する。

また、立位や歩行においては「体幹と下肢の連動」も不可欠である。歩行時に体幹が動揺することなく、スムーズに水平移動することを「体幹のグライダー機能(水平滑走)」という。下肢による前方移動時に、骨盤、脊柱、肩甲骨、頭部は微妙に運動しながら垂直位を保持して水平に滑走する。これは高度な体幹の細分化による巧緻運動である。

さらに、人間の行為においては、体幹の「視覚、体性感覚、言語の情報変換」が必要である。自己の体幹の動きと他者の体幹の動きを比較し、それが視覚的、体性感覚的、言語的に一致しているかどうか、それを模倣したり、記号的な意味としても理解する必要がある。

行為において体幹の複数の機能はすべて相互に関係づけられている。

体幹のリハビリテーションにおいては、行為を創発する"関係性の構築者"としての体幹の複数の機能の役割と、機能を学習するための知覚情報の役割を理解する必要がある。

9.7 体幹の機能システムの評価

■ 片麻痺の体幹の評価

Cogoらは片麻痺の体幹機能の評価表を発表している。この評価表では体幹の対称機能は直立機能に含めており、A) 体幹の直立機能（対称機能・垂直機能）、B) 体幹の支持機能、C) 体幹の到達機能 の3つに区分して評価する。

この評価によって体幹の機能システムの障害が運動分析できる。また、点数化も可能である。重要なのは、それぞれの項目が直立機能、支持機能、到達機能に対応している点である。臨床で簡単に観察・検査できる評価である。急性期後の片麻痺患者は仙骨座りで直立機能が欠如していることが多い。体幹の機能システムの評価はその段階から始まる（図9.4）

[片麻痺の体幹の評価]

A-1）健側の手で患側上肢の外側（肘）に触れる
A-2）天井（真上）を見上げる

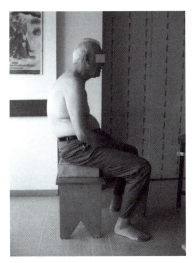

図9.4 仙骨座りによる直立機能の欠如
(Rizzello C：体幹に対する認知神経リハビリテーション．日本認知神経リハビリテーション学会・スペシャルセミナー（神戸），2012より)

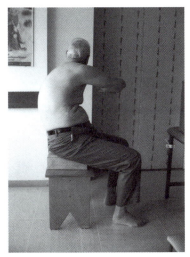

図9.5 健側の手指（示指）で患側の外方空間を指差す (Rizzello C：体幹に対する認知神経リハビリテーション．日本認知神経リハビリテーション学会・スペシャルセミナー（神戸），2012より)

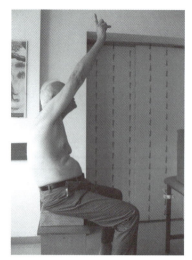

図9.6 健側の手指(示指)で天井の真上を指差す（Rizzello C：体幹に対する認知神経リハビリテーション．日本認知神経リハビリテーション学会・スペシャルセミナー(神戸)，2012より）

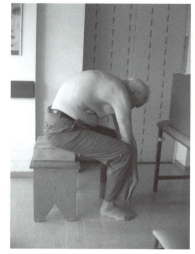

図9.7 健側の手を下肢の足の尖端に触れる（Rizzello C：体幹に対する認知神経リハビリテーション．日本認知神経リハビリテーション学会・スペシャルセミナー(神戸)，2012より）

B-3) 健側の手指(示指)で前方空間を指差す(上肢全体で指す)
B-4) 健側の手指(示指)で患側の外方空間を指差す(図9.5)
B-5) 健側の手指(示指)で天井の真上を指差す(図9.6)
B-6) 健側の手でテーブル上の前外方空間に置かれた物体に触れる
B-7) 健側の股関節を屈曲して健側の足を床から5cm持ち上げる
C-8) 健側の手で患側の殿部(股関節外側)に触れる
C-9) 健側の手で左右の足の尖端に触れる(図9.7)
C-10) 健側の手で患側殿部から側方へ15cm離れた位置の物体に触れる
C-11) 健側の手指でテーブル上の患側の側方へ15cm離れた位置の物体の輪郭を辿る

9.8 体幹の機能システムの回復を目指す

■人間のすべての行為に体幹の機能システムは寄与している

体幹は「身体の中心」であるがゆえに、人間のすべての行為に体幹の機能システム(対称機能、垂直機能、支持機能、到達機能)は寄与している。

たとえば、座位での日常生活動作において、食事をする時には「対称機能」、「垂直機能」、「支持機能」が必要である。テーブルの遠くに置かれたコップや皿を手で取ろうとすれば「到達機能」も必要となる。洗面動作においても、整容動作においても、衣服(上着やズボン)の着脱においても、靴を履く動作においても、トイレ動作の着座や起立においても、入浴動作においても体幹の機能システムは必要である。

Muybridgeの上肢のリーチングを捉えた連続写真を見てみよう(図9.8)。この連続写真を見

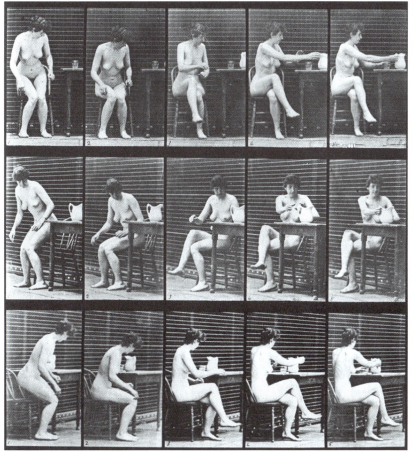

図9.8 体幹と上肢のリーチング（Adam HC：Eadweard Muybridge: the human and animal locomotion photographs. Taschen, 2010 より）

9・8 体幹の機能システムの回復を目指す

ながら体幹の機能システムが上肢のリーチングとどのように協調しているかを分析してほしい。特に、手をコップに持っていく時の距離の調節に体幹の到達機能が関わっている点に注目してほしい。水差しに手をリーチングする時には、体幹の垂直機能で垂直位を保持した体幹の回旋と肩甲帯のプロトラクションが生じている。この時、体幹の正中線を基準とする脊柱の回旋によって体幹を方向づけている。これは体幹の支持機能である。同時に上肢のリーチングが生じ、肩甲帯の動きから肩関節の自己中心座標原点を定めることで上腕を方向づけている。その上で肘関節の屈伸による距離の調整を決定づけている。それによって水差しを手で持つという行為が達成されている。この写真は上肢のリーチング場面のように見えるが、体幹の到達機能も連動しているのである。

さらに、椅子に座る時には「腰椎骨盤リズム」によって体重のショック吸収が行われている。同時に下肢を組んで体重の支持基底面を変更している。これは椅子に座ろうとした瞬間に、既に手で水差しを持つという行為の意図が想起されており、その後に下肢機能、体幹機能、上肢機能を組み合わせ、結果的に行為の目的を実現していると運動分析できる。

また、立位や歩行にも体幹の機能システムが関与することを忘れてはならない。立位時、体

幹は左右対称でなければならない。歩行時、体幹は直立位を維持していなければならない。体幹が崩れ、歩行時に体幹が前屈していると反張膝歩行が出現するし、立脚期のトレンデレンブルグ歩行では体幹が側屈するデュシェンヌ現象が出現する。

　行為の回復を目指す時、セラピストは体幹の機能システムの回復を図るべきである。体幹の機能システムの回復とは、対称機能 ⇒ 垂直機能 ⇒ 支持機能 ⇒ 到達機能の回復を意味する。

文献
1) 宮本省三：ゾウの鼻，カメの甲羅，ヴァルパンソンの浴女．認知神経リハビリテーション 11：1, 2011.
2) Perfetti C：Condotte terapeutiche per la rieducazione motoria dell'emiplegico. Collana di Riabilitazione Medica 11, Ghedimedia, 1986.
3) 宮本省三：片麻痺—バビンスキーからペルフェッティへ．協同医書出版社，2014.
4) カルロ・ペルフェッティ（小池美納・訳）：認知神経リハビリテーション入門．協同医書出版社，2016.
5) 宮本省三，八坂一彦，平田尚大，田渕充勇，園田義顕：人間の運動学—ヒューマン・キネシオロジー．協同医書出版社，2016.
6) Cogo R, Crea E, Rizzello C：Il recupero della motilità del tronco nell'emiplegico: il trattamento in posizione seduta. Collana di Riabilitazione Medica 6, Idelson Gnocchi, 1996.
7) Rizzello C：体幹に対する認知神経リハビリテーション．日本認知神経リハビリテーション学会・スペシャルセミナー（神戸），2012.
8) Adam HC：Eadweard Muybridge: the human and animal locomotion photographs. Taschen, 2010.

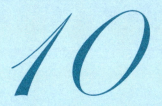

体幹の認知神経リハビリテーション

10.1 体幹の何の回復を、どのように達成するのか？

■片麻痺の体幹の回復は簡単ではない

　片麻痺の体幹の回復を目指して「運動療法（therapeutic exercise）」が行われる。運動療法とはセラピストによる「治療的な訓練」の総体であり、一般的には「リハビリテーション治療」とも総称される。しかし、「片麻痺の体幹の回復を目指す」と表明するだけでは抽象的で不明確である。

　また、片麻痺の体幹の回復を目指す運動療法は選択された結果である。それはセラピストの思考の反映だが、その選択に無自覚であってはならない。もし、セラピストが片麻痺の体幹の回復を無視した運動療法を選択しても、誰からも何も問題を指摘されずに臨床での運動療法が成立してしまう危険性を自覚しておくべきである。たとえば、セラピストが片麻痺の上下肢の回復に意識を奪われ、体幹の回復を無視することがよくある。

　さらに、体幹は柔軟に動く運動器であると同時に精密な知覚器であり、運動制御メカニズムや運動学習の難易度は高い。そのため片麻痺の体幹の病態分析は確立されておらず治療に難渋することが多い。時には、体幹の崩れを目の前にして、どのような治療をすればよいのか苦悩することもある。そんな時、セラピストは次の言葉を心に刻んでおくべきではないだろうか。

　　片麻痺の体幹を治療するためには、「体幹の何の回復を、どのように達成するのか？」
　　を明確にしなければならない。

　人間の体幹の謎はまだ解けていない。片麻痺の体幹には未知なことが多い。片麻痺の体幹の治療は簡単ではない。ここではまず、「体幹の認知神経リハビリテーション」の基本的な考え方について説明する。

10.2　どのような片麻痺患者に適用するのか？

■座位で「体幹の崩れ」が出現している片麻痺患者に適用する

　体幹の認知神経リハビリテーションは、座位で「体幹の崩れ」が出現している片麻痺患者に適用する。特に、Perfettiは次のような片麻痺患者に適用すべきだとしている。

① 座位保持が困難な患者
② 座位を取ると患側に倒れる患者
③ 座位で体重を健側の骨盤に荷重している患者
④ 座位で患側の肩や骨盤が前方に傾斜している患者
⑤ 座位で健側肢によって体幹を患側方向に押す患者

　つまり、座位で片麻痺患者の「体幹の崩れ」を観察し、その問題点を抽出し、正しい座位の再学習のために認知神経リハビリテーションを適用する。正しい座位の再獲得は、上肢の活動、起立、立位、歩行の改善の前提条件である。そして、「体幹の崩れ」が出現している片麻痺患者には、「体幹の行為、機能、情報」に問題が生じている。

10.3　体幹の行為、機能、情報の回復を、脳の認知過程の活性化によって達成する

■体幹への認知問題によって脳の認知過程を活性化する

　体幹の認知神経リハビリテーションは、「体幹の行為、機能、情報の回復を、脳の認知過程の活性化によって達成する手段」である。その場合、回復予測(改善)としては「長期、中期、短期の改善」に基づいて次のように仮定する。

- 体幹の行為の回復……長期の改善
    - ➡ 上肢の活動、座位、起立、立位、歩行などの行為の改善
- 体幹の機能の回復……中期の改善
    - ➡ 対称機能の改善
    - ➡ 垂直機能の改善
    - ➡ 支持機能の改善
    - ➡ 到達機能の改善
- 体幹の情報の回復……短期の改善
    - ➡ 体幹の空間的な知覚情報の改善
    - ➡ 体幹の接触的な知覚情報の改善

　そして、認知神経リハビリテーションの訓練は、「体幹の情報の回復(行為のヒエラルキーの下位レベル)」に対応する体幹と環境の相互作用を介して行われる。それは行為の回復や体幹

の対称機能、垂直機能、支持機能、到達機能の回復を目指すものである。しかし、そのためには「体幹の空間的な知覚情報」と「体幹の接触的な知覚情報」の回復が必要である。

また、訓練は、「体幹への認知問題によって脳の認知過程を活性化する」という特徴がある。この訓練が「知覚情報レベルにおける認知問題」であることが、従来のリハビリテーション（運動療法）と決定的に異なる点である。すなわち、訓練は行為や機能を遂行させることではなく、行為や機能は訓練（知覚情報の収集と識別）の結果として回復することになる。以下、体幹の認知神経リハビリテーションの基本概念を説明する。

10.4　体幹の認知神経リハビリテーションの基本概念

■認知理論−病態分析−道具−訓練

認知神経リハビリテーションは「認知理論」、「病態分析」、「道具」、「訓練」の4つの構成要素からなる（図10.1）。これは体幹の認知神経リハビリテーションにおいても同様である。

① 認知理論……体幹の認知過程を活性化する
② 病態分析……体幹の外部観察と内部観察
③ 道具…………訓練器具と介入手段
④ 訓練…………目的、テーマ、内容、方法、目標

◆①認知理論

認知理論とは「あらゆる回復を病的状態からの学習過程」と捉えた上で、「認知過程（知覚、注意、記憶、判断、言語、イメージ）の再組織化によって学習を図る」とする「仮説」である。セラピストは、その仮説を訓練によって「検証」してゆく。つまり、訓練は回復を図るための手段であると同時に、セラピストの仮説を検証する手段でもある。

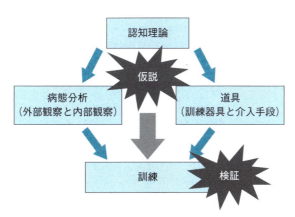

図10.1　認知神経リハビリテーションの基本構造

> - 体幹の回復は病的状態からの学習過程である
> - 体幹の認知過程の活性化によって回復を図る

◆②病態分析

　病態分析とは「外部観察と内部観察」による病態の解釈のことである。外部観察は「どのように動くか」の病態分析である。行為の遂行状況、機能システムの作動状況、情報システムの異常、運動の異常要素（痙性）、感覚障害、高次脳機能障害の影響などについて観察する。一方、内部観察は認知過程の病態分析であり、「どのように知覚するか」、「どのように注意するか」、「どのようにイメージするか」、「どのように言語を使うか」、「どのように学習するか」などを観察する（図10.2）。

> - 体幹の外部観察……どのように動くか？
> - 体幹の内部観察……どのように知覚、注意、記憶、判断、言語、イメージを使うか？

◆③道具

　道具は「道具立て」とも呼ばれ、「訓練器具としての道具（治療器具）」と「訓練における介入手段（患者の肢位の決定、訓練の状況の設定、患者に何を要求するか、セラピストの物理的なガイドとしての運動の介助、認知的なガイドとしての言語指示など）の具体化」という2つの意味がある。つまり、どのような道具を使って、どのような学習–教育状況をつくるのかに相当する。

> - 体幹への訓練器具の選定
> - 体幹への介入手段の具体化

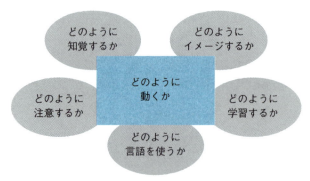

図10.2　病態分析（外部観察と内部観察）

◆ ④訓練

　訓練は「回復のための教育的な手続き」である。そのためには「訓練の目的、テーマ、内容、方法、目標」を明確にする。

> ● 目的………体幹の何の機能の回復を目指すのか？
> ● テーマ……体幹のどこの部位に何のための訓練を行うのか？
> ● 内容………何を教えるのか？
> ● 方法………どのように教えるのか？
> ● 目標………いつまでに、どのような回復を達成するのか？

　訓練の「目的」によって、「何の機能の回復を目指すのか」が明確になる。たとえば、上肢ではリーチング機能の回復のため、下肢では踏切り機能の回復のためであったりする。同様に体幹でも訓練の目的を「対称機能、垂直機能、支持機能、到達機能」のどれかに特定する。その特定はセラピストの病態分析によって導かれる。

　訓練の「テーマ(主題)」は、その機能の回復のために、まず「身体のどこの部位に訓練を行うのか」である。たとえば、上肢のリーチング機能の回復を目指す場合は、訓練を肩関節に適用するのか、肘関節に適用するのか、その両方の関節に適用するのかといった部位を特定する必要がある。同様に体幹の場合も、「体幹のどこの部位(肩甲帯、脊柱、骨盤、背中、殿部)に訓練を適用するか」を特定する。

　次に、その部位に「何のために訓練を行うのか」についても特定する。それは「訓練の理由(＝○○のために)」を明確に認識しておくためである。たとえば、「体性感覚空間における方向性の識別のため」とか「支持基底面での体重分配の再組織化のため」というように特定する。それによって訓練の「テーマ」が「脊柱の体性感覚空間における運動の方向性の精密化のための訓練」とか、「骨盤(殿部)の支持基底面での体重分配の再組織化のための訓練」というように特定される。

　つまり、「目的」と「テーマ」の特定によって、ある1つの訓練が「体幹の支持機能の回復を目指した、骨盤(殿部)の支持基底面での体重分配の再組織化のための訓練」と決定される。

　その上で、訓練の「内容(何を教えるのか？)」、「方法(どのように教えるのか？)」、「目標(いつまでに、どのような行為の回復を達成するのか？)」を検討する。

　たとえば、目的が「体幹の垂直機能の回復(直立座位の保持)」で、テーマが「脊柱の体性感覚空間における運動の方向性の精密化のための訓練」だとする。

　その場合、「内容」は「運動覚による傾斜方向の識別」となる。そして、「方法」は「訓練器具は脊柱の傾斜方向を5段階の目印で示すボードを使用し、介入手段は患者を座位で閉眼させ、垂直位を確認し、運動イメージの想起を要求した後、セラピストが他動運動によってゆっくりと傾斜させ、その方向を脊柱の運動覚により識別させる」というような具体的なものとなる。また、「目標」は「2週間後に、椅子に座った状態で直立座位が保持できるようになる」とか、他の上下肢への訓練と関連づけて、「4週間後に、椅子座位で、両手を下垂した状態で、足底の全面接地を維持したまま、体幹を正中矢状面の方向に前屈させながら、立ち上がることができる」といった回復予測となる。そして、回復予測は2週間後、4週間後に、訓練効果とし

て検証されることになる。

　こうした「認知理論」、「病態分析」、「道具」、「訓練」という一連の治療の手続きを明確にするために、セラピストは「患者のプロフィール（カルテ）」を作成することが望ましい。プロフィールは観察⇒病態分析⇒治療計画⇒訓練についての思考プロセスであり、同時に仮説－検証プロセスでもある。もし、仮説が完全に否定されたら、病態分析、道具立て、訓練を見直し、新たな訓練を実施する必要がある。また、仮説が肯定されたら、より難易度の高い訓練のバリエーションを実施してゆく。

10.5　体幹に認知問題を適用する

■認知問題－知覚仮説－解答

　認知神経リハビリテーションにおける訓練は、セラピストが「認知問題」を適用し、患者が「知覚仮説」を想起し、「解答」することで成立する（図10.3）。

　体幹への認知問題によって体幹の認知過程を再組織化することができる。それは「体幹と環境との相互作用に準拠した体性感覚に由来する知覚レベルの問い」である。単に皮膚の表在感覚や関節の深部感覚を感じているかどうかではない。認知問題によって体幹の空間アライメントを知覚したり、体幹を介して物体の属性を知覚することが重要である。

　たとえば、セラピストが閉眼した片麻痺患者の体幹を他動運動によって側方傾斜させた場合、どの方向に、どれだけの距離、移動したのかを問う。つまり、体幹への認知問題はセラピストによる感覚刺激ではないし、患者に運動反応の発現を求めるものでもない。

　また、体幹への認知問題は触覚、圧覚、運動覚、重量覚を介した体幹と物体との相互作用として適用されるが、それは体幹の機能回復に必要な知覚情報を構築するための手段でなければならない。情報の構築とは「身体を介して物理的な差異を認知的な差異に変換する」ことである。

　これら基本原則を念頭に、体幹に対して複数の「認知問題（体性感覚を介した知覚探索課題）」を与え、「知覚仮説（予期、予測、運動イメージ）」を想起させ、「解答（予測と結果の比較照合）」へと導いてゆく。その認知過程の再組織化によって体幹の機能が回復してゆく。

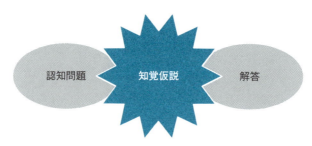

図10.3　認知問題－知覚仮説－解答

> - 認知問題………空間問題と接触問題
> - 知覚仮説………知覚仮説(予期、予測、運動イメージの想起)
> - 解答……………知覚仮説と結果の比較照合(マッチング)

　認知問題は身体に対して各種の訓練器具(道具)を介在させた知覚課題(task)である。セラピストは道具によって知覚の難易度を操作できる。知覚の難易度は道具の物理的な特性と指標(比較するパラメーター)によって変化する。患者は閉眼し、体性感覚に注意を集中し、それらの差異を識別しなければならない。認知問題の難易度が高すぎると適切に解答できない場合もある。その場合は知覚課題の変更が要求される。しかし、患者が認知問題に解答できない場合、道具を変更するよりも知覚仮説を変更することで正しい解答へと導くこともできる。

　そして、認知問題は「空間問題」と「接触問題」に大別できる。空間問題とは体幹の動きによって「方向」、「距離」、「形」の知覚を要求することである。接触問題とは体幹の動きによって物体の「表面性状」、「硬さ」、「重さ」、「摩擦」の知覚を要求することである。

> - 空間問題……方向、距離、形
> - 接触問題……表面性状、硬さ、重さ、摩擦

　体幹への認知問題は患者に「知覚仮説(予期、予測、運動イメージの想起)」を求めている。それは簡単すぎても難しすぎてもならない。知覚仮説は「発達の最近接領域(セラピストの介助があれば正しく解答できる可能性のある領域)」に設定されなければならない。

　同時に、セラピストは体幹の機能システムの回復状況に応じて、認知問題の数(訓練の数)を適切に設定する必要もある。その際、体幹と道具との相互作用に準拠した訓練の数のみでなく、患者の認知過程の能力に準拠した情報構築の難易度も考慮しておく必要がある。

　また、体幹への空間問題と接触問題は「背臥位」、「座位」、「起立」、「立位」、「歩行」の順で適用する。その際、セラピストが患者の体幹をどのように動かすかが重要である。セラピストは次の3つの段階に区分した上で、体幹と環境の相互作用における認知過程を活性化すべきである。なお、上下肢の場合は訓練段階を片麻痺の特異的病理(痙性)における伸張反射の異常、放散反応、原始的運動スキーマ(共同運動)、運動単位の動員異常に対応させるが、体幹の場合は多関節筋が多く厳密ではない。

> - 第1段階の認知問題は他動運動(passive movement)で行う
> - 第2段階の認知問題は自動介助運動(active-assistive movement)で行う
> - 第3段階の認知問題は自動運動(active movement)で行う

　以下、体幹への認知問題(空間問題、接触問題)について具体的に説明してゆく。

10.6　体幹への空間問題

■体幹への空間問題は"どこの空間"に対応している

　体幹への空間問題とは脊柱の関節、靱帯、筋の機械受容器(メカノレセプター)を介した「どこの空間」に関わる知覚であり、体幹の運動の「方向」、「距離」、「形」などの知覚探索を求める。

　体幹は3次元空間での運動の自由度を有しており、運動の方向、距離、形の知覚が可能である。関節、靱帯、筋は脊柱に力学的な安定性を与えるだけではなく運動覚情報を脳に伝えている。また、座位では頭部と体幹の重量を制御する必要があり、その重量を脊柱の動きによって移動しなければ座位バランスを制御できない。重量の移動には加速度や慣性力が働き常に重心が不安定となる。同時に殿部や足底から床反力も生じる。こうした重量の移動によって生じる重心の揺れや移動の変化は連続的であり、体幹の空間認知には予測的な筋出力の空間的、時間的、強度的な調節も求められる。

　さらに、体幹の触覚情報や圧覚情報も運動覚や重量覚に寄与しており、これらの体幹の体性感覚情報が頭頂連合野で統合されて「どこの空間」が形成される。

　そこで体幹の空間認知能力を向上させてゆくために、脊柱の運動の「方向」、「距離」、「形」を「空間問題」によって知覚探索させる。

　たとえば、座位でセラピストが体幹を他動的にゆっくりと側方傾斜した場合、肩が移動した方向や距離を問うことができる(図10.4)。これは重心移動の方向や距離への問いである。あるいは、座位で体幹をセラピストが他動的にゆっくりと動かして戻し、その運動軌道を問うこともできる。つまり、重量が左右の殿部にどれだけ負荷されているか、重心がどの方向に移動するかなども含めた「どこの空間」についての認知過程の再組織化を目指す。常に右半身と左半身の空間アライメントの差異を比較しながら、体幹の細分化を空間問題として適用する。

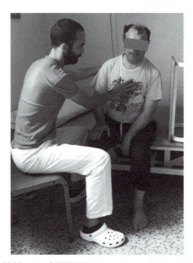

図10.4　**体幹への空間問題**（Rizzello C：体幹に対する認知神経リハビリテーション．日本認知神経リハビリテーション学会・スペシャルセミナー(神戸)，2012より）

■体幹への空間問題における臨床上の考慮点

　体幹への空間問題の適用においてはいくつかの点を考慮しておく必要がある。たとえば、片麻痺患者の急性期における座位姿勢が崩れている状態を想像してみよう。神経生理学的に手足が運動野から下行する錐体路の交叉率が高いのに比べ、体幹は両側性支配が高く運動麻痺は顕著に生じないと考えられている。しかし、実際に臨床で座位を取らせると、体幹が「後方や患側方向に倒れやすい」、「健側方向に体重移動する」、「骨盤が後傾し、脊柱が円背して体幹が屈曲する」といった異常な座位姿勢を呈することが多い。こうした片麻痺患者は空間問題を適用する前に殿部、足底、背部、上肢といった支持基底面を増やして物理的な安定性を保持させる必要がある。その支持基底面の数はセラピストが決定しなければならない。

　片麻痺患者に背臥位や座位で空間問題を適用すると、座位で重心を支持基底面で維持できるようになり、不安定ながらも体幹の対称性と直立性を再獲得してゆく。この時は右の股関節の上に右肩が、左股関節の上に左肩が位置しており、脊柱は直立している。そして、この座位での体幹の対称性と直立性は、その後に体幹の立ち直り反応が出現すれば、安定した座位へと導かれてゆく。

　この座位の安定化を体幹の空間知覚能力の回復と解釈すると、それは単に上肢のパラシュート反応、頸や体幹の立ち直り反応、手足の平衡反応などが出現した結果ではないことがわかる。つまり、体幹の立ち直り反応が出現する前提条件として股関節と肩との空間的な位置関係、殿部の基底面の広がり、体幹の細分化や傾斜の空間知覚、上下肢と体幹の位置関係の変化に関わる空間知覚、3次元方向への重心移動の空間知覚などが発達することで座位は安定化する。このように体幹の空間認知は体幹の立ち直り反応が出現する準備状態（レディネス）の形成として意義がある。ただし、実際には安定した座位の再学習が順調に進まない半側空間無視やプッシャー症候群を有する患者もいる。

　さらに、体幹の空間知覚の回復と相関して体幹の筋収縮の空間的、時間的、強度的な微調節が可能となって体幹の支持性が向上してゆく。したがって、体幹の細分化に連動した空間知覚の発達によって座位の支持性が再獲得されると解釈すべきである。

　座位の安定性は運動器官としての体幹による物理的な安定性ではなく、いわば知覚器官としての体幹による空間知覚の向上に基づく安定性なのである。言い換えると、知覚器官としての体幹は座位の不安定性を制御する空間知覚の自由度を学習するために、外部空間との間で複数の情報の関係性を構築しているのである。

　そして、こうした体幹の空間知覚は体性感覚制御である。もちろん、視覚、聴覚、前庭迷路による空間知覚も必要だが、体幹は手足と違って視覚的な運動制御が困難な点を考慮しておくべきである。

　手足の動きは視覚で確認しやすいが、体幹の運動は視覚での確認が難しい。これは言語制御についても同様であろう。セラピストが患者に「体幹を真っ直ぐにしなさい」と言語教示しても体幹のどこをどのように動かせばよいのかわからない。複雑な全身運動や上下肢の運動に対応した体幹の運動スキルは、視覚制御や言語制御よりも体性感覚制御に依存している。

　また、体幹は体性感覚の予測と感覚フィードバックを使って頸、肩甲帯、上肢、骨盤、下肢の動きと常に連動する必要がある。体幹の空間知覚では体性感覚空間の優先度が圧倒的に高い。

10.7 体幹への接触問題

■体幹への接触問題は"何の空間"に対応している

接触問題は皮膚感覚受容器を介した「何の空間」に対応した知覚であり、代表的なものに触覚を介した物体の「表面性状」の識別がある。しかし、体幹の接触問題ではスポンジを用いた訓練を適用することが多い。なぜなら、スポンジの特性を利用して、次のような触圧覚を介した複数の接触問題を適用できるからである。

- スポンジの接触の有無(存在)
- スポンジの形と大きさ
- スポンジの位置(空間定位)
- スポンジの体幹の正中線からの距離
- スポンジの弾力性(柔らかさ)の強度(5段階)
- スポンジの弾力の方向
- 体幹表面の変容性や筋の抵抗感
- 予測やイメージの想起による変化
- 左右の接触状況の比較

スポンジの接触感の「空間定位(位置)」と「弾力性(柔らかさ)」の差異の識別を求めるのが基本である。それによって接触感の「どこの空間」と「何の空間」の両方を問うことが可能となる。

具体的には、座位で背中に1個のスポンジを接触させ、セラピストの手で他動的にゆっくりと全体を均一に圧迫して「体幹のどこにスポンジが接触しているか」、「スポンジの柔らかさはどの程度か」を問う。また、2個のスポンジを背中の左右に接触させて差異を問うこともできる(図10.5)。あるいは、同じ状況でセラピストは手で圧迫せず保持し、患者自身が自動運動でスポンジの柔らかさを識別する。

体幹でスポンジの弾性の差異の識別ができなければ、体幹を介して外部世界の物体の属性を情報として構築できないことを意味する。つまり、体幹の接触知覚は背部、腹部、側部、殿部が床や壁と接触する必然性から生じる。背臥位、腹臥位、側臥位、座位、立位における動作では、床や壁の弾性という、接触関係の知覚が不可欠である。

また、体幹と床や壁との接触関係には支持基底面の構成も含まれる。床や壁は平面でつくられているが支持基底面は常に平面とは限らない。当然、外部世界に存在する物体は表面性状、硬さ、摩擦、接触面の形状、水平性、垂直性、傾きといった変化要因を有している。それらは手足によって知覚探索する頻度が高いが、体幹も皮膚の触覚や圧覚によって床や壁の接触情報を知覚している。そして、それが正確に知覚できなければ、体幹を物体に適応させて自由に動かすことができず、それに伴って手足の運動が不正確になる。

このようにスポンジを使うと体幹への接触問題に「どこの空間」と「何の空間」の両方を含めることができる。

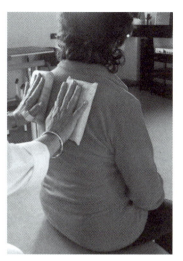

図10.5　体幹への接触問題（Rizzello C：体幹に対する認知神経リハビリテーション．日本認知神経リハビリテーション学会・スペシャルセミナー（神戸），2012より）

■体幹への接触問題における臨床上の考慮点

体幹への接触問題を臨床で適用するためには、体幹の皮膚表面の触覚による物体の「表面性状」の知覚について理解しておく必要がある。

体幹の触覚はPenfieldの感覚野のホムンクルスで示されているように唇、手指、足底などに比して劣っていると考えられてきた。だが、これは体幹の触覚は粗大だとする誤った解釈につながる。確かに体幹の2点識別覚は唇、手指、足底などに比して劣っている。それは唇、手指、足底では物体と接触する頻度が圧倒的に高いという環境生活の反映なのであろう。長い進化の中で環境圧が解剖学的構造にまで及ぶのは、外部との相互作用の頻度が高い部位なのだと解釈できる。

しかし、この解釈には単純な誤解がある。実は「皮膚のどこに触れられたのか」という皮膚表面の「空間定位」については、唇、手指、足底と比べて体幹もかなり正確だからである。

つまり、触覚の2点識別能力では劣るが、自分のどこに触れたのかという空間定位能力には大きな差異はない。

そして、ここで重要なのは、この接触部位の空間知覚が外部に存在する物体の属性というより、体幹と物体との接触点あるいは接触面（インターフェース）だという点である。岩村は第一次体性感覚野の手の触覚の身体部位再現の研究から、これを「機能面（functional surface）」と呼んでいる。機能面とは、行為における「手の触圧覚の空間性（触圧覚空間）」のことであり、皮膚と物体が触れ合う部位の面積（広さ）と数（分布）のことである。

たとえば、手で物体を持つ時、手掌全体、手掌の部分、複数の手指の指腹というように、把持（grasp）や摘み（pinch）によって接触の機能面は変化する。この機能面の変化は歩行時の足底や起居動作時（寝返り、起き上がり、座位）の体幹においても生じる。

機能面は外部空間に存在する物体を感じるための表在感覚としての触覚（ツルツルしているとかザラザラしているという感じ）でもなければ、身体の位置を感じる深部感覚としての空間認知（手が肩の上にあるとか前にあるという位置関係）でもない。機能面は身体と物体との接触

によって体性感覚情報の変化が生じる場所であり、その変化を事前に予測(触圧覚イメージ)することによって、触圧覚入力に対する筋の伸張反射や放散反応を制御していると考えられる。

また、機能面は自己の身体図式を形成する鍵であり、行為や道具使用に対応して表在感覚(皮膚の接触性)と深部感覚(関節の空間性)を融合させている。つまり、触圧覚空間を2次元化し、さらに3次元化して、外部空間の中に身体を形態として知覚する役割を有しているのであろう。それによって行為時の体性感覚的な運動イメージの想起が可能となる。

また、体幹の機能面は硬質ではなく柔らかさを有している。つまり、体幹の皮膚表面としての触圧覚空間は外部から物理的な圧が加わると「歪む」という特性を有している。同様に、手も、腕も、体幹も、大腿部も、足底も、その皮膚表面の形を変えるのである。物体の形状と硬度に合わせて自らの触覚空間に歪みを生じさせ、身体が物体を受け入れる。

この身体の柔らかさは「圧」が触覚空間を形成する一部であり、触覚空間の歪みを捉えることに寄与していることを示しているのかもしれない。もちろん、身体には骨格という剛体があり、その歪みが無限に生じるわけではないが、皮膚の下には筋腹があり皮膚表面は外力によって歪む。この触圧覚空間の歪みこそが柔らかな身体のもう一つの理由であり、身体と物体の密着度を著しく高めている。同じ理由で、体幹も床や壁との相互作用において機能面の適応度を高めている。

片麻痺では体幹の関節運動に由来する空間知覚の変容のみでなく、こうした体幹の接触知覚(触圧覚空間)の変容が生じていると考えられる。したがって、訓練においては体幹の機能面の精密化を目指す必要がある。もちろん、触覚や圧覚を介した知覚の精密化も重要である。

10.8 体幹に対する訓練の組織化

体幹の認知神経リハビリテーションにおける「訓練の組織化」とは、セラピストが①身体部位、②訓練段階、③感覚モダリティ、④認知問題 を考慮して1つの訓練を構築することである。

① 身体部位…………セグメンタル(単関節運動)、グローバル(多関節運動)
② 訓練段階…………第1段階(他動運動)
　　　　　　　　　　第2段階(自動介助運動)
　　　　　　　　　　第3段階(自動運動)
③ 感覚モダリティ……触覚、圧覚、運動覚、重量覚
④ 認知問題…………空間問題(方向、距離、形)、接触問題(表面性状、硬さ、重さ)

たとえば、座位や立位での体幹への訓練は図10.6、図10.7 に示すように組織化できる。

体幹に対する訓練は、この4つの項目を変化させることによって、認知問題や認知過程の活性化を微妙に変化させることができる。それによって一人一人の患者の状況に応じた「訓練のバリエーション」をつくることができる。その組み合わせが回復につながる。

セラピストは、患者の病態に対応して、訓練の難易度を自由に操作できなければならない。訓練の数としてのバリエーションだけでなく、1つの訓練の中にバリエーションがある。それを自由に操作できなければならない。

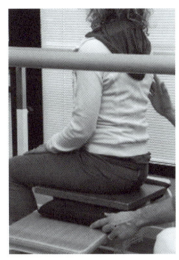

① 身体部位………体幹のセグメンタル（骨盤）
② 訓練段階………第2段階
③ 感覚モダリティ…運動覚
④ 認知問題………空間問題（方向）

図10.6　訓練の組織化（不安定板を道具として用いる訓練）

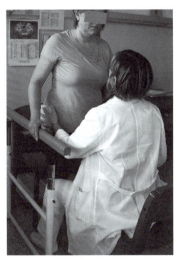

① 身体部位………体幹のグローバル（腰椎・骨盤・股関節）
② 訓練段階………第3段階
③ 感覚モダリティ…圧覚
④ 認知問題………接触問題（硬さ）

図10.7　訓練の組織化（スポンジを道具として用いる訓練）

10.9　訓練の目的、テーマ、内容、方法、目標

■何の機能の回復のために（目的）、どこの部位に何のための訓練を行うか（テーマ）

　体幹の認知神経リハビリテーションにはさまざまな訓練がある。したがって、訓練の選択がきわめて重要となる。どの訓練を選択するかは、訓練の「目的」である回復すべき体幹の機能を特定することが出発点となる。セラピストは外部観察や内部観察による病態分析によって、体幹の何の機能の回復を目指すのか決定しなければならない。その上で、訓練の「テーマ」を決定する。それは体幹のどこの部位に何のための訓練を行うかに相当する。

■目的

訓練の「目的」とは、「体幹の何の機能の回復を目指しているのか」ということである。体幹には対称機能、垂直機能、支持機能、到達機能がある。このいずれかの回復が訓練の目的となる。また、各機能にはサブ機能があることも忘れてはならない。

①体幹の対称機能（体幹の正中線を認識して左右の対称性を保持する機能）
②体幹の垂直機能（体幹の垂直位と直立座位を保持する機能）
③体幹の支持機能（体幹の方向づけと直立座位を制御する機能）
④体幹の到達機能（体幹と上肢のリーチングを協調する機能）

■テーマ

訓練の「テーマ（主題）」とは、「体幹のどこの部位に何のための訓練を行うか」の設定である。しかし、訓練のテーマは複数ある。ここでは訓練のテーマを列挙しておく。なお、1つの訓練において複数のテーマが設定されることもある。

［どこの部位に］
- 脊柱（背中）
- 肩甲骨（肩甲帯）
- 骨盤（殿部）

［何のための訓練を行うか］
- "身体としての自己（身体図式）"における体幹の存在感
- 体幹の伸張反射の異常、放散反応、原始的運動スキーマ、運動単位の動員の制御
- 体幹の正中線の再構築
- 体幹の接触情報の精密化
- 体幹の空間情報の精密化
- 支持基底面の空間的な知覚
- 腰椎骨盤リズムの知覚
- 支持基底面における重心点の位置と移動の知覚
- 支持基底面の体重分配の知覚
- 体幹各部の空間アライメントの知覚
- 座面の水平性と傾斜の知覚
- 重心移動の方向と距離の知覚
- 体幹の予測的姿勢制御
- 体幹の運動イメージの想起
- 体幹の体性感覚、視覚、言語の情報変換

■何を（内容）、どのように（方法）、いつまでに（目標）

治療計画は訓練の目的とテーマに沿って決定される。その上で、決定した1つの訓練について「内容（何を教えたいのか？）」、「方法（どのように教えるのか？）」、「目標（いつまでに回復を

達成するのか?)」を明確化する必要がある。

- 内容……"何を"教えるのか?
- 方法……"どのように"教えるのか?
- 目標……"いつまでに回復を"達成するのか?

■内容

訓練の内容とは、「何を教えたいのか?」に相当する。つまり、「何の病態の改善を図るのか?」ということであり、基本的には次のようなものがある。

- 体幹への意識の志向性、左右比較、自己中心座標原点への気づき
- 体幹の伸張反射の異常、放散反応、原始的運動スキーマ、運動単位の動員への注意
- 体幹表面(背中や殿部)の接触的な知覚情報の収集と識別
- 体幹各部(脊柱、肩甲骨、骨盤)の空間的な知覚情報の収集と識別
- 体幹の細分化の識別
- 体幹の重心移動の識別
- 体重分配の識別
- 体幹の運動意図と予測的姿勢制御のイメージ想起
- 体幹と上下肢の細分化の識別
- 体幹の視覚、体性感覚、言語の情報変換

1つの訓練は1つの内容または複数の内容に対応して行われる。以下に、それぞれの内容について考慮しておくべき点を記しておく。

◆体幹への意識の志向性、左右比較、自己中心座標原点への気づき

"身体としての自己(身体図式)"における体幹の存在感や体幹の正中線の再構築のために、自己の体幹の体性感覚に意識の志向性を向け、その存在を認識し、前後あるいは左右を比較し、行為における体幹の自己中心座標原点が複数あることに気づくことが重要である。それが体幹と環境の相互作用に意味を与える出発点となる。

◆体幹の伸張反射の異常、放散反応、原始的運動スキーマ、運動単位の動員異常への注意

体幹の機能を妨げている痙性麻痺の「運動の特異的病理」には次の4つがある。

① 伸張反射の異常
② 放散反応(連合反応)
③ 原始的運動スキーマ(共同運動)
④ 運動単位の動員異常(筋出力)

体幹の運動の特異的病理の出現状況と患者自身が制御する能力を把握することは困難な場合もあるが、ここでは体幹筋の筋緊張の異常についての特徴を記しておく。

- 体幹の筋緊張には肢位や姿勢による差異が出現する
- 体幹筋の「伸張反射の異常」、「放散反応」、「原始的運動スキーマ」、「運動単位の動員異常」は上下肢の筋に比べて不明確なことが多い
- 体幹筋の伸張反射の異常は大きな動きの際に出現しやすい
- 体幹筋の伸張反射の異常は持続的な固縮縮様の過緊張が特徴である
- 体幹筋の放散反応は肩甲帯、骨盤、上下肢に波及する
- 体幹筋の原始的運動スキーマは上下肢の共同運動と共に出現する傾向がある
- 体幹筋の放散反応や原始的運動スキーマは支持基底面の不安定性によって出現しやすい
- 体幹筋の運動単位の動員異常は急性期の機能解離によると考えられる
- 体幹筋の運動単位の動員異常は腹筋群の弛緩として出現しやすい
- 体幹筋の痙性は座位の不安定性に対する心的な恐怖によって高まる
- 体幹の外乱に対する筋緊張、予測的姿勢制御の筋緊張、随意的な筋緊張を区別して観察する必要がある
- 体幹筋は上下肢の異常な筋緊張の影響を受ける
- 体幹筋の運動の特異的病理を患者自身が自覚していないことが多い

◆体幹表面（背中や殿部）の接触的な知覚情報の収集と識別
- 背中や殿部の触覚や圧覚の精密化、空間定位、支持基底面の場所・広さ・数などについての情報収集と処理が求められる
- 座位での接触情報による体幹の正中線の知覚が重要である
- 直立座位を保持するための接触情報の収集には背中や殿部への注意の集中が求められる
- 体幹の動きによって重心移動が起こり支持基底面が変化する
- 体幹の体重分配の左右比率を知覚する
- 殿部の健側と患側の接触情報と垂直性を関連づける
- 接触情報の方向づけは予測的姿勢制御の活性化に有効である

◆体幹各部（脊柱、肩甲骨、骨盤）の空間的な知覚情報の収集と識別
- 体幹には空間アライメントの知覚と制御が要求される
- 体幹の正中線を基準とした左右の空間関係の比較が重要である
- 体幹の運動空間は自己中心座標系と物体中心座標系の両方で知覚できる
- 体幹の制御のためには上肢、頭部、肩甲骨、脊柱、骨盤、下肢の「運動覚情報」による空間的な位置関係の情報収集と処理が要求される
- 脊柱の運動方向（前後屈、側屈、回旋）、肩甲帯の運動方向（プロトラクション、リトラクション）、骨盤の運動方向（前傾、後傾）などの情報収集と処理が求められる
- 殿部の支持基底面の水平性の知覚が困難なことが多い
- 直立座位では腰椎骨盤リズムのメカニズムが重要である
- 体幹は解剖学的に右半身と左半身が直接つながっているため、それらに付着する筋から左右の空間情報を収集しやすい
- 体幹の重心線と支持基底面の関係性を認識する
- 健側と患側の筋収縮の比較をする

- 体幹の運動イメージを言語化する

◆ 体幹の細分化の識別
- 体幹の細分化とは「体幹の2つ以上の関節が異なる空間方向に動く」ことである
- 脊柱の運動の細分化、脊柱と肩甲骨の細分化、脊柱と骨盤の細分化、脊柱と上肢の細分化、脊柱と下肢の細分化、脊柱と肩甲骨と上肢(肩関節)の細分化、脊柱と骨盤と下肢(股関節)の細分化を空間的に認知する必要がある
- 体幹の細分化には接触情報がガイドの役割を果たす
- 体幹の細分化には2つの関節が異なる方向に動く場合と、1つの関節が固定されて1つの関節のみが動く場合がある。たとえば、体幹の垂直位を保持したままで(脊柱の運動は固定)、上肢(肩関節)を外転したり、下肢(股関節)を屈曲するような場合である
- 体幹は上下肢の運動と独立して、空間的な位置関係や支持基底面の変化をつくり出すことができる

◆ 体幹の重心移動の識別
- 座位での支持基底面の数・場所・広さを認識する必要がある
- 座位での支持基底面の場所、重心移動の情報を収集する
- 支持基底面上での重心点の位置を知覚する
- 重心移動時の空間情報や接触情報を区分する
- 重心移動の方向と距離を知覚する

◆ 体重分配の識別
- 体重分配の左右比率を知覚する
- 体重分配の前後比率を知覚する
- 体重分配時の空間情報や接触情報を知覚する
- 足底の健側と患側の比較による荷重量の差異を知覚する

◆ 体幹の運動意図と予測的姿勢制御のイメージ想起
- 体幹の運動意図と予測的姿勢制御には難易度がある
- 体幹の直立座位のイメージ想起と保持が重要である
- 外部からの圧の方向の変化に対応して直立座位を保持する
- 外部からの圧の強度の変化に対応して直立座位を保持する
- 健側の上下肢の他動運動に対応して直立座位を保持する
- 健側の上下肢の自動運動に対応して直立座位を保持する
- 患側の上下肢の他動運動に対応して直立座位を保持する
- 患側の上下肢の自動運動に対応して直立座位を保持する
- 直立座位の外乱に対する運動意図と予測的姿勢制御の準備も重要である
- 座面の不安定板の水平性の変動に対応して直立座位を保持する
- 座面の不安定板の水平性の変動は単軸(前後・左右)と多軸(斜め含む)で異なる
- 外乱を予測して直立座位を保持することで予測的姿勢制御が可能となる

- 体幹の立ち直り反応を調節する

◆ **体幹と上下肢の細分化の識別**
- 上肢の他動運動に対して直立座位を保持する
- 下肢の他動運動に対して直立座位を保持する

◆ **体幹の体性感覚、視覚、言語の情報変換**
- 体幹の運動は体性感覚情報に基づいて知覚できるが、その体性感覚情報と視覚情報や言語情報とが一致する必要がある
- 絵カードを見て体幹の姿勢を模倣したり、他者の言語教示に従って体幹を動かすことができる
- 失行症患者では異種感覚情報変換の障害が発生し、体性感覚情報-視覚情報-言語情報の解読が困難となる
- 失行症患者では目的とする行為の空間的、時系列的な体幹の制御ができなくなる
- 半側空間無視患者では左空間や左半身の体性感覚情報に注意が向かない

■ **方法**

訓練の「方法」とは、訓練を「どのように教えるのか」という手続き(手順)のことである。そのためにセラピスト次のような点を考慮しておく必要がある。

- 患者の肢位
- 訓練に用いる道具と配置
- 物理的なガイド
- 認知的なガイド
- 訓練のバリエーション

◆ **患者の肢位**

背臥位は支持基底面が広く、座位は狭い。立位はより狭い。背臥位では微細な体幹の屈伸と回旋ができる。座位では体幹の屈伸、側屈、回旋と上下肢の運動に伴う直立性の維持を求めることができる。立位では下肢で支持した状態での体幹の屈伸、側屈、回旋と上下肢の移動に伴う直立性の維持を求めることができる。

◆ **訓練に用いる道具と配置**

道具は訓練の内容を導くように選択され、認知問題に応じて配置されなければならない。空間問題に使用する道具と接触問題に使用する道具がある。重心を変化させない道具と変化させる道具がある。体幹の訓練ではスポンジ、各種の運動軌道板、単軸・多軸の不安定板などが多用される。

◆ **物理的なガイド**

　セラピストがどのように体幹を空間的に動かすのか、その身体部位、運動方向、距離、支持基底面、荷重、重心移動の変化などを設定する。また、同じ座位での体幹への空間問題であっても第1段階は他動運動、第2段階は自動介助運動、第3段階は自動運動で行う。その動きを調節するためのセラピストの手技は、患者が空間問題に適切に解答できる動きを誘導するものでなければならないし、異常な筋緊張を誘発しないものでなければならない。また、どのように体幹に道具を接触させるのかも重要である。同じ座位での体幹へのスポンジを使った接触問題であっても体幹へのスポンジの接触の仕方は精細でなければならない。その強さは弾性をつくり出すように調節されていなければならないし、その時に殿部の支持基底面に不安定板を介在させているかいないかで物理的なガイドは違ってくる。

◆ **認知的なガイド**

　認知問題に解答するためのガイドとして、開眼での確認、言語による説明、注意を向ける場所、意図や予測の確認、運動イメージの想起など、認知過程の再組織化のガイドとなるような教示が必要である。

◆ **訓練のバリエーション**

　1つの訓練にはいくつかのバリエーションがある。たとえば、空間問題で方向や距離を問う場合、その方向や距離を何段階に区分するかによって難易度は異なるし、異なる身体部位や運動を巻き込んだり、異なる道具を使って行うこともできる。治療計画によって体幹に3つの訓練を適用すると決定しても、その1つの訓練にはいくつかのバリエーションがあり、同一の訓練の中で難易度を調節することが可能なのである。

■ **目標**

　訓練の「目標」とは、「いつまでに、どのような行為の回復を達成するのか」を想定することである。つまり、その訓練によって体幹の機能の回復がどの時期に達成できるのかを予測することである。予測には「短期（1週間程度）」、「中期（1か月程度）」、「長期（3か月程度）」がある。それを明確にしておくことで治療効果の判断や治療計画の変更ができる。

　たとえば、ある訓練によって「2週間後に座位で両上肢を体幹に沿って垂らしたまま（上肢の肘伸展と手指の伸展を維持した状態で）、体幹の左右対称な垂直位を数分間保持することができる」とか、「1か月後に前方の机の上50cm前方に置かれたグラスを患側の手で取る時、直立座位からの体幹の到達運動を部分的に連動させることができる」といったように具体的に記載しておく。それによって「予測された行為の回復（改善すべき体幹の機能）」が達成できたかどうかが検証できる。

　体幹の認知神経リハビリテーションには、こうした訓練の「手続き（メソッド）」と、訓練を実施する上での「技術（テクニック）」が要求される。
　以下、「体幹の対称機能、垂直機能、支持機能、到達機能の回復を目指す訓練」の実際について説明してゆく。

文献

1）Perfetti C：Rieducazione motoria dell'emiplegico. Collana di Riabilitazione Medica 7, Ghedimedia, 1979.
2）Perfetti C, 宮本省三, 沖田一彦（小池美納・訳）：認知運動療法―運動機能再教育の新しいパラダイム. 協同医書出版社, 1998.
3）Pantè F（小池美納・訳, 宮本省三・編）：認知運動療法講義. 協同医書出版, 2004.
4）Perfetti C：Esercizio terapeutico conoscitivo: Sussidi ETC. Fumagalli, 2004（小池美納・訳：認知運動療法と道具―差異を生みだす差異をつくる. 協同医書出版社, 2006）.
5）Rizzello C：体幹に対する認知神経リハビリテーション. 日本認知神経リハビリテーション学会・スペシャルセミナー（神戸）, 2012.
6）宮本省三：リハビリテーション・ルネサンス―心と脳と身体の回復 認知運動療法の挑戦. 春秋社, 2006.
7）宮本省三：片麻痺―バビンスキーからペルフェッティへ. 協同医書出版社, 2014.
8）カルロ・ペルフェッティ（小池美納・訳）：認知神経リハビリテーション入門. 協同医書出版社, 2016.

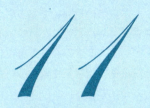

体幹の対称機能を治療する

11.1 体幹の対称機能とは何か？

■体幹の正中線の再学習

　体幹の対称機能は「体幹の正中線を認識して左右の対称性を保持する機能」である。Manzoniらは「体幹の正中線（midline of trunk）」を「体幹を左右対称（シンメトリー）に区分するイメージ上の線で、脊柱に沿った胸腹部と背中の5cm幅の縦の基準線」と定義している。

　Perfettiによれば「体幹の正中線の再学習」によって片麻痺患者の体幹の対称機能が回復してゆく。体幹が左右対称であることを認識するためには、左右の体性感覚空間を比較して差異がないことを知覚する必要がある。体幹の正中線は背臥位、座位、立位における空間認知（身体空間、身体周辺空間、身体外空間）の自己中心座標原点であり、それを基準に3次元空間の左右が決定される。

　また、体幹の対称機能は2つのサブ機能よりなる。それは「体幹の正中線を空間的に認識する機能」と「体幹の正中線を接触的に認識する機能」である。ここでは体幹の対称機能の治療を具体的に説明してゆく。

11.2 体幹の体性感覚空間に意識を向ける

■体幹の体性感覚空間への気づきを促す ─ 背臥位

　体幹の対称機能の治療の出発点は、片麻痺患者が「自己の体幹に意識の志向性を向ける」ことである。特に、「運動器官としての体幹」ではなく「知覚器官としての体幹」に注意を向け、体幹の体性感覚空間への気づきを促す。セラピストは「体幹のリハビリテーションは患者が体幹の存在を感じ取ることから始まる」と認識すべきである。

　まず、片麻痺患者はベッド上で背臥位を取る。背臥位では背中とベッドが接触して触覚情報や圧覚情報が得られやすい。また、抗重力姿勢ではないため体幹筋は弛緩し、セラピストが肩甲帯や骨盤を他動運動する時に運動覚情報が得られやすい。

そして、この状態でセラピストは背臥位での体幹の左右の非対称性を観察する。重度な片麻痺患者では背臥位でも体幹とベッドが自然に接触しておらず、体幹の重量が左右均等でなかったり、体幹各部の空間的な位置関係が乱れた状態になっていることがある。

そうした背臥位での体幹の空間アライメントの変質が出現している場合、まず体幹の体性感覚空間に意識を向けて「右半身と左半身の状態を比較すること」を求める。右半身と左半身の差異は体性感覚空間の比較によって知覚できる。

セラピストは「ベッドの平面に支えられた体幹の左右をどのように感じるか？」と患者に問う。それによって患者が触覚、圧覚、運動覚、重量覚のどれに意識を向ける傾向があるかを確認する。そして、患者自身が左右の非対称性に気づいているか、あるいは非対称性を修正できる能力があるかどうかを観察する。多くの片麻痺患者は背臥位でも体幹の正中線が曖昧で左右の差異に気づかず修正することができない。そこで、次の2つの知覚情報の比較に意識を向けるよう促す（図11.1）。

① 体幹各部とベッドの接触感は左右対称か？
　➡ 触覚情報や圧覚情報への気づきと左右の接触的な差異への意識の活性化
② 体幹各部の空間アライメントは左右対称か？
　➡ 運動覚情報や重量覚情報への気づきと左右の空間的な差異への意識の活性化

こうした体幹の接触性と空間性に注意を向けることが、"身体としての自己（身体図式）"における体幹の存在感の認識を呼び起こす。また、自己の体幹の異常姿勢に気づいたり、体幹の正中線を再学習するための準備となる。

セラピストは患者に次のような質問をする。

● 体幹の存在感、大きさ、輪郭などを感じ取ることができるか？

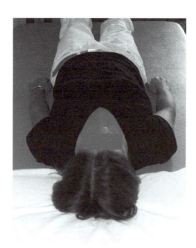

図11.1　体幹の体性感覚空間に意識の志向性を向ける（背臥位）

- 体幹の触覚や圧覚をどこで感じるか？
- 脊柱は真っ直ぐか？
- 左右の肩甲帯と骨盤は水平位か？
- 右半身と左半身は左右対称な位置にあるか？
- 体幹の重さは背中のどこで支えられているか？
- 右半身と左半身は同じように支えられているか？
- 上下肢は左右対称な位置にあるか？
- 体幹や上下肢の筋は弛緩しているか？

こうしたセラピストの問いに対する患者の言葉から、次の点が明らかになるだろう。

- 体幹の存在を意識化できる部位（言葉で説明できる）
- 体幹の存在を意識化していない部位（注意を向けられない、意識から消えている所）
- どのような感覚モダリティ（触覚、圧覚、運動覚、重量覚）を介して知覚しているか？
- セラピストの言語教示によるガイドの必要性
- 背臥位での異常姿勢と筋緊張との整合性

■頭部と体幹の正中線に意識を向ける ― 背臥位

　体幹の対称性を比較するには体幹の正中線のイメージ想起が必要である。片麻痺患者では体幹の正中線のイメージ想起が困難なことが多い。特に、右半球損傷による左片麻痺患者では体幹の正中線が健側に偏位する傾向がある。そうした場合、単に体幹の正中線のイメージ想起を求めても上手くいかない。

　その場合、まず正中矢状面での頭部と体幹の正中線の一致を求める。これは半側空間無視が原因で頭部を常に右方向に回旋している"右向く人症候群"の場合に有効である。半側空間無視は左半側の視覚的な無視で無意識的に頭部が右回旋しているが、閉眼した体性感覚空間では頭部を前方の正面に向けることがよく観察される。

　セラピストは背臥位で閉眼した患者の頭部を他動的に回旋させて、頭部と体幹の正中線が一致するように促す（図11.2）。

　頭部を回旋位から正中位に向けてゆっくりと他動運動によって動かし、「鼻と臍を結ぶ線が

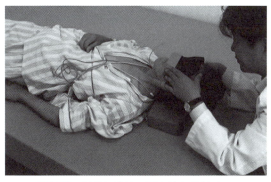

図11.2　顔面と体幹の正中線を比較する

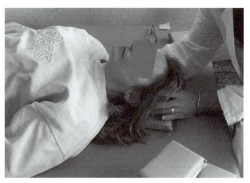

図11.3　後頭部とベッドの間にスポンジを挿入してスポンジの柔らかさを識別させる

真っ直ぐに一致したらストップと患者が口頭指示する」という方法で行う。胸鎖乳突筋の筋緊張を確認しながら実施する。半側空間無視患者の場合は開眼と閉眼を組み合わせて行うことも有効である。

　最初に頭部と体幹の正中線が一致した状態を出発点とし、左右どちらかに回旋させ、再び正中線の方向に戻しながら、ある位置で止め、その位置が体幹と顔面の正中線が一致した状態かどうかを問う方法もある。

　また、頭部の側屈や屈伸を追加することもできる。手順は回旋の場合と同様だが、頭部の回旋、側屈、屈伸の差異を知覚することが重要である。

　頸部筋群が過緊張している場合は、頭部の正中位で後頭部とベッドの間にスポンジを挿入し、柔らかさの差異を識別させる(図11.3)。胸鎖乳突筋や頸部伸展筋の弛緩は座位や立位での頭部の正中位や垂直位の保持に重要である。

■体幹の空間定位に意識を向ける ─ 背臥位

　体幹各部の「空間定位(spatial orientation of trunk)」に意識を向ける訓練として、背臥位の患者の体幹各部にセラピストが手を接触させ、「体幹のどこに触れたか？」と問う。手の接触を感じた部位が体幹の「どこの空間」なのかを知覚することが「空間定位」である。また、「体幹の空間的なアライメントをどのように感じているか？」についても問う。脊柱の直線性や左右の肩甲帯や骨盤の差異は体性感覚情報によって空間的に知覚できる。

　特に、左右の肩関節と股関節の空間的な位置関係を比較することを求める。セラピストは手で肩関節や股関節に触れ、この4か所を空間定位することを促す(図11.4)。

　セラピストは、患者に次のような質問をする。

- 左右の肩関節は水平位にあるか？
- 左右の股関節は水平位にあるか？
- 脊柱は側屈していないか？
- 肩関節の下方に股関節があるか？
- 股関節の上方に肩関節があるか？
- 体幹の正中線からの肩関節と股関節の距離は左右均等か？

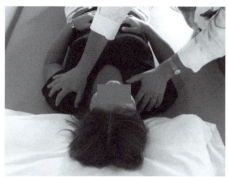
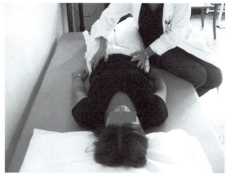

図11.4 体幹のアライメントに意識を向ける（左右の肩関節と股関節の存在）

こうしたセラピストの問いに対する患者の言葉による解答から、次の点が明らかになるだろう。

- 体幹上部（左右の肩）の水平性を知覚しているか
- 体幹下部（左右の骨盤）の水平性を知覚しているか
- 左右の肩と骨盤の接触的な位置関係（長方形）を知覚しているか
- 左右の肩と骨盤の空間的な位置関係（長方形）を知覚しているか
- 体幹の正中線のイメージを想起できるか

11.3 体幹の空間的な対称性を比較する

■体幹の空間的な動きの変化の知覚 ─ 背臥位

背臥位で体幹各部が他動的に動かされた時に「空間的な対称性をどのように感じているか？」について問う。セラピストが左右の肩甲帯や骨盤を他動的に挙上した後、元の位置に戻し、体幹のどこが動いたのかの知覚を確認し、左右の空間的な対称性を比較させる。

具体的には、セラピストが肩甲帯や骨盤をゆっくりと持ち上げるように動かして「体幹のどこが動いたのか」、「どの方向に動いたのか」を問う。ここでは体幹の運動覚の細分化が重要であるが、具体的には次のように質問する。

- 体幹のどこが動いたと感じたか？
- 肩甲帯や骨盤にどのような感覚が生じたか？
- どの方向にどれだけ動いたか？
- 左右の動きは同じだったか？

■体幹の空間的な位置の差異の知覚 ─ 背臥位

次に、背臥位で両膝を立て、背中とベッドの間に「小型の四辺形の板（厚さ1cm）」を1～3枚挿入する。挿入する部位は肩甲骨の下（左右の肩関節の下で肩甲棘の部分）と左右の骨盤の下（腸骨稜の後方の股関節周辺または坐骨結節）の4か所である。1か所のみの場合もあれば4か

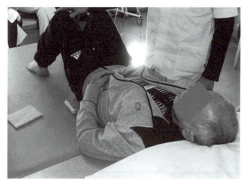

図11.5 体幹の空間的な対称性を比較する訓練（左右の骨盤の高さの差異）
（Rizzello C：体幹に対する認知神経リハビリテーション．日本認知神経リハビリテーション学会・スペシャルセミナー（神戸），2012 より）

所の場合もある。これによって背中とベッドの平面性に変化が生じる。

患者は小型の四辺形の板を挿入することによる左右の肩甲帯や骨盤の高さの差異を知覚探索して比較しなければならない（図11.5）。なお、この「訓練の組織化」は次のようになる。

① 身体部位………体幹のセグメンタル（肩甲骨・骨盤）
② 訓練段階………第一段階（他動運動）
③ 感覚モダリティ……運動覚
④ 認知問題………空間問題（距離）

11.4　体幹の接触的な対称性を比較する

■体幹の接触的な圧の変化の知覚 ─ 背臥位

患者は膝関節が軽度屈曲した背臥位を取る。膝関節の下に枕を挿入して屈曲位にすることによって骨盤後傾と腰椎後彎が生じ、体幹背部（背中）の下部がベッドと密着する。両上肢はリラックスさせて腹側部に置く。

セラピストは背臥位の支持基底面となっている左右の肩甲骨と左右の骨盤で形成される4か所の位置関係に注意を向けるように言語教示する。正常ではこの4か所は長方形をなし、座位での垂直な体幹のアライメントを構成している。そして、セラピストは肩甲骨や骨盤を他動的にゆっくりと持ち上げ、柔らかさの異なる（厚さは同じ）5種類の「スポンジ」の1つを挿入し、下降時に肩甲骨や骨盤の重量によってスポンジが沈み込むようにし、その柔らかさの識別を要求する（図11.6）。なお、この「訓練の組織化」は次のようになる。

① 身体部位………体幹のセグメンタル（肩甲骨・骨盤）
② 訓練段階………第一段階（他動運動）
③ 感覚モダリティ……圧覚
④ 認知問題………接触問題（硬さ）

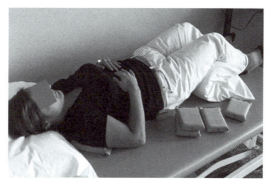

図11.6　体幹の接触的な対称性を比較する訓練
体幹の背部とベッドの間に5段階のスポンジを挿入する接触問題

　左右の肩甲骨と左右の骨盤のうちの1か所に挿入することもあれば、2か所、3か所に挿入することもある。また、4か所の左右関係、上下関係、左上と右下などの対角線関係を比較させることもある。
　セラピストは肩甲骨や骨盤を他動的に持ち上げる時に異常な筋緊張を感じ取ることができるかもしれない。その際、患者に「体幹のある部位が持ち上げられた時、その部位に注意を向け、その後に生じる体幹とスポンジとの相互作用（＝弾性）を予測する」よう伝える。
　スポンジは強く圧迫すると弾性を知覚できなくなる。そのため正確に知覚できたかどうかを尋ね、知覚が曖昧であればスポンジを取り出して再度挿入する。患者には注意を集中して肩甲骨や骨盤の重量でスポンジの弾性を感じ取るように要求する。患者は肩甲骨や骨盤の下降時にスポンジの弾性を受け入れるように知覚の変化を予測して準備する。
　たとえば、セラピストは肩甲骨の下に1つのスポンジを挿入して柔らかさの識別を求める。あるいは、左右の肩甲骨の下にスポンジを挿入して左右の比較を求める。手技的には、患者に注意を体幹上部や体幹下部の接触情報の変化に向けるように言語教示し、セラピストは肩甲骨や骨盤を他動的に持ち上げる時に、肩甲骨のプロトラクションや骨盤の回旋が生じるように動かし、患者が下降時にスポンジの弾性を知覚できるかどうかを確認する。
　この比較の難しさは、脊柱と肩甲骨の細分化と脊柱と骨盤の細分化の難しさに起因している。セラピストの手による接触情報と体幹各部の空間的な変化による複数の体性感覚情報を患者自身が注意深く区別しなければならない。

　体幹の接触的な対称性を比較するために、以下の点を考慮しておく必要がある。

- 体幹とベッドの接触部位の知覚
- スポンジの接触的な空間定位（左右の肩甲帯と骨盤）
- 1つのスポンジの柔らかさと硬さの段階
- 2つのスポンジの硬さの差異の比較
- 肩甲骨や骨盤の重量によるスポンジの弾性を感じる瞬間への注意
- 脊柱、肩甲骨、骨盤の細分化された運動覚

■ 訓練のバリエーション

　体幹上部(肩甲骨)と体幹下部(骨盤)への認知問題では次のようなバリエーションがある。その適用は片麻痺患者の体幹の細分化能力やスポンジの圧を知覚する能力に応じて難易度を調整する。

(a) 第1のバリエーション

　第1のバリエーションとして、「体幹のどこにスポンジが挿入されたのか」について質問する。これは体幹の接触的な「どこの空間」に準拠した「空間定位」についての問いである。1か所または2か所を問う場合がある。セラピストはある部位を持ち上げたままスポンジを挿入せずに降ろすこともできる。

(b) 第2のバリエーション

　第2のバリエーションとして、「スポンジが縦に挿入されているか、横に挿入されているか」についても問う。これは接触面積の「空間定位」である。

(c) 第3のバリエーション

　第3のバリエーションとして、左半身と右半身の背中の各部位にスポンジを2つ接触させ、「同じ位置か、どちらが上方か、下方か」について問う。これは接触部位の左右比較である。

(d) 第4のバリエーション

　第4のバリエーションとして、「体幹の正中線と接触部位の距離の差異」について質問する。たとえば、右の肩関節の下と右の肩甲骨の下にスポンジを挿入している場合、体幹の正中線と接触的な空間定位には差異がある。その差異は体幹の正中線に対して外側(肩)か内側(肩甲骨)かである。この体幹の正中線からの「距離の差異」として知覚することを求める。

　一方、右の肩関節の下と右の骨盤の下にスポンジを挿入している場合、その位置関係としての想像上の直線が身体の正中線と平行しているはずである。右の肩甲骨の内側と右の骨盤の下にスポンジを挿入している場合は、その位置関係の直線は傾いている。

　重要なのは、体幹の接触的な空間定位を比較することによって、左右の肩関節と左右の骨盤の位置関係が長方形を呈していることをイメージすることである。

(e) 第5のバリエーション

　第5のバリエーションとして、同様にスポンジを挿入しながら、「スポンジの柔らかさや硬さを感じる」よう求める。5段階の硬さの異なるスポンジを用意しておく。患者は圧情報を構築しなければならない。触覚ではなく圧を感じ取ることが正確に解答するために重要であることに気づく必要がある。また、セラピストが肩甲骨や骨盤を持ち上げて、ゆっくりと降ろしてゆく瞬間に圧を感じる必要がある。もし、患者が差異を感じ取れなければ、5段階の硬さのスポンジの1(最も柔らかい)と5(最も硬い)を使って差異を比較させる。

(f) 第6のバリエーション

　第6のバリエーションとして、「異なる部位間でのスポンジの柔らかさの比較」を要求する。

たとえば、左の肩甲骨の下にスポンジを挿入して硬さを知覚した後、右の肩甲骨の下にスポンジを挿入して硬さを知覚させ、その差異を比較させる。左右の肩甲骨と骨盤の間でも差異を比較させる。こうした訓練によって、患者は「情報の受容表面としての体幹」を体性感覚的に細分化するようになってくる。触覚や圧覚を介した体幹の空間定位を知覚レベルで細分化し、外部世界との接触関係を硬さや柔らかさとして知覚するようになる。

（g）第7のバリエーション

第7のバリエーションとして、両側の知覚が困難な場合、つまりどちらのスポンジが硬いかの比較ができない場合には、「運動イメージ」の活用を要求する。

まず、健側でスポンジの硬さを知覚する。この時、患者は次の3点に注意を向けなければならない。

① 健側の接触情報に注意を向ける
② 健側の運動によって生じる空間情報に注意を向ける
③ スポンジとの接触感とスポンジの抵抗感に注意を向ける

次に、健側のスポンジを外し、患者に健側で今と同じ感覚をイメージするよう要求する。それがどのような感じなのかを言語記述させる。そして、次に患側で同じ運動イメージを想起するように要求する。この時、自分自身が運動を実行している体性感覚イメージを想起することが重要である。運動を実行している自分を見ているかのような視覚イメージの想起であってはならない。

（h）第8のバリエーション

第8のバリエーションとして、背臥位での体幹の接触的な対称性の比較を、体幹の背部のみならず、胸部、腹部、骨盤の前面などでも同様に行う（図11.7）。

（i）第9のバリエーション

第9のバリエーションとして、背臥位での体幹の空間的かつ接触的な対称性の比較を、言語

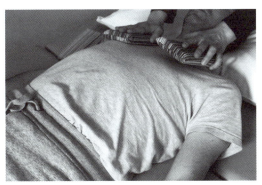

図11.7　体幹の接触的な対称性の比較（スポンジの接触部位と柔らかさの差異）

記述することを要求する。左右の体幹の空間アライメント、体重分配状況、ベッドの水平性、ベッドの柔らかさの左右均等性などについて、左右の差異が存在するのかどうかを確認する。

こうした訓練のバリエーションによって、「左右の肩甲骨と骨盤で形成する長方形の空間アライメント」の身体図式を再構築する。また、「体幹の正中線」、「右肩と右坐骨を結ぶ線」、「左肩と左坐骨を結ぶ線」の3つの線の平行性を空間的かつ接触的にイメージさせる。

11.5　体幹と上下肢の空間アライメントの左右比較

■体幹と上下肢の対称性の知覚 ── 背臥位

セラピストが体幹の正中線を自己中心座標として上下肢を他動的に動かした後、その空間アライメント(空間配列)の左右の対称性を比較させる。たとえば、セラピストが1つの関節を他動的に動かして保持し、「上下肢の空間的な位置が同じかどうか？」と問う。具体的には次のように質問する。

- 上下肢が動かされて何が変わったか？
- 上下肢のどこが動いたのを感じたか？
- 右上肢と左上肢の位置は同じか？
- 右下肢と左下肢の位置は同じか？
- 肩甲帯や骨盤は動いたか？

こうしたセラピストの問いに対する患者の言葉から、次の点が明らかになるだろう。

- 上下肢の左右の対称性を意識できる部位(言葉で説明できる)
- 上下肢の左右の対称性を意識していない部位(注意が向けられない)
- どのように上下肢の位置覚を知覚しているか
- 運動覚によって肩甲骨や骨盤と上下肢の空間関係が知覚できるか
- 体幹と上下肢との直線性の知覚ができるか(肩関節−股関節−足部の直線性)
- 左半身と右半身の空間アライメントの関係性が知覚できるか
- 上下肢の異常な筋緊張への気づき
- 左右の肩甲帯と骨盤の空間性の比較状況

セラピストは股関節を単関節運動(セグメンタル)で他動的に動かすのか、股関節と膝関節を多関節運動(グローバル)で他動的に動かすのかを、患者の下肢の知覚能力や注意を向ける能力に応じて設定する。この訓練には数多くのバリエーションがあり、「五目板」や各種の「運動軌道板」といった道具を利用して、さまざまな難易度を設定することができる。

特に、両上肢の対称性は座位や立位で上肢がウェルニッケ・マン姿勢を取らないという点で重要である。また、両下肢の対称性は座位や立位で足部が支持基底面を構築するという点で重要である。ここでは、上下肢の左右の対称性を比較させる訓練をいくつか紹介しておく。

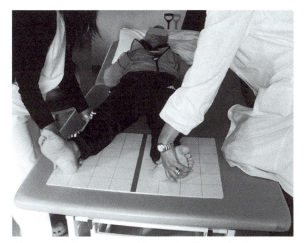

図11.8 体幹の正中線や股関節に対する踵の位置の識別 (Rizzello C：体幹に対する認知神経リハビリテーション．日本認知神経リハビリテーション学会・スペシャルセミナー(神戸)，2012 より)

■肩関節の内外転や肘関節の屈伸に対する手の位置の知覚 ― 背臥位

　背臥位でセラピストが肩関節を内外転させ、手の位置の左右差を比較させる。この場合、体幹の正中線と肩関節を自己中心座標原点とした手の空間的な位置関係の左右の識別を求めることができる。また、肘関節の屈伸を組み合わせると難易度が高まる。セラピストが患側の上肢を他動運動し、その患側の上肢と同じ位置に健側の手を持ってくる。あるいは、どの関節がどの方向に動いたかを言語で解答させる。患者には肩や肘の筋の伸張反射の制御を求める。これは、将来、座位や立位を取った時、上肢を下垂させるために重要である。

■股関節の内外転に対する踵の位置の知覚 ― 背臥位

　背臥位で股関節の内外転の他動運動を介して足部(踵)の位置を識別させる。膝関節は伸展位に保持する。この場合も体幹の正中線と股関節を自己中心座標原点とした踵の空間的な位置関係の左右の識別を求めることができる。

　最初は股関節内外転に対する踵の位置を識別させ、次に股関節を内外旋位にした内外転運動の後に踵の位置を識別させる。

　訓練道具として踵の方向を示す複数の目印をベッド上に置く。あるいは、五目板などの道具を使う(図11.8)。

　また、股関節の内外転運動に伴う踵の方向識別を体幹の正中線を基準にして、左右の比較を要求する。また、身体の正中線から遠くに離れたか(自己中心座標系)、セラピストに近づいたか(物体中心座標系)を問う。

■股関節と膝関節の運動に伴う踵の位置の知覚 ― 背臥位

　股関節と膝関節を同時に動かして踵の位置を識別させる方法もある。セラピストの他動運動による股関節の内外転、屈伸、内外旋と膝関節の屈伸を組み合わせると、踵の位置はさまざまな場所に変化する。その踵の空間的な位置の確認には五目板を使う(図11.9)。

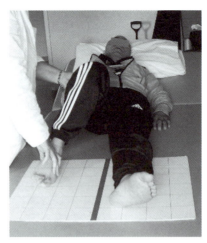

図11.9 股関節と膝関節の運動を伴った踵の位置の識別（Rizzello C：体幹に対する認知神経リハビリテーション．日本認知神経リハビリテーション学会・スペシャルセミナー（神戸），2012 より））

　また、踵の空間的な位置が、自己中心座標系としての股関節、肩関節と股関節を結ぶ線、体幹の正中線などに対してどこに存在するかを参照させる。

　どちらの方法でも、最初に健側下肢で行い、続いて患側下肢で行い、常に左右の踵の位置を比較させる。こうした背臥位での踵の位置の識別が、将来の座位や立位での肩関節－股関節－踵の垂直性の認知に貢献する。

　あるいは、踵を床に接地した股関節と膝関節屈曲位で、股関節を内外旋し、股関節に対する膝関節の空間的な位置を問う。また、股関節と膝関節の角度を変化させ、股関節や膝関節に対して踵が遠くに離れたか近づいたかを問う。

　さらに、股関節と膝関節を同時に動かす時に、踵の空間的な位置が体幹の正中線や肩関節と股関節を結ぶ線に対してどこにあるかを参照させる。

　特に、股関節の内外旋を伴った識別は、片麻痺の座位で典型的な股関節外旋・外転位というアライメント異常への事前の対処にもなる。つまり、座位で膝関節が外側に崩れ、股関節と足部を結ぶ線上に膝関節が位置せず、それによって左右の大腿骨は平行状態にはなく、足部は内反尖足となり、足底の全面接地ができない、という状態への対処である。

　こうした訓練は下肢の対称性の識別能力を高め、体幹の正中線の再学習に寄与する。そして、将来的に患者が座位姿勢を取った時、股関節が外旋・外転位とならず、膝関節の直下に足部が位置し、足底が床と全面接地している状態をつくるためにも重要である。

　このように体幹の対称機能の訓練は背臥位から開始する。右半身と左半身の対称性を比較し、体幹の正中線と身体各部との関係性を意識化して、背臥位で左右対称な肢位が取れるようにする。また、それが座位での対称機能の回復の前提条件となる。

11.6　体幹の左右比較の精密化と垂直位の保持

■頭部と体幹の正中線を一致させる ― 背もたれ座位

　頭部と体幹の正中線は座位における空間認知の基準線である。この頭部と体幹の正中線の一致は背臥位で行っているが、同様に背もたれ座位でも頭部と体幹の正中線の比較を求める（図11.10）。

　患者は背もたれに接触した椅座位で閉眼する。セラピストは後方から患者の頭部（頸部）を他動運動で回旋させて、頭部と体幹の正中線とが一致するように促す。セラピストが頭部を回旋位から正中位に向けてゆっくりと動かし、「頭部と体幹の正中線が直線として一致したらストップと患者が口頭指示する」という方法で行う。

　また、頭部と体幹の正中線が一致した状態を出発点とし、左右どちらかに回旋させ、再び正中矢状面の方向に戻しながら、ある位置で止め、その位置が体幹と頭部の正中線が一致した状態かどうかを問う方法もある。頭部の垂直と側屈を比較することも重要である。頭部の垂直性が認識できない場合は、左右の耳垂と肩との距離を比較させる。

■体幹の接触的な左右比較の精密化 ― 背もたれ座位

　背もたれ座位での体幹の対称機能の訓練には後方の垂直な壁を利用する。患者は閉眼し、垂直な壁を背にした座位を取る。後方の垂直な壁には両側の肩甲骨と骨盤を接触させる。両上肢は大腿部の上に置く。

　座位の対称性を組織化するためには、体幹と外部環境との接触的な関係性を知覚探索する必要がある。右半身と左半身を比較しながら、体幹の接触的な関係性の知覚や空間アライメントの細分化を図るべきである。

　体幹の接触的な対称性を比較する訓練の必要条件としては次のようなものがある。

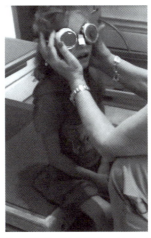

図11.10　頭部と体幹の正中線を一致させる（小児例）

- ▶後方の垂直な壁への背もたれ座位を取る
- ▶左右の肩を水平位にする
- ▶左右の坐骨で均等に体重支持する
- ▶上下肢の対称性を維持する（両手は大腿部の上）

セラピストは柔らかさの異なる5種類の「スポンジ」を用意する。そして、一側の肩甲骨、両側の肩甲骨、一側の骨盤、両側の骨盤、一側の肩甲骨と骨盤、両側の肩甲骨と骨盤といった体幹各部と垂直な壁との間にスポンジを介在させ、セラピストが他動運動で体幹を壁に向かってゆっくりと押す。そして、どの部位にスポンジが接触しているかの空間定位と柔らかさの段階を識別させる。

後方の垂直な壁にスポンジをベルクロでさまざまな位置に止めることができるようにしておくと便利である。スポンジの接触部位は次の場所が基本である。

- 一側または両側の肩甲骨背部（1か所または2か所）
- 一側または両側の腰背部（1か所または2か所）
- 両側の肩甲骨背部と腰背部（3か所または4か所）

この訓練の接触部位は左右の肩甲骨背部と腰背部の4か所を基本として複数の組み合わせとしてのバリエーションがある。たとえば、上下の比較を強調して背中（脊柱）の胸椎部と腰椎部の2か所とする場合もある（図11.11）。訓練時には体幹の対称性の維持が必要であり、体幹の正中線に注意を向けるよう促す。

まず、スポンジの接触部位の空間定位が可能かどうかを問う。そして、空間定位が可能であればスポンジの圧の差異を識別させる。具体的には硬さの異なるスポンジを左右同一部位に介在させ、どちらが柔らかいかを解答させる。この識別が可能であれば、体幹各部に硬さの異なるスポンジを介在させ、どちらが硬いか、あるいは柔らかいかの差異を識別させる。

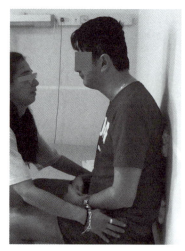

図11.11　体幹の接触的な上下左右比較の精密化（背もたれ座位）
背中と壁との間にスポンジを挿入

セラピストは、他動的に患者の体幹を壁に向かって軽く押す。前部の肩甲帯または骨盤に両手を接触させた状態からゆっくりと押す。スポンジには「弾性（クッション）」という特性があり、その弾力性が感じられるように慎重に押す必要がある。

患者の注意は、スポンジの弾力性のみでなく、体幹の上下左右の空間関係に向けられなければならない。そのことが体幹の運動空間に関わる触圧覚情報や運動覚情報を収集することを可能にする。また、患者は殿部の体重分配にも注意を向けなければならない。この訓練では体幹背部や殿部の左右両側からの情報を得るため、その差異を比較照合することが重要である。

(a) 一側または両側の肩甲骨部（1か所または2か所）

背もたれ座位で後方の垂直な壁と肩甲骨の間にスポンジを挿入する。セラピストは一側または両側の肩甲帯を前方から他動的にゆっくりと押す。患者は脊柱と肩甲帯の運動を細分化してスポンジの差異を識別しなければならない。セラピストの操作によって脊柱上部の回旋による識別や脊柱上部と下部の屈伸による識別を求めることもできる。

(b) 一側または両側の腰背部（1か所または2か所）

背もたれ座位で後方の垂直な壁と骨盤後部（腰背部）の間にスポンジを挿入する。セラピストは一側または両側の骨盤を他動的にゆっくりと回旋させる。患者は脊柱と骨盤を細分化してスポンジの差異を識別しなければならない。セラピストの操作によって脊柱下部の回旋による識別や腰椎骨盤リズムによる識別を求めることもできる。

(c) 両側の肩甲骨背部と腰背部（3か所または4か所）

後方の垂直な壁と、両側の肩甲骨背部と腰背部の間に4つのスポンジを挿入する。セラピストは前方から両側の肩甲帯と骨盤を分離して他動的に動かす。患者は各部のスポンジの差異を識別しなければならない。体幹の動きは肩甲骨−脊柱−骨盤を細分化したものとなっている。それぞれの動きで3〜4か所のスポンジの差異を識別させる。

この認知問題に正しく解答するために、セラピストは他動運動で体幹の動きを複数の方向に細分化しなければならない。スポンジの差異を比較するためには左右、上下、斜め方向の体幹の細分化が要求される。

もし、片麻痺患者の体幹が崩れたままであればスポンジの知覚探索はできない。セラピストは体幹全体を無秩序に壁に押しつけようとしてはならない。体幹の細分化によって、体幹の対称性が獲得されてゆく。

この訓練は、第1段階：他動運動、第2段階：自動介助運動、第3段階：自動運動の順で段階づけて適用する。特に、左右の肩甲骨や骨盤のスポンジを識別するためには体幹の回旋力が必要である。第1段階ではセラピストは患者の両肩を持ち、ゆっくりとした適度な回旋を加えなければならない。第3段階では患者は自動運動を調節して適度な回旋力を加えなければならない。その際、左右の体重分配や重心移動の変化を生じさせないようにする。

■ **体幹の正中線の精密化 ― 背もたれ座位**

　急性期後の片麻痺患者の椅座位は体幹が崩れやすい。その左右の非対称性は体幹の正中線の偏位に起因している可能性がある。ここでは椅座位で体幹の正中線を精密化する訓練を紹介しておく。この場合、「体幹の空間定位、正中線のイメージ想起、空間的な対称性の比較、接触的な対称性の比較」といった基本原則は、背臥位、背もたれ座位、椅座位、端座位でも同様であ

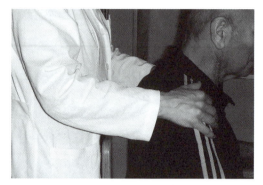

図11.12　体幹の正中線の精密化①（背もたれ座位）
椅子の背もたれと背中の間にスポンジを挿入

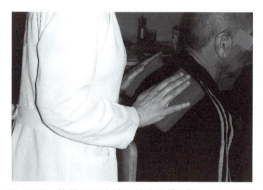

図11.13　体幹の正中線の精密化②（背もたれ座位）

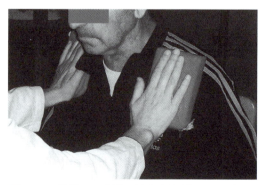

図11.14　体幹の正中線の精密化③（背もたれ座位）
(Pantè F（小池美納・訳，宮本省三・編）：認知運動療法講義．協同医書出版社，2004 より)

る。具体的には、次の順番で行う。

①背もたれ座位で2つのスポンジを背中と背もたれの間に入れ、圧までの距離の差異や硬さの差異を識別させる(図11.12)。
②背もたれ座位で2つのスポンジを肩甲骨背部の左右に接触させ、体幹の正中線(脊柱)から圧までの距離の差異や硬さの差異を識別させる(図11.13)。
③背もたれ座位で2つのスポンジを肩甲帯前面の左右に接触させ、体幹の正中線(脊柱)から圧までの距離の差異や硬さの差異を識別させる(図11.14)。

11.7　上下肢の左右比較の精密化と垂直位の保持

■上肢の左右比較の精密化と垂直性の保持 ― 背もたれ座位

背もたれ座位で背中を後面の垂直な壁に接触させた垂直位を保持させ、前方の机の上の五目板に体幹の正中線を投影し、両上肢の空間的な位置を開眼と閉眼で確認して左右の対称性を比較させる(図11.15)。

■下肢の左右比較の精密化と垂直性の保持 ― 背もたれ座位

垂直位の保持には下肢の対称性も重要である。なぜなら、座位では殿部と大腿下面のV字型の支持基底面のみならず、足底も支持基底面となるからである。そこで、背もたれ座位で、床の五目板や傾斜板の中央に体幹の正中線を投影させ、下肢が他動的に動かされた時に「股関節、膝関節、足部の対称性」に注意を向けるように促す。

この訓練では傾斜板の表面に目印(線)が均等に記されており、足部の位置の差異が視覚的にも確認できる。セラピストが膝関節を他動的に屈伸させて体性感覚で足部の位置を識別させる場合には板を前後方向に配置し、股関節を他動的に内外転させて足部の位置を識別させる場合には板を横方向に配置する(図11.16)。

セラピストが下肢を他動的に動かして足部の位置を変化させる場合、足底を全面接地して動

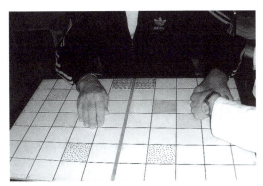

図11.15　背もたれ座位での手の対称性の比較 (Pantè F
(小池美納・訳, 宮本省三・編): 認知運動療法講義.
協同医書出版社, 2004より)

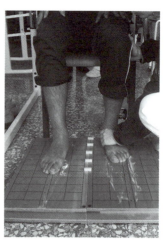

図11.16　背もたれ座位での足部の対称性の比較

かす方法と、足底を板から浮かして動かす方法がある。膝関節の屈曲角度、また股関節の内外転角度が異なるさまざまな位置で、中央の線との両足部との距離を比較させる。股関節が外旋しやすいので物理的なガイド（介助）が必要である。

11.8　体幹の自己中心座標系と物体中心座標系の比較照合

■体幹の正中線と物体の空間性の比較照合 ― 背もたれ座位

　患者に体幹が左右対称な背もたれ座位の垂直性の保持を開眼、閉眼で要求する。その上で体幹の正中線のイメージ想起を求め、セラピストによる上肢の他動運動を介して自己中心座標と比較照合させる（図11.17）。たとえば、片麻痺患者は目の前の机の上に置かれたタブレットを見て、自分の体幹各部をタブレットの升目（正方形で3×3＝9に区分）に対応させる。そして、タブレットの中央列の3つの縦の升目が体幹の正中線に対応しているか、あるいは、左肩が左列の中、右肩が右列の中、胸骨部が中央列の中、臍が中央列の下などに対応しているかを確認する。これは自己中心座標系としての体幹の正中線と物体中心座標系の比較照合である。

　セラピストは患者の上肢を他動的にリーチングさせ、タブレットのある位置に持ってゆき、体幹の正中線との関係性を空間的な用語で解答させる。患者は、体幹の正中線に対して自分の手がどこに位置しているか解答しなければならない。それによってタブレットの中央列が体幹の正中線の投影であることに気づく。重要なのは体性感覚的な自己中心座標系と視覚的な物体中心座標系を比較照合することである。

■殿部と座面の相互作用への注意の活性化 ― 背もたれ座位

　同様に、患者に体幹が左右対称な背もたれ座位の垂直性の保持を開眼、閉眼で要求する。そして、体幹の傾斜に患者自身が気づいているかどうかを口頭で確認する。特に、次の3点に意識の志向性を向けることが重要である。

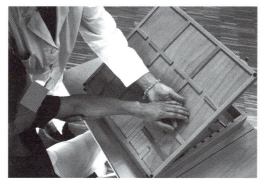

図11.17　体幹の正中線と外部座標系とのマッチング

- 殿部の水平性………左右の座面と左右の肩の水平性の比較
- 殿部の圧中心………左右の座面の圧の比較
- 殿部の体重分配……体幹の正中線に準拠した左右の座面の体重分配

患者は背もたれ座位で可能な限り垂直性を保持し、その状態をセラピストが両肩を他動的に介助して修正し、殿部の水平性、圧中心、体重分配がどのように変化したのか、その差異を比較させる。

11.9　体幹の対称機能の回復

■体幹の対称機能は抗重力的な垂直機能の前提条件である

体幹の対称機能を治療することによって、背臥位や背もたれ座位で頭部、体幹、上下肢が左右対称な垂直性が保持できるようになる。しかしながら、座位で体幹の垂直性を要求すると左右対称性が崩れることが多い。つまり、背臥位や背もたれ座位における体幹の対称機能の治療だけで座位での体幹の垂直性が再獲得できるわけではない。体幹の対称機能の回復は抗重力的な垂直機能の前提条件なのである。

■体幹の対称機能の治療は継続する

体幹の対称機能の治療は急性期後の座位の垂直性が保持できない患者に重点的に行う。また、その回復の目標は「身体両側を対称にした背臥位や背もたれ座位が取れる」ことである（図11.18）。

しかしながら、一見、そうした背臥位や背もたれ座位が取れていても、背もたれなしの座位では体幹の対称機能の問題が残存していることが多い。なぜなら、体幹の正中線は身体両側の体性感覚の比較が必要であり、その知覚イメージの難易度は高いからである。

Manzoniらによれば、身体の正中線の身体部位再現に関わる一側の体性感覚野の体幹ニューロンには、右側から2つ、左側から2つの合計4つの体性感覚情報が送られている。また、右側の筋緊張と左側の筋緊張を比較する必要もある。あるいは、右半球損傷では注意障害による半側空間無視や触覚の「消去現象（左右同時刺激における一側の刺激の無視）」を伴って

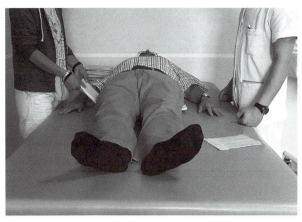

図11.18 回復の目標は「身体両側を対称にした背臥位や背もたれ座位が取れる」ことだが、体幹の対称機能の治療は継続することが多い

いることもある。

　したがって、リハビリテーションが進んで座位保持、寝返り、起き上がり、起立、歩行などが可能になった慢性期の患者でも、体幹の対称機能の治療は継続する必要がある。

文献

1) Manzoni T, Barbaresi P, Conti F, Fabri M：The callosal connection of the primary somatosensory cortex and the neural bases of middle fusion. Exp Brain Res. 76(2)：251-266, 1989.
2) Perfetti C, 宮本省三, 沖田一彦（小池美納・訳）：認知運動療法—運動機能再教育の新しいパラダイム. 協同医書出版社, 1998.
3) Rizzello C：体幹に対する認知神経リハビリテーション. 日本認知神経リハビリテーション学会・スペシャルセミナー(神戸), 2012.
4) Pantè F（小池美納・訳, 宮本省三・編）：認知運動療法講義. 協同医書出版社, 2004.
5) 宮本省三：片麻痺—バビンスキーからペルフェッティへ. 協同医書出版社, 2014.

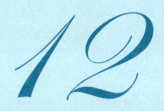

体幹の垂直機能を治療する

12.1 体幹の垂直機能とは何か？

■体幹の対称機能＋垂直機能＝直立座位

　体幹の垂直機能とは、「体幹の垂直位と直立座位を保持する機能」である。サブ機能としては「体幹を座面の水平性に対して垂直に保持する機能」と「体幹を腰椎骨盤リズムによって直立座位に保持する機能」がある。つまり、前額面で体幹の左右への傾斜を調節する能力と、矢状面で仙骨座りから坐骨座りへ移行する（骨盤の前傾と腰椎の前彎によって坐骨の上方に肩を位置させる）能力である。

　また、体幹の対称機能と垂直機能の回復によって、人間に特有な「直立座位（upright sitting position）」での行為が可能となる。

　体幹の垂直機能では脊柱（頸椎、胸椎、腰椎）、体幹上部（肩甲帯）、体幹下部（骨盤）の間の正しい空間的関係を維持することが求められる。それは体幹筋群の筋収縮シナジーによって得られるが、物理的には体幹を構成する質量の空間的な位置の変化に伴う体重量の知覚や、重心と支持基底面の相互作用の結果である。

　人間の座位姿勢は、この体幹の対称機能と垂直機能の合成として創発される坐骨支持での「直立座位」が基本である。つまり、体幹の対称機能＋垂直機能＝直立座位、なのである。

12.2 体幹の垂直位への準備

■座位における支持基底面の数の調節

　体幹の垂直機能は抗重力的な活動である。その回復に取り組む場合、セラピストは支持基底面の数を調整し、体幹が崩れた状態であっても安定した座位を確保する必要がある。

　座位の支持基底面には①殿部、②大腿下面、③足底、④背中、⑤肩の側面、⑥肘と前腕（肘掛け、机の平面）、⑦手（机の平面、手すり、側面の壁）といった7つの部位が利用できる。この支持基底面の数を増すことが座位の安定化につながる。

車椅子座位では①〜⑦、椅座位では①〜④、端座位では①〜③が支持基底面となる。また、④〜⑦には組み合わせのバリエーションがある。たとえば、椅座位で背中を支持基底面にして手を支持基底面にしないこともあれば、手を支持基底面にして背中を支持基底面にしないこともある。あるいは、健側の手を支持基底面にして患側の手を支持基底面にしないこともあれば、両手を支持基底面にすることもある。以下、座位のグレード別に治療を説明してゆく。

12.3 体幹の崩れが最重度な症例

■左片麻痺患者で半側空間無視やプッシャー症候群を伴っている場合 ― 背もたれ座位

体幹の崩れが最重度な左片麻痺患者は半側空間無視やプッシャー症候群を伴っていることが多い。頭部を右側の空間に向けており（右向く人症候群）、車椅子座位でも体幹は完全に崩れている（図12.1）。

この状況で最も重要なのは、車椅子座位で患者とセラピストが向き合い、顔と目を合わせながら話しかけ、会話し、頭部と体幹が正面を向いている時間を長く取ることである。特に、患者とセラピストの「アイ・コンタクト」は人間関係（信頼関係）の基盤である。また、「手の接触」も「不安や緊張の軽減」と「セラピストの存在と関心の伝達」を促す（図12.2）。

患者には「空間認知（spatial cognition）」の問題が生じており、「自己の身体空間（体性感覚空間）」、「身体周辺空間（体性感覚空間・視覚空間）」、「身体外空間（視覚空間・聴覚空間）」の「同時合成」（Luria）が混乱しているため、自己の前方に他者がいることの言語的な確認やコミュニケーションから訓練を始める。

この症例の場合、車椅子からトランスファーして椅座位を取らせると、体幹は患側方向に傾斜してセラピストに寄りかかったままである。セラピストが介助しなければ患側に倒れてしまう。体幹を垂直位に保持しようとする自発的な運動意図がない（図12.3）。

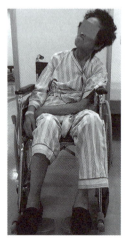

図12.1　体幹の崩れが最重度な症例
左片麻痺に半側空間無視とプッシャー症候群を伴っている

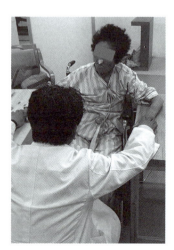

図12.2　患者とセラピストのアイ・コンタクトと手の接触

そこで、体幹の後面と側面の垂直な壁に背中と患側の肩を接触させる。これは殿部、大腿下面、足底、背中、患側の肩、健側手を支持基底面とした「背もたれ座位」である。また、側面の垂直な壁の位置を変えることで健側の肩を接触させることができる。スポンジを垂直な壁と肩の間に挿入し、接触面に意識を向けさせる（図12.4）。

次に、後方の垂直な壁に背中を接触させたままで、前方に机を持ってきて両側の上肢を置く。最初は側方からのセラピストの介助が必要かもしれないが、机上の患側の前腕と手を健側と対称的な位置に置くと安定する。これは殿部、大腿下面、足底、背中、両前腕、両手を支持基底面とした「背もたれ座位」である（図12.5）。

そして、次に背中の支持基底面を外し、体幹の前傾を他動的に介助し、殿部、大腿下面、足底、両前腕、両手を支持基底面とした椅座位を取らせる。その上で、机上の物体への注視や追

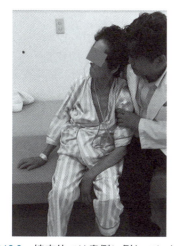

図12.3 椅座位では患側に倒れてしまう

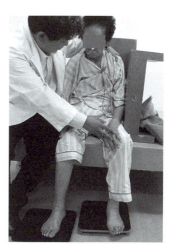

図12.4 体幹の後面と側面の垂直な壁に背中と肩を接触させた「背もたれ座位」

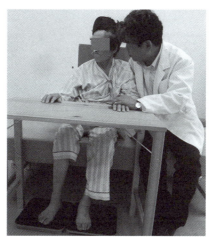

図12.5 殿部、大腿下面、足部、両上肢、体幹の後面（背中）を支持基底面とした背もたれ座位

視、運動方向を示す矢印への注意、自己の両手への注意(両手の存在)、体幹への認知問題(体幹の運動の方向性についての空間問題)などを適用してゆく(図12.6)。

また、背臥位で上下肢を左右対称な位置にして体幹とベッドの接触感に意識を向けさせたり、セラピストが頭部を他動的に回旋させて頭部と体幹の正中線を比較させたり、患側の上下肢を他動的に動かして手と足の位置を問うことで体性感覚空間への注意を喚起する(図12.7)。

こうした訓練を試みることによって、患者はその日の訓練後にはセラピストが健側から背中を介助すれば椅座位が取れるようになった。頭部の右向く人症候群、右下肢のプッシャー症候群、体幹の対称性と垂直性は改善し、セラピストの介助が必要であるものの椅座位の姿勢は訓練前よりも安定化した(図12.8)。

しかしながら、この状態は患者が自発的な抗重力活動としての体幹の垂直機能を獲得したことを意味しているわけではない。なぜなら、この症例は介助しても直立座位が保持できないからである。事実、患者は約2か月後の時点でやっと自力での椅座位が可能となり、垂直性は改善したものの、直立座位は獲得できなかった。体幹の正中線に準拠した左右の非対称性は顕著で、抗重力活動としての腰椎骨盤リズムによる垂直機能は出現していない。体幹は円背傾向で仙骨座りとなっており、重心は殿部の支持基底面の前方に落としている(図12.9)。

つまり、こうした半側空間無視やプッシャー症候群を伴う左片麻痺患者の最重度な体幹の崩

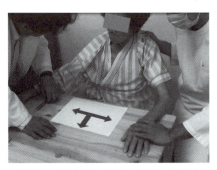

図12.6 介助した端座位で机上の物体の注視や追視、体幹の運動方向についての空間問題を適用する

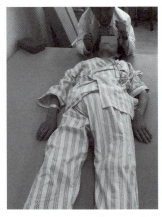 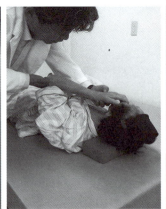 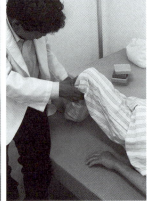

図12.7 背臥位での頭部と体幹と上下肢の対称性(左)、患側上下肢の体性感覚空間への注意の喚起(中・右)

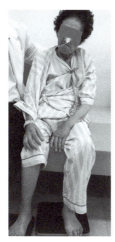
図12.8 治療直後の椅座位（セラピストの介助あり）

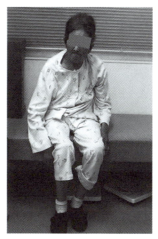
図12.9 自力での椅座位（約2か月後）

れの治療は難渋して長期化する。特に、当初の予想以上に椅座位での「直立座位」の保持が難しい。その理由は体幹の対称機能と垂直機能に対する訓練が不十分で効果が持続していないか、あるいは椅座位という抗重力姿勢での「体幹を腰椎骨盤リズムによって直立座位に保持する機能」の遂行が患者の空間認知能力にとって難易度が高いためであろう。上下肢の運動麻痺も重度で随意性に乏しいが、それは直接の原因ではない。

そのため椅座位での「直立座位」の獲得を目指し、体幹の対称機能（体幹の正中線の認識）と垂直機能（抗重力活動としての腰椎骨盤リズム）の訓練を、空間認知の難易度を調節しながら継続して適用する必要がある。健側肢を使って起立、立位、歩行へと早期リハビリテーションを進めても座位での日常生活動作や歩行が自立するとは限らない。将来、椅座位での食事、更衣、整容、トイレ動作、車椅子とベッド間のトランスファーなどが要監視レベルになるためには、体幹の垂直機能の回復が不可欠であり、さらに椅座位の自立には体幹の支持機能と到達機能の回復が必要である。

体幹の崩れが最重度な左片麻痺患者は半側空間無視やプッシャー症候群を伴っており、発症後1～2か月の時点で体幹の垂直機能の回復に難渋し、体幹の支持機能と到達機能の回復には至らないことが多い。あるいは、体幹の垂直機能の回復には数か月、体幹の支持機能と到達機能の回復にはより長期間を要する。その間、座位での日常生活動作は自立しない。

12.4　体幹の崩れが重度な症例

■座位の垂直性の保持を優先し、腰椎骨盤リズムは要求しない — 背もたれ座位

体幹の崩れが重度な片麻痺患者の場合、垂直な壁に背中を接触させた「背もたれ座位」を取らせる。しかしながら、抗重力位では体幹が崩れて上下肢の非対称性が顕著になる。（図12.10）。この不安定な座位の状態を患者は「海で溺れているようだ」と表現した。この言葉は意識経験の反映であり、どのようにして体幹を垂直位にすればよいのかわからなくなってい

る。そのため転倒への恐怖を感じ、上肢の異常な筋緊張が出現しているのだろう。

　この場合、体幹の垂直機能の前提条件として体幹の対称性が重要であることを考慮し、背臥位での体幹の対称性の訓練を行う。特に、左右の肩甲帯や骨盤の下にスポンジを挿入し、左右比較を促しながら空間定位（どこの空間・何の空間）を確認する（図12.11）。

　次に、セラピストは、背もたれ座位での体幹と上下肢の対称性をつくることを優先する。特に、セラピストは左右の肩の水平位を他動的に介助し、左肩－右肩－右股関節－左股関節の長方形（空間アライメント）に注意を向けるよう口頭指示しながら修正する。

　また、股関節の外旋を他動的に修正し、足底を床に全面接地させる。必要であれば健側に台を用意し、健側上肢の支持基底面を追加する。

　そして、背もたれ座位での体幹の対称機能の訓練を行う。ここでは、その訓練をいくつか紹介しておく。「体幹の正中線を意識する」、「体幹の空間定位」、「体幹の空間的な対称性の比較」、

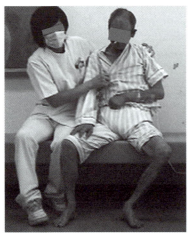

図12.10　体幹の崩れが重度な症例
　　　　（「背もたれ座位」での姿勢）

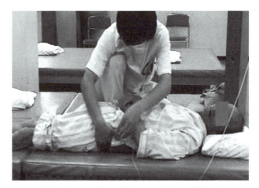

図12.11　体幹の対称性の訓練（背臥位）

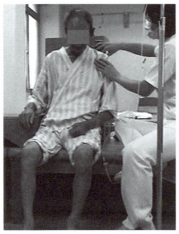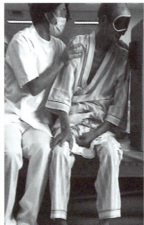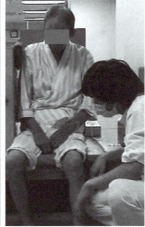

図12.12　「背もたれ座位」での体幹の対称機能の治療（スポンジの硬さの識別）

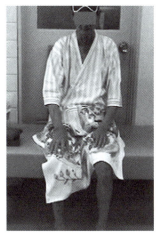

図12.13　体幹の対称性と垂直性の回復
2週後の座位姿勢。上下肢の異常な筋緊張も改善している。図12.10の座位姿勢と比較のこと

「体幹の接触的な対称性の比較」といった基本原則は背臥位と同様である（図12.12）。

背もたれ座位で体幹の対称機能の訓練を行っていれば、体幹の崩れが重度な症例でも背もたれ座位での対称性が短期間で回復してくる。本症例では約2週間で体幹の対称性と垂直性が回復した（図12.13）。

ただし、まだ抗重力活動としての直立座位は保持できず、腰椎骨盤リズムを介した体幹の垂直性が完全に回復したわけではない。しかし、体幹の垂直性への準備はできている。したがって、ここから「体幹を腰椎骨盤リズムによって直立座位に保持する機能」を獲得するための訓練が始まる。

12.5　体幹の崩れが中等度な症例

■座位での垂直位の保持を要求し、脊柱の円背傾向を改善する

体幹の崩れが中等度な症例でも車椅子座位では仙骨座りによる脊柱の円背傾向が認められる。こうした症例の場合、椅座位や端座位が保持できても不安定である。

そこで、セラピストは車椅子からトランスファーして後方の垂直な壁に背中を接触させた「背もたれ座位」を保持させる。そして、背もたれ座位の前額面で体幹と上下肢を対称に保持することを目指す。セラピストが患側の上下肢を適切な位置に他動的に動かし、患者には体幹の対称性の比較を求める。それによって比較的早期に体幹と上下肢の対称性の保持ができるようになる症例が多い。しかし、背もたれ座位の矢状面で体幹は後傾している。

しかし、後方の垂直な壁から離して椅座位や端座位を取ると、体幹は前屈してしまい、左右の対称性が崩れることが多い（図12.14）。後方の垂直な壁を支持基底面とする背もたれ座位は体幹の筋収縮を必要としない。可及的早期に体幹の前屈や円背傾向を改善することが重要である。

椅座位や端座位での垂直位への準備には2つのポイントがある。1つは「体幹の左右方向への傾斜によって殿部の圧と体重分配が変化する」ことへの知覚と注意の喚起である。セラピストが他動的にゆっくりと体幹を患側に側方傾斜させ、その際の同側の坐骨結節の体性感覚の変化に対する知覚と注意を患者に求める(図12.15)。これによって前額面での垂直位と殿部との関係性を認識させる。

　もう1つは背中への知覚と注意の喚起である。通常、背中は患者の意識の内にはない。体幹の身体図式は無意識的で意識化されていない。しかしながら、腰椎骨盤リズムによる垂直性を試みるには背中で感じる脊柱の伸展を意識する必要がある。そのためにセラピストは背中にスポンジを接触させ、その空間的な位置と圧の変化に対する知覚と注意を求める(図12.16)。

　その後、患者の前方に机を持ってきて、両手を左右対称に位置し、左右の坐骨結節に荷重

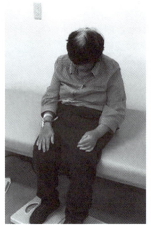

図12.14　椅座位や端座位では体幹の前屈、円背、左右非対称が出現する

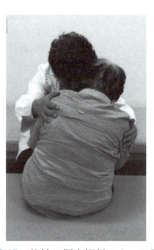

図12.15　体幹の側方傾斜によって殿部の圧と体重分配が変化することへの知覚と注意の喚起

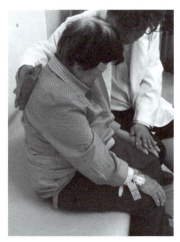

図12.16　背中の身体図式への知覚と注意の喚起

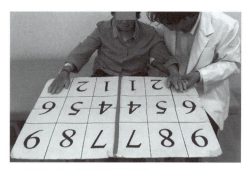

図12.17　体幹を腰椎骨盤リズムによって直立座位にすることを試みる

し、頭部が上方に移動するイメージを想起させ、自発的な脊柱の伸展を求める。体幹の崩れが中等度から軽度な片麻痺患者の場合、この方法によって「体幹を腰椎骨盤リズムによって直立座位にする機能」が出現する（図12.17）。

体幹の垂直機能への準備として、まず「背もたれ座位」で体幹の対称機能を回復させる必要がある。その上で椅座位や端座位での体幹の垂直機能の回復に取り組むべきである。

12.6 体幹の崩れが軽度な症例

■座位での体性感覚の左右比較

体幹の崩れが軽度な症例は、健側または患側に傾斜していることが多い（図12.18）。特に、両側の肩の位置関係が水平位ではない。肩甲骨が後退（リトラクション）して体幹が軽度回旋していることもある。こうした症例には、背もたれ座位で左右の肩の位置を比較させ、どちらの肩が高いかを確認し、高い方の肩を自然に下げるように求める。その時、大腿部の上に手を置いた上肢の肘屈曲が連動する。

次に、頭部と体幹の垂直性の比較のために、左耳と左肩の距離や右耳と右肩の距離をイメージ上で比較させる。頭部と体幹が垂直位なら左右のイメージに差異は生じない。さらに、殿部の左右の触圧覚、水平性、体重分配についても比較させる。両側の足底の全面接地についても比較させる。重要なのは身体両側の対称性（シンメトリー）に意識の志向性（知覚、注意）を向けることであり、これらの比較は開眼でも閉眼でも行う。

その上で、座位の垂直位では、頭部と体幹の正中線が正中矢状面で一致し、さらに体幹の正中線と重心線も一致することを言語的に説明する。あるいは、セラピスト（他者）が患者の前方に座って視覚的に見せながら確認する。

そして、患者は閉眼し、体性感覚によって左右の対称性を比較、修正し、背もたれ座位から背中を離して座位の垂直位を保持する。

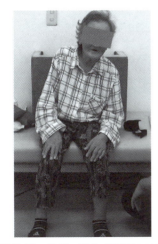

図12.18 体幹の崩れが軽度な症例

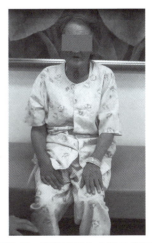

図12.19 訓練直後から数日後には垂直位が取れる

体幹の崩れが軽度な症例の多くは、こうした閉眼での体幹の体性感覚の左右比較によって、座位の垂直位を訓練直後から数日のうちに取れるようになる（図12.19）。

そして、次に腰椎骨盤リズムを介した直立座位の保持を目的とする訓練に移行する。しかしながら、すぐに座位での体幹の傾斜が改善しない症例もいる。その場合は「背臥位での体幹の対称機能の治療」を行う。また、セラピストが座位保持した患者の体幹をゆっくりと他動的に各方向に動かし、どの方向に動いたか、どれだけの距離を動いたかといった「空間問題」を適用する。

一般的には、座位の患者に前方の壁や物体の垂直線を見せて、頭部や体幹の立ち直り反応を求めることがある。こうした視覚的な感覚フィードバックは頭部の垂直性には有効だが、体幹の垂直性の制御は困難な場合が多い。その理由は、片麻痺患者では殿部で座面の水平性を空間認知する能力が低下しているからである。体性感覚による水平性の知覚は垂直性の前提条件なのである。

12.7 体幹の非対称性の修正

■言語、視覚、体性感覚による教示 ── 背もたれ座位

「背もたれ座位」での治療が展開されている時点では、頭部、体幹、上肢、下肢の対称性を可能な限り求めることが重要である。体幹の対称性が保持できない状態で腰椎骨盤リズムを介した体幹の直立座位は要求しない。セラピストは片麻痺患者の前方に位置し、次の3つの方法で体幹の左右の非対称性の改善を優先的に試みる。

◆言語を介して

セラピストは体幹の非対称性を言葉で伝える。たとえば、右肩の方が左肩よりも高い、体幹が右側に傾斜している、体幹が窓の方に傾斜している、右の臀部により多く荷重している、右の肘関節がより屈曲している、右の股関節がより外旋している、右の足底が全面接地していないなどを言語教示する。患者は言語教示に従って体幹と上下肢の非対称性の随意的な修正を試みる。随意的な修正が困難な場合はセラピストが他動的に修正する。

◆視覚を介して

セラピストが患者の目の前で体幹の対称的な座位姿勢、体幹の崩れた座位姿勢、左右差（傾斜や回旋）のある座位姿勢などを実演して見せる（3次元）。あるいは、体幹の動きの差異を描いた絵カードや写真を見せる（2次元）。患者は視覚的な確認と視覚イメージの想起によって体幹の対称性への動きを模倣する。

◆体性感覚を介して

セラピストが体幹の崩れや左右差（傾斜や回旋）を他動的に修正し、患者は体幹の対称性を一時的に保持する。次に、セラピストは元の状態に他動的に戻し、患者は運動イメージを想起しながら体幹の対称性への動きを再現する。また、患者は開眼し、体幹の非対称性を体性感覚で感じ取りながら、自己修正を試みる。

こうした言語教示、模倣、運動覚への注意による再現によって、体幹や上下肢の左右の非対称性が修正できることがある。そして何よりも重要な点は、患者に左右の非対称性への気づきが生まれることと、それを修正する患者の能力をセラピストが把握できることである。

12.8 体幹の垂直位を目指す

■背もたれ座位で垂直位を保持する

体幹の対称機能が完全に回復するとは限らないが、ある程度の非対称性があっても可及的早期に背もたれ座位での垂直位の保持に取り組む。その際、セラピストは片麻痺患者の背もたれ座位の外部観察と内部観察をする必要がある。

まず、外部観察として次のようなポイントを最低限はチェックしておくべきである。

- 前額面での体幹傾斜（健側・患側）
- どのタイプの支持基底面を必要とするのか（背中、足底、上肢）
- 体幹筋の状態………体幹筋の弛緩と過緊張
- 健側上肢の状態……どのような位置にあり、どのように使うか
- 健側下肢の状態……どのような位置にあり、どのように使うか
- 患側上肢の状態……肩甲骨はリトラクションしているか、上肢は屈曲しているか
- 患側下肢の状態……股関節は外旋しているか、足底は全面接地しているか
- 体幹の対称性と垂直性の制御が自発的にできるか

さらに、内部観察として「座位姿勢をどう感じるか？」と質問し、片麻痺患者の意識経験を理解する。また、座位を身体のどの部位で知覚しているか、どこに注意を向けているかを言語で説明するよう求める。恐怖感の有無についても確認する。患者の知覚や注意が直立座位を生み出す身体部位に向いていなければ学習は生じない。

セラピストは、外部観察と内部観察によって問題点を把握した上で、体幹の傾斜を他動的に修正し、「背もたれ座位で垂直位を保持する」ことを試みてゆく。

なお、この段階で体幹の大きな移動を伴う「空間問題（方向、距離、形）」を適用する必要はない。そうした訓練は「体幹の支持機能」において適用する。まず、この段階では背もたれ座位からの脱却を優先する。

■背もたれ座位からの脱却

体幹の垂直機能の回復は「背もたれ座位からの脱却」に始まる。その時に重要なのは、椅座位や端座位の支持基底面を「殿部」、「大腿下面」、「足底」のＶ字型にすることである。それによって支持基底面が拡大する。また、椅座位では両足底部を床に確実に接地して行う。順番としては椅座位が先で端座位が後である。ただし、体幹と上下肢の対称性が維持されていなければならない。体幹と上下肢の対称性に体幹の垂直性が組み合わさって「直立座位」が取れるようになる。そして、この人間に特有な直立座位は次のような条件を満たしていなければならない。

- 頭部の垂直性
- 体幹の左右の対称性
- 体幹の正中線と重心線の一致
- 腰椎骨盤リズムの出現
- 体幹や骨盤が回旋していない
- 坐骨座りで左右均等に体重を支持している

また、背もたれ座位から背中を離した椅座位や端座位への変化によって、片麻痺に特異的な上下肢の「運動の異常要素(伸張反射の異常、放散反応、原始的運動スキーマ〔共同運動〕、運動単位の動員異常)」が増大するかどうかを確認する。

■背もたれから背中を離す

背もたれから背中を離す場合、次の点に注意する必要がある(図12.20)。

- 体幹を前屈させて背もたれから背中を離す ➡ 直立座位は取れない
- 腰椎骨盤リズムで背もたれから背中を離す ➡ 直立座位を取る

体幹の前屈は「脊柱の屈曲」または「骨盤前傾(股関節の屈曲)」の運動であり、主に腹筋や腸腰筋(反作用)の働きである。一方、腰椎骨盤リズムは「骨盤前傾」と「腰椎前彎」の複合運動による「脊柱の伸展(坐骨支持)」であり、主に脊柱起立筋と腰多裂筋の働きである。

片麻痺患者は体幹の前屈によって背もたれから背中を離そうとすることが多いが、腰椎骨盤リズムによって背もたれから背中を離すことを教えるのが重要なポイントである。

具体的には、後方の垂直な壁に寄りかかった「背もたれ座位」の状態から、前方の机の上に両手を置く。そして、セラピストは片手を患者の背中と壁の間に挿入し、軽く机の方に体幹を押して体幹の重心を前方に移動させる。このセラピストの介助は骨盤の前傾の誘導であり、何回か試みた後、「私の手の接触感から背中を離すように」と言語教示し、骨盤前傾と腰椎前彎が生じるように促す。

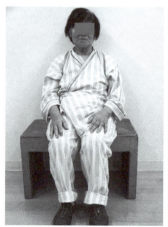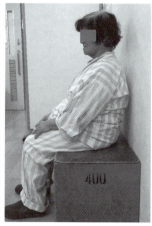

図12.20　背もたれ(後方の垂直な壁)から背中を離す

12.9 体幹の直立座位を試みる

■脊柱の円背の有無を確認する

片麻痺患者に体幹の直立座位を試みる時、脊柱の「円背傾向」に注意する必要がある。多くの患者が体幹の前屈位を呈しているが、それは円背と見えているだけかもしれない。また、高齢者の場合は脊柱の「円背拘縮(kyphosis)」を有しているかもしれない。体幹の直立座位には脊柱の伸展が必要であるため、どの程度の伸展の可動域があるかは背臥位を取らせて体重負荷の状態での円背の改善度を確認する必要がある。

■腰椎骨盤リズムの模倣

体幹の直立座位を試みる場合、まずセラピストは背もたれ座位からの脱却を促すが、基本的には腰椎骨盤リズムについての言語的、視覚的、体性感覚的な教示を与える。

- 腰椎骨盤リズムをセラピストが言葉で説明し、患者が試みる―言語
- 腰椎骨盤リズムをセラピストが目の前で行い、患者が模倣して試みる―視覚
- 腰椎骨盤リズムをセラピストが他動的に介助して行い、患者が試みる―体性感覚

つまり、腰椎骨盤リズムを言語、視覚、体性感覚という3つの感覚モダリティを介して教える。体幹を前屈させて背中を背もたれから離す方法は体幹の崩れの改善につながらない。最も重要なのは腰椎骨盤リズムによって体幹を垂直位にする動きである。しかし、患者はどこをどのように動かせばよいかがわからないことが多い。そこで、セラピストは次のように具体的に教える。

◆言語教示

体幹のどこの何に意識を向ければよいかを言語教示する。

- 腰椎骨盤リズムでは頭部が上方に移動する(頭部は屈曲しない)
- 腰椎骨盤リズムでは腹部が前方に移動する(肩は前方に移動しない)
- 腰椎骨盤リズムでは仙骨支持から坐骨支持へと変化する
- 腰椎骨盤リズムでは骨盤の動きと腰背部の筋収縮を感じる

◆運動イメージの想起

腰椎骨盤リズムを「運動イメージ」させることが有効である。この運動イメージは「頭部が上方からの糸で引っ張られて真上に伸びてゆく感じ」と表現できる。また、いつもどのような座位姿勢で食事していたかを思い出させることも有効である。

◆深呼吸

患者が腰椎骨盤リズムの運動イメージを上手く想起できない時は、「深呼吸」しながら体幹を垂直位にするよう指示するとよい。体幹が垂直位の時に息を吸い込み、息を吐く時に体幹が

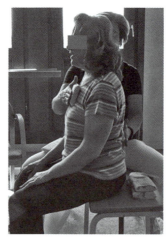

図12.21　骨盤前傾と腰椎前彎の他動的な介助による誘導

崩れるように、腰椎骨盤リズムと深呼吸のタイミングを一致させる。

◆骨盤前傾と腰椎前彎の他動的な介助による誘導

セラピストは患者に椅座位を取らせる。そして、一方の手を患者の前部の胸骨部、もう一方の手を後部の腰椎部に置き、患者自身にも動きを要求しながら、体幹の直立座位への運動を介助して誘導する。それを何度か試み、患者がどのように感じているかを語らせながら、骨盤前傾と腰椎前彎の動きを分析し、その遂行能力を評価する。

特に、胸骨部に当てたセラピストの手が抵抗を感じる場合、患者は体幹の屈曲運動を行っている。体幹を直立座位にする場合、胸部に当てた手が抵抗を感じることはない。また、脊柱起立筋が作用していれば腰椎部の介助は少ない。スポンジを介在させて行うこともできる（図12.21）。

12.10　体幹の直立座位を保持する

■体幹を細分化する ─ 椅座位（直立座位）

体幹の直立座位を保持するためには、体幹の細分化による外部環境との接触的な関係性を知覚探索する必要がある。この接触的な知覚探索は、大きな脊柱の運動の方向性や距離の移動を伴う動きではない。右半身と左半身を比較しながら、特に体幹（肩甲骨と脊柱）の動きの微妙な細分化の再組織化を図るべきである。

この訓練は前額面と矢状面における体幹の直立座位を細分化するための訓練と位置づけることができるが、その必要条件としては次のようなものがある。

- ▶垂直な壁を利用する
- ▶可能な限りの直立座位
- ▶大腿部の上に患側の手を置いた支持

▶肩甲骨を同じ高さ(水平)にする
▶下肢のアライメントの維持

また、訓練では硬さの異なる5段階のスポンジを利用する。患者は1～5のスポンジの弾性を比較し、圧の識別を要求される。スポンジを挿入する接触部位は次の場所である。

- 背中の左右の肩甲帯、腰部
- 肩の側方

椅座位で垂直な壁と背中の間の空間にスポンジを挿入する場合、患者は腰椎骨盤リズムの動きによって可能な限り直立座位を保持した上で、セラピストが前方から他動的に体幹上部(肩甲骨と胸椎)の動きを細分化しながらスポンジの硬さを知覚探索させる(図12.22)。

垂直な壁と肩の側面の間にスポンジを挿入する場合、患者は腰椎骨盤リズムによる直立座位を保持した状態で体幹(上部胸椎)を側屈し、硬さを識別しなければならない(図12.23)。この場合、体幹の正中線と重心線の不一致にも注意を向けるよう促す。この訓練の組織化は次のようになる。

① 身体部位…………体幹のセグメンタル(肩甲帯)
② 訓練段階…………第1段階
③ 感覚モダリティ……圧覚
④ 認知問題…………接触問題(硬さ)

また、この訓練は 第1段階:他動運動、第2段階:自動介助運動、第3段階:自動運動 の順で適用することができる。

この接触問題に正しく解答するために、患者は体幹の動きを複数の方向に微妙に細分化しな

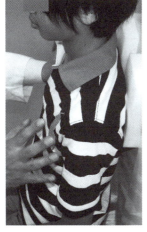

図12.22　椅座位での体幹上部(肩甲骨と胸椎)の細分化

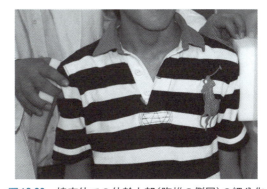

図12.23　椅座位での体幹上部(胸椎の側屈)の細分化

ければならない。上下のスポンジを比較するためには前後方向、左右のスポンジを比較するためには左右方向、斜めの位置にあるスポンジを比較するためには斜め方向への体幹の細分化が要求される。

もし、体幹が崩れたままであれば、こうした体幹の細分化はできない。患者は左右の対称性は識別できず、体幹全体を無秩序に壁に押しつけようとしたり、上下肢の伸張反射の異常や放散反応が出現してしまうだろう。

■腰椎骨盤リズムの強調 ― 椅座位（直立座位）

体幹の垂直位の保持のためには腰椎骨盤リズムの強調が不可欠である。そのためには椅座位で、体幹の腰椎部と椅子の背もたれの間にスポンジを挿入し、腰椎骨盤リズムによって硬さを識別させる。背面の垂直な壁を利用する場合は、ベルクロなどでスポンジを壁のさまざまな位置に止めるようにしておくと便利である。また、セラピストがスポンジを手に持って腰椎部に接触させて行うこともできる（図12.24）。この場合、セラピストはもう一方の手で患者の胸部が前方に移動しないように軽く止める介助が必要かもしれない。

また、患者の両肩の上にスポンジを接触させ、脊柱の伸展によってスポンジの圧を知覚探索させると有効な場合がある。セラピストがスポンジを圧する方向は両側の坐骨結節に延長的に向かうようにする。

多くの片麻痺患者は、こうした体幹の細分化によって直立座位を保持することができるようになる。しかし、まだ脊柱起立筋の左右差があるかもしれない。セラピストは両側の脊柱起立筋を触診し、左右差を比較する。体幹の垂直性は左右の脊柱起立筋の筋収縮がアンバランスでも獲得できるかもしれないが、それではまだ体幹の細分化による垂直機能が完全に回復しているとはいえない。

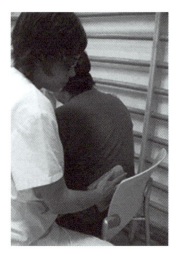

図12.24　腰椎骨盤リズムの強調

12.11 体幹の空間アライメントの微調整

■直立座位の空間アライメント ── 椅座位（直立座位）

次に、患者に自己の座位姿勢の空間アライメント（位置関係の配列）に意識を向けるよう要求する。そのためには正しい座位姿勢の前額面、矢状面、水平面のアライメントについて患者自身が理解しておく必要がある。片麻痺患者に求める直立座位の空間アライメントは次のように規定できる（図12.25）。

［前額面］
- 体幹が垂直位、両肩が水平位、股関節90度屈曲位、内外転中間位（0度）、内外旋中間位（0度）、膝関節90度屈曲位、足関節中間位（0度）、内外反中間位（0度）である。
- 殿部で左右均等に体重分配している。上肢は肘関節が屈曲して手掌が大腿部の上に置かれている。下肢は膝関節の直下に足部（踵）が位置する。

［矢状面］
- 股関節の垂直上方に肩関節が位置している。この股関節に対する肩関節の位置は、体幹の屈曲により前方に、伸展により後方に位置することになる。

［水平面］
- 水平面では体幹の回旋によって肩甲帯が前後に位置する。骨盤が回旋していなければ下肢は大腿骨が平行で左右の膝の先端は揃っている。

セラピストは患者に可能な限り体幹を直立位にした座位を取るように要求する。支持基底面は「V字型」にせず、左右の大腿骨を平行にして股関節の前方に膝関節が位置する「正しい座位」を保持する。左右の手は大腿部の上に置く。

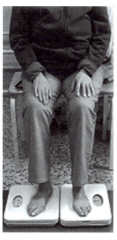

図12.25　直立座位の空間アライメント（正しい座位）

■ 身体の正中線のイメージ想起 — 椅座位（直立座位）

患者には身体の正中線のイメージ想起を要求し、椅座位での自己の身体空間の垂直性のエラーに気づくことを促す。その上でセラピストは次のような点を質問して患者自身の座位姿勢の認識を口頭で確認する。

- 体幹は垂直（真っ直ぐ）か？
- 体幹は傾斜していないか？
- 両股関節の上に両肩が位置しているか？
- 殿部の体重分配は左右均等か？
- 上下肢は左右同じ位置にあるか？

■ 患側の肩甲骨への対処 — 椅座位（端座位）

腰椎骨盤リズムによる体幹の直立座位を保持できても、患側の肩甲骨が後退（retraction）したままであることが多い。これは脊柱の円背によるものではない。菱形筋（肩甲内転筋）が緊張していれば肩甲骨は後退している。肩関節の前額面上での位置の左右差は明らかであり、脊柱の回旋を伴った状態で長期に残存する可能性がある。また、仮に体幹の直立座位が取れたとしても、患側の股関節の上方に肩関節を正確に位置づけることができない。

肩甲骨は挙上－下制、内転－外転、上方回旋－下方回旋する。そのため肩甲帯や肩甲骨の動きの知覚は難しい。患者の肩甲帯周囲の運動イメージの想起は困難で、肩甲帯がどのように動くかわからなかったり、肩甲骨の存在を知覚できないことが多い。

この問題への対策としては、肩甲帯の身体図式や運動イメージの想起を促すために、背部の肩甲帯周囲にスポンジを接触させ、肩甲骨と肩関節の空間定位を識別させたり、その左右差を識別させる（図12.26）。体幹上部の脊柱伸展と肩甲帯や肩甲骨の動きの差異に意識を向けることで、体幹上部の伸展の改善を促す。また、前後の肩甲帯にスポンジを接触させてもよい。患者の注意を肩甲帯各部の空間定位や圧の方向に向けることで、肩甲帯の動きを知覚する可能性が高まる。

なお、肩甲帯の空間的な位置は脊柱の回旋によっても変化するので注意が必要である。つまり、片麻痺患者に出現しやすい肩甲骨のリトラクションは、肩甲骨自体の位置の偏位と脊柱の回旋による場合がある。これに対して体幹の垂直機能における両側の肩関節を結ぶ線は前額面

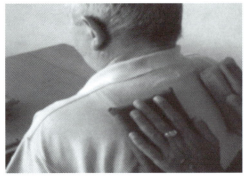
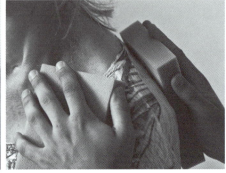

図12.26　患側の肩甲帯への対処（肩甲帯への接触問題）

上でなければならない。

こうした肩甲骨の微妙な運動の細分化が無視されると、座位、立位、歩行において股関節の垂直線上に肩関節を位置させることができなくなる。この股関節の垂直線上に肩関節を位置させることは、非常に繊細な体幹の巧緻運動である。

■ 患側の股関節への対処 ── 椅座位（直立座位）

片麻痺患者が体幹の垂直位を試みても、患側の股関節が外転・外旋したままであることも多い。これは股関節周囲筋の弛緩や緊張によるものである。その結果として足部が床に全面接地できず、内反尖足となる。また、座位で患側の股関節が外転・外旋した患者は下肢の運動麻痺が重度で患側に体重負荷するのが困難である。坐骨、大腿下面、足底が支持基底面として活用されないため、腰椎骨盤リズムによる体幹の垂直位の保持は難しい。

この問題への対処としては、股関節に空間問題を追加する。股関節の運動の方向と距離を問い、健側と比較し、空間定位を促す。下肢が弛緩麻痺を呈していても、足底を床に接触させた状態で膝関節を他動的に内側に位置させると、股関節が内旋位になり、下肢の重みで空間定位できる（図12.27）。股関節の位置と足底の圧の関係性により、膝関節の空間的な位置が決まることを理解させる。

■ 座面の水平性への注意の活性化 ── 椅座位（端座位）

直立座位の支持基底面として最も重要なのは殿部の支持基底面である。片麻痺患者の場合、殿部の支持基底面が全体として体幹を支えていることは理解できるが、殿部の支持基底面に注意を向けなかったり、座面の水平性を認識できないことが多い。また、患側の殿部が坐骨支持であることが圧情報として感じ取れない。この殿部への注意の欠如と座面の水平性の知覚の困難さは、坐骨支持の不明確さを生じさせる。そして、殿部の体重分配や体重移動を困難にするとともに、体幹が側方傾斜する誘因となる。

そこで、座位で患側の殿部の下に物体を挿入し、座面の知覚に注意を促す。まず、小型の板

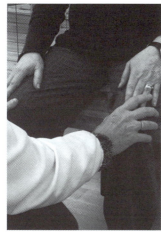

図12.27　患側の股関節への対処（股関節の内外転方向への空間問題）

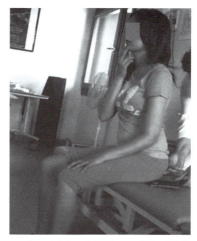

図12.28　座面の水平性への対処（殿部の下に物体を挿入する空間問題）

（厚さ1cm）を1〜3枚挿入し、左右の殿部の水平性の知覚を識別させる。殿部に小型の板が挿入されているかどうか、小型の板の枚数を感じ取れるかどうか、体幹の傾斜が変化するか、両肩の水平性と両骨盤の水平性が変化するかといった点に注意を促し、患側の殿部と座面の水平性の関係性を認識させる（図12.28）。これは小型の板の厚み（高さ）を問う空間問題である。ただし、この時点では殿部の下に単軸や多軸の不安定板を置いた水平性の認識は求めない。

次に、セラピストが体幹を他動的に少し側方傾斜させ、殿部の下にスポンジを挿入し、垂直位に戻すことによって圧の差異を識別させる。この識別が可能になれば左右の体重分配の比率を認識できるようになる。

12.12　体幹の直立座位と健側上肢の細分化

■健側上肢のリーチング時の体幹の直立座位 ─ 椅座位（端座位）

セラピストは患者の健側上肢を他動的にリーチングし、同時に患者は直立座位（体幹の対称性と垂直性）を保持しておく必要がある。健側上肢を他動的にリーチングすると、それに伴って肩関節、肩甲帯（肩甲骨・鎖骨）、脊柱、骨盤が動く可能性がある。しかしながら、患者は健側上肢をセラピストによって他動的にリーチングされても脊柱と骨盤を動かさないようにして、直立座位に保持しなければならない。したがって、これは「体幹と健側上肢の細分化（脊柱と肩甲骨、脊柱と上肢の分離）」を求める訓練である（図12.29）。患者は体幹の直立座位を保持したままで上肢の運動を知覚しなければならない。

その際、セラピストは健側上肢に空間問題や接触問題を適用するが、次の点を考慮しておく必要がある。また、訓練には複数のバリエーションがある。

- 健側上肢への空間問題や接触問題を選択する
- 健側上肢をさまざまな空間方向へ他動的にゆっくりと動かす
- 健側上肢を他動的に動かすことによって体幹の重心移動を生じさせない
- 健側上肢の他動的なリーチングは肩関節と肩甲帯の可動性による到達範囲に限定する
- 体幹のリーチングは生じさせない

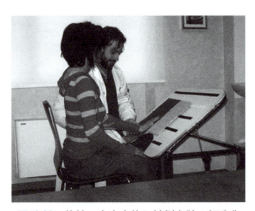

図12.29　体幹の直立座位と健側上肢の細分化

(a) 健側上肢の前額面でのリーチング時の体幹の直立座位を求める

前方の前額面上に3×3の9つの空間に分割したタブレット、五目板、紙面などの道具を置き、その1つの場所に患者の健側上肢を他動的にリーチングし、同時に体幹の垂直性の保持を求める(図12.30)。また、前方の前額面上に複数の運動軌道を描き、その1つの運動軌道を辿った後に識別させる。道具と身体との距離は肘関節の屈伸と肩甲骨のプロトラクションによって到達可能な位置とする。患側上肢は机または大腿部の上に置く。

(b) 健側上肢の水平面でのリーチング時の体幹の直立座位を求める

机の水平面上に3×3の9つの空間に分割したタブレットや、それ以上に空間を分割した五目板、紙面などの道具を置き、その1つの場所に患者の健側上肢を他動的にリーチングし、同時に体幹の垂直性の保持を求める。体幹の正中線に相当する場所には目印をつけておく。患側上肢は机の上に位置させる。それによって健側上肢と患側上肢を比較することができる。

また、前方の水平面上に複数の運動軌道板を置き、その1つの運動軌道をセラピストが他動的に辿った後に識別させる(図12.31)。

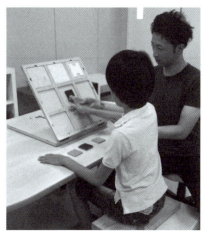

図12.30 健側上肢の前額面でのリーチング時に体幹の垂直性を求める(タブレットを利用したバリエーション)

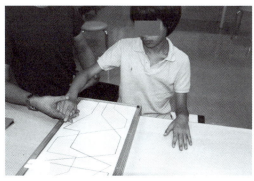

図12.31 健側上肢の水平面でのリーチング時に体幹の垂直性を求める(運動軌道板を利用したバリエーション)

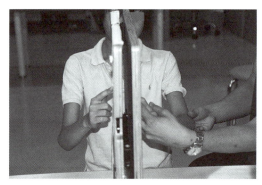

図12.32　健側上肢の矢状面でのリーチング時に体幹の垂直性を求める

(c) 健側上肢の矢状面でのリーチング時の体幹の直立座位を求める

　タブレットを矢状面の体幹の正中線上に置く。セラピストは患側上肢を他動的にリーチングしてタブレットの患側面のどこかに手指を接触させる。患者は健側上肢を随意運動で健側面の同じ位置に持ってくる。最初は開眼で、後に閉眼で行う。また、矢状面上に運動軌道を描いて同様に行うこともできる。この時、体幹の垂直性は常に保持する（図12.32）。

12.13　体幹の直立座位と患側上肢の細分化

■患側上肢のリーチング時の体幹の直立座位 — 椅座位（端座位）

　患側上肢の前額面、水平面、矢状面での他動的なリーチング時に直立座位の保持を要求する。セラピストは患側上肢の他動的なリーチングを介して空間問題や接触問題を問う。体幹は常に垂直性を保持していなければならない（図12.33）。

- 患側上肢の他動的なリーチング時に体幹の垂直性を保持する
- 患側上肢の他動的なリーチングを介した五目板上の手の空間的な位置の識別
- 患側上肢の他動的なリーチングを介した運動軌道の識別
- 患側上肢の他動的なリーチングを介した手による表面性状の識別

　この訓練は患側上肢の他動的な運動で伸張反射や放散反応が出現しない範囲と速度で行う。特に、肩関節の外旋に伴う大胸筋の伸張反射の亢進、肘関節の伸展に伴う上腕二頭筋の伸張反射の亢進が出現しやすい。また、それらの運動による放散反応として手関節や手指の屈曲が出現しやすい。患者は体幹のみならず上肢の空間性や手の接触性に注意を向ける必要がある。

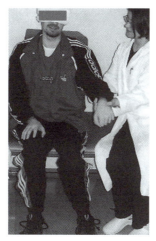

図12.33　体幹の直立座位と患側上肢の細分化

12.14　体幹の直立座位と両側上肢の細分化

■両側上肢のリーチング時の体幹の垂直性 ― 椅座位（端座位）

患者は体幹の垂直位を保持する。前方の机の上に五目板を設置し、両上肢（両手）を体幹の正中線に対して左右対称に乗せる。その上で、セラピストが健側または患側の手を他動的に移動させる。手は前後、左右、斜め方向に移動させることができる。どこの升目に手が置かれているかを解答させる。また、五目板を左右に分割する正中線からの距離や両手の空間的な位置関係を解答させる。手の動きが生じても両肩の位置は変化しないことを確認する（図12.34）。

■体幹の正中線に準拠した物体中心座標系と自己中心座標系の一致 ― 椅座位（直立座位）

また、前方の机の上に左右に傾斜するよう単軸不安定板を設置し、両上肢（両手）を体幹の正中線に対して左右対称に乗せる。セラピストは木片やスポンジを単軸不安定板の下に挿入して傾ける。患者はその傾きの距離や抵抗感を識別することを要求される（図12.35）。

この課題において体幹の空間的な位置関係、殿部の支持基底面、重心移動などは生じない。常に、顔面、体幹、骨盤の正中線（内部座標系）と単軸不安定板上の正中線（外部座標系）が一致し、さらに両手の正中線からの距離も等しく位置していなければならない。

そして、両手を左右対称に乗せた状態で単軸不安定板の水平位保持を随意運動で求める（図12.35）。多軸の不安定板でも行う。不安定板の水平位の保持が完全に可能であれば、不安定板上のさまざまな位置に異なる重さの重錘を置き、その識別を求める。次に、両手を左右非対称に乗せた状態で水平位保持を求める。いずれの場合も、常に体幹の垂直性は保持していなければならない。

次のような質問の仕方がある。

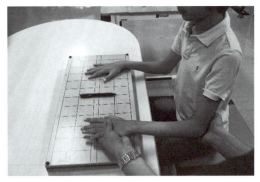

図12.34　両側上肢のリーチング時の体幹の垂直性を求める

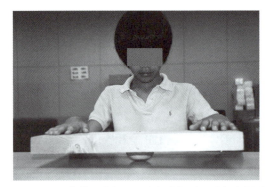

図12.35　体幹の正中線に準拠した内部座標系と外部座標系の一致

物体中心座標系（外部座標系）
- 不安定板は水平か？
- 不安定板の傾斜はどの方向か？
- 重錘の位置はどこか？
- 重量の差異はどうか？

自己中心座標（内部座標系）
- 両肩の高さは水平か？
- 両手の高さは水平か？
- 両手の正中線からの距離は同じか？
- 殿部の圧の左右差はあるか？
- 殿部の体重分配の左右差はあるか？
- 顔面、体幹、殿部、単軸不安定板の正中線は一致しているか？

12.15　体幹の直立座位と健側下肢の細分化

■健側下肢のリーチング時の体幹の直立座位 ― 椅座位

　セラピストは患者の健側下肢を他動的にリーチングし、同時に患者は体幹の垂直性を保持しておく必要がある。健側下肢を他動的にリーチングすると、それに伴って骨盤、股関節、膝関節、脊柱が動く可能性がある。しかしながら、患者は健側下肢をセラピストによって他動的にリーチングされても、骨盤と脊柱は動かないように制御し、体幹を垂直位に保持しなければならない。

　したがって、これは「体幹と下肢の細分化（骨盤と股関節、骨盤と膝関節の分離）」を求める訓練である。体幹の直立座位を保持したままで下肢の運動を知覚しなければならない。その際、セラピストは次の点を考慮しておく必要がある。

- 健側下肢をさまざまな空間方向へ他動的にゆっくりと動かす
- 健側下肢を他動的に動かすことによって体幹の重心移動を生じさせない
- 健側下肢を他動的に動かすことによって骨盤の前傾や後傾を生じさせない
- 健側下肢の他動的なリーチングは股関節と膝関節の可動性による到達範囲に限定する
- 体幹のリーチングは生じさせない

　この訓練には健側下肢の足底を床面に接触させたまま他動的に動かす方法と、健側下肢を浮かせて他動的に動かす方法がある。

(a) 健側下肢の他動運動時に体幹の直立座位を求める（常に足底接地）

　患者は座位で体幹を垂直位に保持する。患側下肢は股関節、膝関節、足関節を90度にしておく。床の上に空間を分割した傾斜板、五目板、紙面などの道具を置き、その1つの場所に他動的に移動する。健側下肢の他動運動時に、体幹は直立座位を保持させ、患側の足底を床面に全面接地させたまま他動的に動かし、踵の位置を識別させる（図12.36）。また、傾斜板に複数の運動軌道を描き、その1つの運動軌道を辿った後に識別させる。

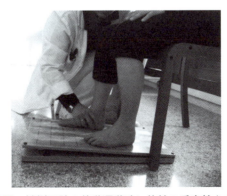

図12.36　健側下肢の他動運動時に体幹の垂直性を求める

(b) 健側下肢の他動運動時に体幹の直立座位を求める（床面から足底が離れる）

患者は座位で体幹を垂直位に保持する。患側下肢は股関節、膝関節、足関節を90度にしておく。セラピストは健側下肢を保持して他動的に股関節を屈曲する。足底は床面から離れ、重心は後方に移動するが、患者は体幹の直立座位を保持していなければならない。股関節を屈曲した状態から外転したり、膝関節の動きを追加することにより難易度が高まる。

一度、健側下肢を空中に持ち上げた後、足底を床面に接触させ、その位置を問うこともできる。その場合は、床の上に空間を分割した傾斜板、五目板、紙面などの道具を置き、その1つの場所に他動的に移動する。

12.16　体幹の直立座位と患側下肢の細分化

■患側下肢のリーチング時の体幹の直立座位 ── 椅座位

「健側下肢のリーチング時」と同じ方法で行う。患側下肢の足底を床面接触させて他動的に動かす方法と患側下肢を浮かせて他動的に動かす方法がある。

Perfettiによれば、体幹が垂直位を保持している状態で、他動的に膝関節を伸展すると、それによってハムストリングスが引き伸ばされ、骨盤が後傾する（図12.37）。これはハムストリングスの伸張に伴う伸張反射の異常が骨盤に波及するためである。患者はこの放散反応を制御し、骨盤の前傾位を保持しなければならない。それができなければ、骨盤が後傾して坐骨支持ができなくなり、体幹の垂直性は崩れてしまう。患者のハムストリングスの過緊張状態に応じて、足部（踵）の位置を調節する必要がある。また、椅子の座面の高さを変えて行う。特に、膝関節の伸展に伴って体幹の直立座位を保持できるかどうかが鍵である。

また、患側の股関節をセラピストが他動的に内外転する場合は傾斜板の角度を調節しながら行う。患者は股関節内転筋の伸張反射の制御と足部の筋群への放散反応を制御しなければならない。足部が外側に移動するにしたがって大腿下面の支持基底面が変化してくるが、常に左右

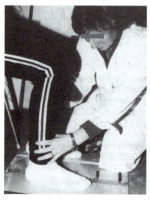 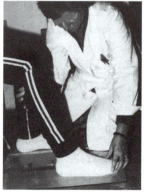

図12.37　患側下肢の他動運動（膝伸展）時に体幹の垂直性を求める（Perfetti C：Condotte terapeutiche per la rieducazione motoria dell'emiplegico. Collana di Riabilitazione Medica 11, Ghedimedia, 1986より）
膝関節の伸展時にハムストリングスの伸張反射の制御ができなければ、骨盤が後傾して体幹の垂直位が保持できなくなる

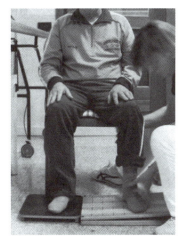

図12.38 患側下肢の他動運動(股外転)時に体幹の垂直性を求める
股関節外転時の股関節内転筋の伸張反射の制御ができなければ、左右の坐骨結節での体重支持は困難となり、体幹の側方傾斜が出現して垂直位が保持できなくなる

の坐骨結節での体重支持を維持し、体幹の側方傾斜を制御しながら体幹の垂直性を保持しなければならない(図12.38)。

　体幹の垂直機能を再学習するための訓練は、このように左右の上下肢に対する空間問題や接触問題を介して適用することが多い。セラピストは、単に認知問題に正しく解答するだけでなく、常に体幹を垂直位に保持して正しく解答することを患者に求める。
　体幹の対称機能と垂直機能の回復によって「直立座位」が獲得される。体幹筋の抗重力活動としての腰椎骨盤リズムによる直立座位こそが「正しい座位」なのである。

12.17　座位の意味、片麻痺の座位、座位での上下肢の機能検査

ここでは座位の意味、片麻痺の座位、座位での上下肢の機能検査についてまとめておく。

■座位の意味
- 座位は人間的な行為を可能にする
- 座位は身体と床面との相互作用である
- 座位には支持基底面の多様性がある
- 直立座位の保持には体幹の対称機能、垂直機能が不可欠である
- 立位や歩行のためにも可及的早期に直立座位を獲得しなければならない
- 座位での日常生活動作には体幹の対称機能、垂直機能、支持機能、到達機能のすべてが必要である

■片麻痺の座位

片麻痺の座位は①体幹と外界との接触関係の変質、②体幹と外界との空間関係の変質、③体幹の正中線の偏位、④支持基底面と重心線の知覚不全、⑤脊柱の運動方向と距離の知覚不全、⑥体幹の圧、体重分配、体重移動などの知覚不全により、次のような複数の問題が発生する。

- 体幹の崩れ
- 空間アライメントの異常
- 座位保持の不安定性
- 体幹の患側への傾斜
- 体幹の健側への傾斜
- 殿部への体重分配の不均衡
- 体幹の細分化の欠如
- 体幹と上下肢の分離の欠如
- 体幹の予測的姿勢制御の欠如

■座位での上下肢の機能検査

座位での上下肢の機能検査によって体幹と上下肢の行為の可能性が大まかに把握できる。また、上下肢の動きの体幹への影響が分析できる。特に、上肢と下肢の運動時の直立座位の保持が重要である。おそらく、多くの片麻痺患者において各検査中に直立座位の崩れや動揺を認めるはずである。それは直立座位の制御能力の欠如を示している。この検査は椅座位で行う。

[上肢]
- 手を大腿部の上から机の上に運ぶ
- 手を机の上から口に運ぶ
- 机の上の手を、同じ面上に置かれた物体まで、肘を伸展させて運ぶ
- 机の上の手を、机の上に置かれた物体まで、空中をリーチングして運ぶ

[下肢]
- 足部を前方に運ぶ
- 足部を後方に運ぶ
- 踵を床面につけたまま、前足部を上げて床を叩く

体幹の対称機能と垂直機能の回復によって「直立座位」の保持が可能になる。その上で治療は次の体幹の支持機能の回復へと進む。

文献

1) Perfetti C：Condotte terapeutiche per la rieducazione motoria dell'emiplegico. Collana di Riabilitazione Medica 11, Ghedimedia, 1986.
2) Perfetti C, 宮本省三, 沖田一彦（小池美納・訳）：認知運動療法―運動機能再教育の新しいパラダイム. 協同医書出版社, 1998.
3) 宮本省三：片麻痺―バビンスキーからペルフェッティへ. 協同医書出版社, 2014.
4) Rizzello C：体幹に対する認知神経リハビリテーション. 日本認知神経リハビリテーション学会・スペシャルセミナー（神戸）, 2012.
5) Perfetti C・編著（小池美納・訳）：脳のリハビリテーション：認知運動療法の提言 [2] 整形外科的疾患. 協同医書出版社, 2007.
6) 宮本省三：体幹と認知とリハビリテーション. 認知神経リハビリテーション 11：3-28, 2011.
7) 鶴埜益巳：中枢神経疾患片麻痺患者に対する体幹の訓練の組織化. 認知神経リハビリテーション 11：29-42, 2011.

13

体幹の支持機能を治療する

13.1　体幹の支持機能とは何か？

■体幹の方向づけと直立座位を制御する機能

　体幹の支持機能とは「体幹の方向づけと直立座位を制御する機能」である。それは次のようなサブ機能の複合である。

- 体幹の方向づけ機能
- 体幹の予測的姿勢制御機能
- 体幹の重心移動を制御する機能
- 体幹の直立座位と上下肢の運動を分離する機能

　体幹の支持機能には行為を生み出す動的な運動制御能力が含まれる。それは脊柱の空間アライメントが変化しても抗重力位を制御する能力である。つまり、体幹の支持機能には次の２つの支持性の意味が含まれている。

- 体幹の垂直位、傾斜位、回旋位の方向づけができるという意味での支持性
- 体幹に、一定の外力が加えられても、床面が不安定でも、上下肢が動いても、直立座位が制御できるという意味での支持性

　体幹の空間的かつ接触的な知覚情報の精密化によって、座位の支持基底面内で重心移動を微調節したり体重移動することが可能になる。それは体幹と上下肢の運動に伴う重量の変化を行為に適応する必要性によって特徴づけられる精密な空間調節機能であり、体幹と上肢を使って物体にリーチングするための前提条件となる。
　一方、片麻痺患者に特徴的なのは、この体幹の支持機能の低下時に健側上肢を支持に使うことである。たとえば、健側の手を前方や側方の机の上に置くことで直立座位を保持しようとする症例は多い。この場合、直立座位は安定しても、身体周辺空間において健側肢を解放する可

能性を失っており、座位での動的な行為を遂行することができない。

■ 座位で食事する、靴紐を結ぶ、上着を脱着する、後方に振り向くために・・・

体幹の支持機能は座位での行為（日常生活動作）を保障する。ただし、体幹の正中線と重心線が一致している場合と一致していない場合がある。

たとえば、直立座位で上肢を使って食事する時には体幹の正中線と重心線が一致している。一方、椅座位から靴紐を結ぶ行為を考えてみよう。この行為では体幹の正中線と重心線は一致していない。なぜなら、体幹を前屈－側屈－回旋位に維持して手で靴紐を結ばなければならない。健常者では簡単だが、片麻痺患者には難しい。それには手の巧緻性のみならず体幹の支持機能が必要だからである。

あるいは、椅座位で上着を脱着する行為を考えてみよう。丸首のセーターや前開きのジャケットを着る時、頭部や両手をセーターやジャケットに通すためには体幹の支持機能が必要である。また、椅座位で後方から誰かが声をかけた場合の行為を考えてみよう。その声が誰かを知るために頭部と体幹を回旋して後方に振り向くだろう。片麻痺患者には椅座位での体幹の回旋は難しい。端座位ではもっと難しい。これらすべての行為に体幹の支持機能が必要である。さらに、椅子からの起立、立位、歩行においても体幹の支持機能が必要である。

13.2 「直立座位の保持」から「直立座位の制御」へ

■ 体幹の支持機能の前提条件

体幹の支持機能の治療を開始する前提条件は腰椎骨盤リズムによる直立座位の保持である。体幹の垂直機能は直立座位の保持を可能にし、体幹の支持機能は直立座位の制御を可能にする。つまり、体幹の垂直機能よりも支持機能の方が運動制御の難易度が高い。したがって、セラピストは片麻痺患者が直立座位を保持できるかどうかだけでなく、直立座位を制御する能力を分析する必要がある。

椅座位での直立座位を前額面（正面）から観察すると、体幹の正中線（体幹を左右に分割する線）と重心線（正中矢状面を通って坐骨結節間の殿裂に落ちる線）が一致している。矢状面（側方）から観察すると、左右の坐骨結節の垂直上方に左右の肩が位置している。また、殿部の体重分配は左右均等である。それは２台の体重計上での直立座位で確認できる。これが体幹の垂直機能による「直立座位の保持」である（図13.1）。

その上で、セラピストは体幹の支持機能である「直立座位の制御」ができるかどうかを分析してゆく。それには４つのサブ機能に対応した段階づけ（難易度）がある。たとえば、不安定板上での直立座位の制御が求められる。これが達成できるようになることは体幹の支持機能の回復を意味している（図13.2）。それによって端座位でも直立座位が取れるようになる。

■ 体幹の支持機能は多様で複雑な巧緻運動である

体幹の支持機能は垂直位や傾斜位や直立座位の制御を含んでいるために、多様で複雑な巧緻運動と解釈しなければならない。たとえば、直立座位でも体幹は常に重心動揺している。また、外力を予期した体幹の予測的姿勢制御によって直立座位を支持したり、座面の水平性の変

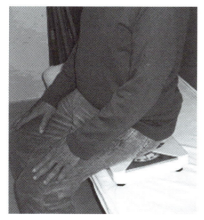

図13.1 直立座位の保持（体幹の垂直機能）

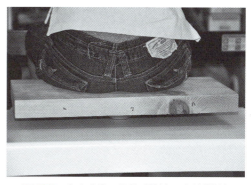

図13.2 直立座位の制御（体幹の支持機能）

化や体重分配を知覚して直立座位を支持したり、不安定板上の座位での上下肢の他動運動や自動運動時に直立座位を支持することが求められる。さらに、体幹を直立位から傾斜位に方向づけたり、傾斜位から直立位に戻したり、直立位で回旋することも求められる。

このように体幹の支持機能は難易度の高い抗重力活動である。それは体幹と環境（物体）の相互作用における情報の変化を含んでいるからである。つまり、体幹の支持機能には体性感覚空間の立体配置と多関節運動に根ざした筋収縮シークエンスの制御が要求される。この体幹の巧緻運動には精密な知覚情報処理と繊細な筋活動の調整による体幹の細分化が不可欠である。

■体幹の支持機能の回復によって「立ち直り反応」が出現する

直立座位の制御は体幹を静的に支持しているように見えるが、実際には体幹の細分化を伴う動的な運動制御である。その運動制御には外力や体重移動に即応した体幹筋群の協調的な抗重力活動が求められる。そして、その学習に伴って「体幹の立ち直り反応（righting reaction＝抗重力位で脊柱を垂直位に維持するための体幹筋のシナジー）」が出現してくる。いわゆる体幹のバランス能力の出現である。

体幹の立ち直り反応には視覚性の立ち直り反応（開眼）と迷路性の立ち直り反応（閉眼）がある。しかし、座位での体幹の立ち直り反応は体幹の体性感覚（殿部の触圧覚や脊柱の運動覚）で重心移動を空間認知することによって随意的に調整されている。

これに対して、片麻痺患者では座位での体幹の立ち直り反応が出現しないという病的現象が観察される。そのため直立座位が保持できるようになっても、外力や体重移動が加わると不安定になる。特に、体幹の傾斜位での支持性が不十分で、体幹を前後、左右、斜め方向に自由に傾斜させたり、後方を見るために体幹を垂直軸で回旋させることができない。その背後に体幹の重心移動の制御が困難という問題が潜んでいる。

しかしながら、片麻痺患者に立ち直り反応が出現しない場合、それをセラピストはどのように出現させるのかという難問がある。一般的には「座位バランス訓練」によって体幹の立ち直り反応を促通するとされている。しかし、それで必ずしも出現するわけではない。また、仮に出現したとしても、目的とする行為に即応した体幹筋のシナジーが空間的、時間的、強度的に適切に出現するわけではない。これに対して体幹の支持機能が回復すれば直立座位の制御が可

能となり、その結果として体幹の立ち直り反応は自然に出現してくる。

■体幹の支持機能には「予測的姿勢制御」が必要である

　体幹の支持機能の回復で重要なのは、体幹の立ち直り反応が「予測的姿勢制御（anticipatory postural adjustments；APAs＝予測される重心の変化に先行する体幹筋の姿勢制御）」だという点である。なお、予測的姿勢制御は「先行随伴性姿勢調節」あるいは「フィードフォワード制御」とも呼ばれる。

　たとえば、端座位での上肢のリーチング時には体幹筋の予測的姿勢制御が生じる。この体重移動や重心移動の方向と距離を事前に予測した先行的な体幹の筋収縮が出現しなければ、一定の外力が加わって体幹が傾斜した場合の支持性は獲得できない。したがって、体幹の支持機能の治療は予測的姿勢制御の回復を目指すものでなければならないだろう。

　体幹の予測的姿勢制御には「静的な予測的姿勢制御」と「動的な予測的姿勢制御」の２つがある。静的な予測的姿勢制御は「一定の外乱を受け入れる体幹の支持機能（直立座位の支持基底面内で重心移動を予測的に制御する能力）」である。動的な予測的姿勢制御は「体重移動に対応した体幹の支持機能（体幹傾斜時の支持基底面内で重心移動を予測的に制御する能力）」である。つまり、前者は外力に、後者は自己の体重移動（重心移動）に対応した予測的姿勢制御である。どちらも自動化されているように見えるが、実はどちらも随意的に制御されている。

　したがって、体幹の支持機能の回復を目指す治療は、「外力による重心移動」と「体重移動」の方向性と強度の体性感覚的な知覚を前提とした、２つの予測的姿勢制御の出現を目的として適用される必要がある。

　そして、この体幹の予測的姿勢制御の出現に引き続いて、座位での行為（日常生活動作）に必要な体幹の立ち直り反応の随意的な制御が出現する。

　以下、体幹の支持機能の治療について具体的に説明してゆく。

13.3　体幹の方向づけ機能の回復

■運動の方向、距離、形をパラメーターとした空間問題 ― 直立座位

　片麻痺患者が椅座位で直立座位の保持が可能になったら、セラピストは患者に閉眼を求めて他動的に体幹を多方向（前後、左右、斜め）にゆっくりと傾斜させ、その体幹の運動に対する空間問題への解答を要求する。したがって、この治療は「体幹の方向づけ機能」に対応している。そして、体幹に対する空間問題のパラメーターには「方向」、「距離」、「形」がある。こうした空間問題によって体幹の方向づけの精密化や運動イメージの想起ができるようになり、直立座位の制御を学習してゆく。

（a）方向の空間問題

　「方向」の空間問題は、セラピストが体幹を前屈、左右への側屈、回旋などの方向に他動運動でゆっくりと動かし、ある位置で動きを停止して支持させ、その後に垂直位または直立座位に戻して「体幹がどの方向に動いたか」と問う。これは急性期のベッドサイドでも行うことが可能である（図13.3）。

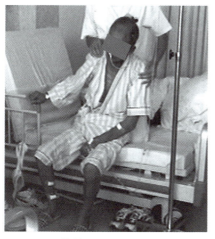

図13.3 体幹の運動方向の空間問題（ベッドサイド）

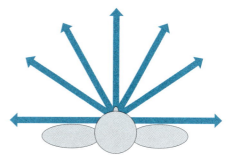

図13.4 体幹の運動方向を視覚的な矢印の方向と比較する

そして、この体幹への空間問題は次のような訓練の組織化となる。

① 身体部位…………体幹のセグメンタル（腰椎）
② 訓練段階…………第１段階
③ 感覚モダリティ……運動覚
④ 認知問題…………空間問題（方向）

　この体幹への空間問題をリハビリテーション室で行う場合は、患者の前方の机の上に方向の差異を示す視覚的な目印を5～7方向に細分化しておく（図13.4）。あるいは、患者に「時計」が水平面に置かれていることをイメージさせ、その中心に体幹があり、何時の方向に体幹の垂直軸が動いたかを質問すると、360度の方向についての空間問題がつくれる。その場合は「何時の方向に体幹が傾斜したか？」と問う。

　基本的に直立座位で行うが、体幹の前後の動きでは腰椎骨盤リズムを維持しつつ頭部が前屈しないようにする。左右の動きでは患側方向への傾斜の空間認知が難しい。頭部と体幹の立ち直り反応の有無を観察しながら行う。回旋の場合は患側の肩甲骨のリトラクションと骨盤の崩れが生じやすい。また、斜め方向に行う場合、最初は体幹を回旋させずに傾斜させ、後に体幹の回旋を加えて傾斜させる。それによってグローバルな脊柱の動きになり難易度が高まる。

(b) 距離の空間問題

　「距離」の空間問題は体幹の前屈、側屈、回旋に対応して行う。具体的な方法は方向の空間問題の場合と同様だが、患者は知覚パラメーターとして「距離」の差異に意識を向けなければならない。距離の差異を示す視覚的な目印を3～5段階に細分化しておくとよい。

　「前屈」は股関節の屈曲に骨盤の前傾が伴った動きであるが、椅子からの起立（立ち上がり動作）では第Ⅰ相の前屈相と第Ⅱ相の伸展相とがあり、この第Ⅰ相と第Ⅱ相の切り替え位置が重要となるため、その切り替え位置を基準に距離の差異を示す視覚的な目印を3～5方向に細分

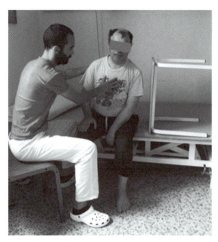

図13.5 体幹の側屈による距離の空間問題（Rizzello C：体幹に対する認知神経リハビリテーション．日本認知神経リハビリテーション学会・スペシャルセミナー（神戸），2012 より）
自己中心座標系と物体中心座標系を選択する

化しておく．

「側屈」では左右への体重移動が生じて殿部の体重分配が変化する．特に，患側の坐骨支持を知覚できなければ距離の識別は難しい．その場合，体幹の垂直線を身体の正中線ではなく，患側の坐骨と肩関節を結ぶ垂直線に定めて行ってもよい（図13.5）．

また，側屈の空間問題には体幹の正中線を自己中心座標原点とする場合と，側面の垂直な壁を物体中心座標原点とする場合がある．セラピストは，距離の空間問題において，どちらを空間座標原点としているかを患者と確認した上で訓練を適用しなければならない（図13.5）．

体幹の回旋による方向の場合は，左右の肩関節を結ぶ線をイメージさせ，左右の股関節を結ぶ線（左右の坐骨結節を結ぶ線）と比較することを要求する．また，セラピストが他動運動によって体幹を回旋し，左右の肩関節を結ぶ線と前額面に対する10，20，30度の角度変化と比較させる．

(c) 方向と距離（運動軌道）の空間問題

さらに，「方向」と「距離」の組み合わさった空間問題をつくることもできる．まず，患者に視覚的に3種類の運動軌道を見せ，体幹の運動のスタート地点を確認し，閉眼させる（図13.6）．次にセラピストが1つの運動軌道と同じように体幹を直立位から他動的にゆっくりと各方向に動かし，直立位に戻し，体幹の動きがどの運動軌道であったかと問う．これは前屈，側屈，回旋の方向と距離が組み合わさった空間問題となる．なお，運動軌道は直線と曲線で描くことができる．この訓練によって患者は体幹の移動と重心の移動の関係性に気づくようになる．

(d) 形の空間問題

「形」の空間問題も直立座位を出発点とする．セラピストは体幹が○・△・◇・□などの運動軌道を描くように他動運動で動かして出発点に戻す（図13.7）．実際の体幹の運動は小さな運

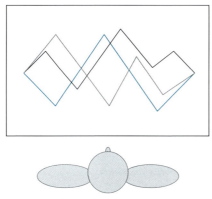

図13.6 方向と距離の空間問題（運動軌道）

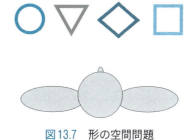

図13.7 形の空間問題

動でよい。同じ形で体幹の運動の大きさを変えることもできる。形の空間認知においても体重移動と殿部の支持基底面の圧中心が連続的に変化する。また、体幹を回旋させずに行う方法と体幹の回旋を伴って行う方法がある。回旋を伴うと難易度が高まる。

こうした体幹への空間問題によって、体幹の細分化に伴う運動覚情報が比較され、方向や距離の知覚仮説に基づく運動イメージの想起ができるようになり、体幹の運動制御における方向づけが可能になっていく。

13.4　体幹の予測的姿勢制御機能の回復

■体幹の予測的姿勢制御のための接触問題 ─ 直立座位

体幹への接触問題は「体幹の身体空間（身体図式）の形成に必要な触圧覚の精密化」を促すが、ここでは体幹の予測的姿勢制御のための接触問題にポイントを絞って説明する。

体幹の支持機能の回復のためには、まず直立座位での静的な予測的姿勢制御能力を高めることが重要である。静的な予測的姿勢制御は外力（外乱）の方向、速度、強さに対応した「構え」であり、その体幹筋の筋収縮は大きな重心動揺を生じさせるようなものではない。つまり、前方や側方から体幹を軽く押す力が加えられても、その外力を事前に予測し、体幹の動揺を生じさせないように直立座位を支持する能力である。あるいは、接触する外力の方向、速度、強さを識別することが直立座位における体幹の静的な予測的姿勢制御の必要条件なのである。

したがって、体幹への接触問題は「体幹の身体空間（身体図式）の形成に必要な触圧覚の精密化」であると同時に、「体幹を予測的姿勢制御して直立座位を支持する機能」に対応している。

セラピストは、直立座位が保持できる片麻痺患者でも静的な予測的姿勢制御が困難なことが多いことを認識しておくべきである。その状態で一挙に「座位バランス（体幹の傾斜制御、患側殿部への体重移動、脊柱の各運動方向への重心移動、視覚性立ち直り反応、迷路性立ち直り反応など）」を求めても制御できない。体幹への接触問題によって静的な予測的姿勢制御能力を高めることが直立座位の制御をもたらす。

体幹の接触問題にはスポンジを利用する。知覚のパラメーターは「圧の強度と方向」であ

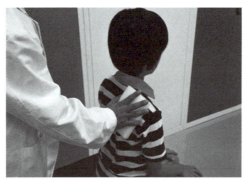

図13.8 体幹の支持機能のための接触問題
直立座位でのスポンジの圧の識別は予測的姿勢制御の鍵である

る。まず、セラピストが直立座位を保持した患者の体幹各部にスポンジを接触させて硬さや柔らかさの知覚を求める。これは「圧の強度(弾力性)」の知覚である。また、セラピストが手に持ったスポンジを押す方向の知覚を求める。これは「圧の方向」の知覚である。患者は体幹への外力としてのスポンジの圧の強度はどの程度なのか、その圧がどの方向から加えられているかを識別する必要がある。その圧の強度と方向の変化に対応して直立座位を支持する体幹筋の筋収縮の出現が静的な予測的姿勢制御能力を高める。

　つまり、直立座位でのスポンジの圧の強度と方向の識別は予測的姿勢制御の鍵である(図13.8)。そして、この時、どの体幹筋が作用しているかはわからない。Jacksonは「脳は筋肉のことなど何も知らない、ただ運動を知るだけである」と述べている。外力の強度と方向を知覚する体幹の運動の組織化によって直立座位の制御は学習されてゆく。これは単に体幹をさまざまな方向に動かすための運動の組織化ではない。体幹の静的な予測的姿勢制御のための運動の組織化である。

　その意味で患者には外力として加えられるスポンジの圧を体幹表面で受け入れることが求められる。外力を受け入れるためには微妙な体幹の細分化が生じなければならない。まず、直立座位を保持する体幹の筋収縮状態があり、それにスポンジの圧が加わり、その外力を受け入れつつ直立座位を支持しつづける。その時、同じ直立座位なのだが、体幹筋の筋収縮は外力の強度と方向に対応した多様なシナジーへと変化している。この精密な体幹の細分化を伴う体幹筋の多様なシナジーの出現が予測的姿勢制御の出発点である。そして、体幹の支持機能のための接触問題は次のような訓練の組織化となる。

① 身体部位…………体幹のセグメンタル(肩甲帯)
② 訓練段階…………第2段階
③ 感覚モダリティ……圧覚
④ 認知問題…………接触問題(硬さ)

■直立座位でのスポンジの圧の強度と圧の方向の識別

　具体的な治療の出発点は椅座位での直立座位の保持である。そして、最初に触覚の空間定位を確認する。スポンジを軽く体幹各部に接触させて「体幹のどこに接触しているか」を問う。

また、長方形のスポンジが「縦に接触しているのか、横に接触しているのか」を問う。こうした触覚の空間定位を前提として、スポンジの圧の強度や方向についての接触問題を適用してゆく。
　セラピストは体幹の「①側方(肩)」、「②後方(背中、肩甲帯)」、「③前方(胸部)」、「④前後方向(右胸部と左肩甲帯)」などにスポンジを接触させて圧を加え、その知覚探索と識別を求める。
　スポンジの接触の特性はクッションとしての「弾力性(＝圧情報)」である。セラピストは手掌でスポンジを全体的に均等にゆっくりと押すことが重要である。局所的に押すと一部だけが変形して弾力性が生じない。そうすると患者は圧の強度や方向が知覚できない。また、圧する力が強すぎてはならない。強すぎるとセラピストの手の押す力が直接伝わる。手の押す力はスポンジ固有の弾力性ではない。患者は体幹の精緻な筋収縮によって直立座位を保持したままでスポンジの圧の強度を識別しなければならない。その直立座位の保持(筋収縮)と圧の強度(外力)の受け入れ(筋弛緩)の組み合わせは非常にデリケートな治療である。
　同時に、患者はスポンジの圧がどの方向から加わっているかについても識別しなければならない。その方向は座位の重心移動を生じさせる方向に作用している。これが知覚できなければ直立座位を制御することはできない。患者が圧の強度に注意を集中すると、スポンジ自体の弾性力と、体幹が受け入れようとしているスポンジの圧の方向を区別できない。
　たとえば、背中にスポンジを接触して圧を加えられると、その圧力によって重心の前方移動力が発生する。患者はそれを予測して直立座位を支持するために体幹の伸筋群の筋収縮を微調節しなければならない。この方向の知覚に対応する体幹の筋収縮が予測的姿勢制御の始まりである。
　重要なのは、スポンジを右上の肩に接触させ、圧を左下の坐骨結節に向かって加える方法である。つまり、肩の側面にスポンジを接触させて、横方向に押すのではなく、斜め下の反対側の坐骨結節に向かって押す。これは、直立座位の制御には反対側の坐骨結節を自己中心座標系の原点とした体幹の運動制御が必要だからである。
　スポンジの圧は体幹各部に加えて識別させることができる。圧の強度や方向の識別において注意すべきは、その圧の知覚が体幹筋の筋収縮による反力よりも、圧の知覚に不必要な体幹筋の過緊張状態を弛緩させることによって得られる場合が多い点である。この時、患者は直立座位を支持するためにスポンジを押し返してはならない。
　こうした外部から加えられるスポンジの圧変化を知覚するための体幹筋の筋出力調整は非常に精密である。また、「触覚と圧覚の区別」と「接触面の広さと弾力性との区別」に注意を集中することが求められる。
　そして、複数の体幹部位間の比較においては、どのような差異なのかを言語で説明することを求めたり、最初の圧を記憶させて次の圧が同じかどうかを比較させることが有効である。さらに、圧の方向が体幹をどのように動かそうとしているのか、その圧の方向に拮抗する体幹の運動イメージを想起させることも有効である。
　一方、患者がスポンジの差異を識別できない場合は、健側の同部位に同じスポンジを当てて比較させる。また、患側の同部位に柔らかさの異なる別のスポンジを当てて比較させる。
　これらのスポンジを使った認知問題によって、体幹と物体との接触的な相互作用における「圧情報の細分化」と、座位での一定の外乱に対する静的な「予測的姿勢制御」が向上する。

（a）直立座位での側方からの圧の強度と方向（図13.9）
- 一側の肩の側面に1つのスポンジを当てる
- 両側の肩の側面に2つのスポンジを当てる

（b）直立座位での後方からの圧の強度と方向（図13.10）
- 体幹後部へ1つのスポンジを当てる
- 体幹後部の左右へ2つのスポンジを当てる

（c）直立座位での前方からの圧の強度と方向（図13.11）
- 体幹前部へ1つのスポンジを当てる
- 体幹前部の左右へ2つのスポンジを当てる

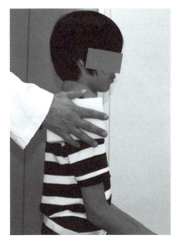

図13.9　直立座位での側方からの圧の強度と方向

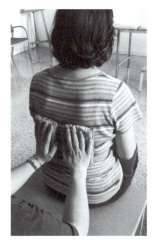

図13.10　直立座位での後方からの圧の強度と方向

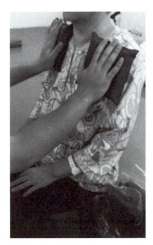

図13.11　直立座位での前方からの圧の強度と方向

(d) 直立座位での前後方向からの圧の強度と方向

- 体幹前部(胸部)と後部(背中)に2つのスポンジを当てる
- 体幹左前部(左胸部)と右背部(右肩甲骨)に2つのスポンジを当てる
- 体幹右前部(右胸部)と左背部(左肩甲骨)に2つのスポンジを当てる

これらの接触問題において、患者には直立座位を保持し、重心動揺を安定化させておくことが要求されている。患者は圧が加わることによって生じる体幹の重心の変化を予測する必要がある。その予測には「前後傾斜」、「左右傾斜」、「回旋」といった定型的(ステレオタイプ)な体幹筋のシナジーの心的な選択が必要となる。

また、スポンジの弾性はセラピストの押す力と体幹筋のシナジーによる抵抗力との一致である。しかしながら、患者には随意的にスポンジの圧を押し返すような筋収縮は求めない。加えられた圧力の強度を受け入れて直立座位を支持するに留める。

スポンジの接触は1回だけでなく、数度ゆっくりと繰り返し、次に別のスポンジで同様に感じ取らせ、その上で「どちらが柔らかいか」と質問する。この時、スポンジの弾性を受け入れるための体幹筋の微妙な弛緩と直立座位を支持するための体幹筋の緊張を同時に制御することが精緻な体幹の細分化につながる。

セラピストはスポンジを圧する時、患者にその圧に抵抗するような体幹の大きな運動を生じさせないよう口頭指示しておくことが重要である。目的はスポンジの弾力性を感じ取ることであり、その弾力性を生じさせるのはセラピストの手と患者の体幹の協調的な相互作用であることを理解させる必要がある。

こうした直立座位での体幹筋の弛緩と緊張の微調整が予測的姿勢制御に必須の条件である。たとえば、両肩甲骨の後方からスポンジを接触させる時、直立座位が不安定な片麻痺患者の場合、体幹の前方への動揺が生じてしまい直立座位が崩れることがある(図13.12)。この場合も両肩甲骨の上方から両側の坐骨結節に向かってスポンジを押す方向を変えると、両方の坐骨結節を自己中心座標原点としての腰椎骨盤リズム(骨盤前傾-腰椎前彎)が出現し、体幹を垂直位にする脊柱の伸展が生じやすい。

また、肩の側方にスポンジを接触させる時、片麻痺患者がスポンジの柔らかさを感じ取るのは健側の肩の側方の方が難しい。特に、直立座位が不安定な片麻痺患者の場合、スポンジが押されている方向が知覚できず体幹の傾斜が生じてしまい垂直性が崩れることがある。

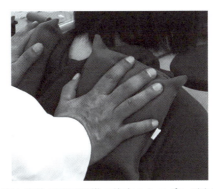

図13.12 直立座位で両肩甲帯の後方からスポンジを接触させる

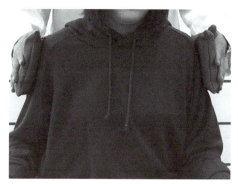

図13.13　直立座位で両肩の側方からスポンジを接触させる

　この場合、セラピストはスポンジを押す力が反対側の坐骨結節に向かうようにすると、直立座位が不安定な片麻痺患者に有効なことがある。肩へのスポンジの圧をカウンターとして反対側の坐骨結節で受けるようにするわけである。これによって左右方向への予測的姿勢制御に伴う体幹筋の筋緊張が出現してくることがよくある。

　それでも困難な場合は、肩の両側面からスポンジを接触させる（図13.13）。セラピストが両側から押すため体幹の側方傾斜が起きにくい。この場合もスポンジの圧を斜め下の反対側の坐骨結節に向ける。さらに、両側の押す力の差異に反応して、反対側の坐骨結節を自己中心座標原点とした体幹傾斜位から垂直位へと戻す予測的姿勢制御が生じやすい。そして、この体幹筋の筋収縮は適切な体幹の立ち直り反応の出現と解釈できる。

■ブルンストロームの"奇異"とボバースの"謎"について

　興味深いのは、Beevor が片麻痺患者の体幹の立ち直り反応は体幹の健側傾斜時（患側の体幹筋による立ち直り反応）よりも患側傾斜時（健側の体幹筋による立ち直り反応）の方が困難であると指摘している点である。

　この現象を Brunnstrom が"奇異"と Bobath が"謎"だとしていることは前述したが、これは患側の坐骨結節で体重を受けていることが知覚できていないためであると考えられる。事実、患側殿部への体重荷重時の感覚について質問すると「坐骨がない」とか「坐骨結節は消えている」と訴える症例がいる。体幹傾斜時の殿部の支持基底面は傾斜側の坐骨結節であり、本来、この傾斜側の坐骨結節を自己中心座標原点として反対側の体幹筋の立ち直り反応が出現する。体幹が患側傾斜した時、荷重のカウンターとなる患側の坐骨結節を感じ取ることができなければ、反対側の健側の体幹筋の立ち直り反応は出現しない。あるいは、仮に出現してもタイミングは遅れる。そうして視覚的な立ち直り反応が優先され、頭部の立ち直り反応は出現するが、体幹の立ち直り反応は出現しない状態になってしまう。

　このように肩に接触させたスポンジの圧の識別は、単に肩での圧覚の知覚のみを目的としているわけではない。体幹の細分化を教えようとしているのであり、さらに体幹の肩と坐骨結節の空間アライメントの関係性を教えようとしているのである。片麻痺患者は、そうした関係性を理解することにより、座位での静的な予測的姿勢制御を学習してゆく。

　また、セラピストが一側の体幹背部にスポンジを当てる時、その圧によって体幹の回旋が生じることも忘れてはならない。この場合、患者は体幹の両側の脊柱起立筋の筋収縮シナジーで

反応しやすいが、実際にはスポンジの弾力性の差異を知覚しつつ、回旋筋である内・外腹斜筋の筋収縮を調節しなければならない。この直立座位での回旋を制御する難易度はかなり高い。なぜなら、体幹の正中線からスポンジまでの距離の差異によって、同じ圧の強度であっても体幹の回旋力は異なるからである。

　さらに、圧の強度は「どちらの方が柔らかく感じるか」と問うが、左右交互の場合と左右同時の場合とがある。いずれであっても、セラピストには常にスポンジに一定の圧を加えるテクニックが要求される。ある1つのスポンジを反復して押す時、その圧力を異なる強度の圧情報として与えてはならないということである。

　なお、この治療は常に体幹の左右比較を伴うため、体幹の正中線を基準として体幹の直立座位を支持することの安定化にもつながる。

■直立座位から体幹を移動させてスポンジの圧を識別する

　次にセラピストが企画しておくべきことは、体幹にスポンジを接触させる訓練の後、患者自身が直立座位から体幹を各方向に移動させてスポンジを識別する訓練への移行である。これは体幹の空間的な動きを伴うが、接触情報の知覚探索における動的な予測的姿勢制御の訓練への移行として重要なポイントである(図13.14)。

- 体幹の周辺空間にスポンジを位置させる
- 体幹の能動的な運動を介して圧を識別させる

　たとえば、セラピストは肩の前方、後方、側方などから10cm程度の離れた場所にスポンジを位置させ、患者に体幹を動かしてスポンジに接触し、その硬さを識別するように要求する。

　これはそれまでの接触問題がいわば「受動的な接触(passive touch)」に近い方法であったのに対し、動的な体幹の動きを介した「能動的な接触(active touch)」による方法である。

　患者にはスポンジの圧を識別するための体幹の運動プログラムが求められる。使用するスポンジの数は同様に1つまたは2つである。たとえば、右肩の前方10cmの位置に1つのスポン

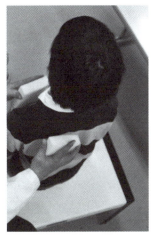

図13.14　直立座位から体幹を移動させてのスポンジの識別

ジが位置している場合、体幹を屈曲してスポンジに接触させる運動と体幹を回旋させてスポンジに接触させる運動プログラムがある。患者はどちらかの運動プログラムを決定し、どのように体幹を細分化したらスポンジの硬さを適切に捉えることができるかという知覚仮説としての運動イメージを想起しなければならない。

■スポンジの道具としての特性

　スポンジは身体と環境との相互作用において特殊な道具であるため、その道具としての特性についての説明を加えておく。まず、スポンジの特性を利用して、次のような複数の認知問題を設定できる。これは訓練のバリエーションをつくる上でも重要なポイントである。

- スポンジの接触の有無(存在)
- スポンジの形と大きさ
- スポンジの位置(空間定位)
- スポンジの体幹の正中線からの距離
- スポンジの弾力性(柔らかさ)の強度(5段階)
- スポンジの弾力(圧)の方向
- 体幹表面の変容性や筋の抵抗感
- 予測による変化
- 左右の接触状況の比較

　次に、患者とセラピストの相互作用という観点からスポンジを使った訓練を考えてみよう。たとえば、体幹の垂直機能の回復を目的とした訓練でもスポンジは使われている。その場合、背中と垂直な壁との間にスポンジが挿入されていた。スポンジは垂直な壁に接触しており、セラピストが患者の体幹を他動的に動かすことによってスポンジは圧縮する。この場合、セラピストはゆっくりとスポンジの弾性を感じる程度に体幹を他動運動する必要がある。

　一方、体幹の支持機能の回復を目的とした訓練では、直立座位を保持している患者の体幹にセラピストがスポンジを接触させて押す力を加える。この場合、患者の直立座位を支持する筋収縮とセラピストのスポンジを押す力が一致しなければスポンジの弾力性は感じられない。セラピストの押す力が強すぎれば体幹は押す方向に傾斜してしまう。これは手でスポンジを握って硬さを知るための筋収縮を考えれば理解しやすいだろう。手の対立運動で母指と手指の筋収縮が一致しなければスポンジの弾性は知覚できない。

　つまり、どちらの訓練も体幹とスポンジとの相互作用なのだが、体幹の支持機能の回復を目的とする訓練の方が、患者とセラピストの2つの筋収縮を介した協調的な相互作用であるためにより複雑である。

　したがって、この相互作用の複雑さは体幹の垂直機能の訓練と体幹の支持機能の訓練の難易度の違いとして考慮しておくべきである。

　そして、この違いはスポンジの柔らかさを識別しなければならない患者の体幹の感じ方にも差異をもたらす。体幹の垂直機能の回復を目的とする訓練では、スポンジの弾性だけが反力となるため、この設定でスポンジを知覚探索しても体幹に外部から力が加わってくるような感覚は生じない。つまり、患者は外部世界に存在するスポンジという物体の硬さを感じ取るはずで

ある。

　一方、体幹の支持機能の回復を目的とした訓練では、スポンジの弾力性はセラピストの手で押す力と直立座位で体幹を垂直位に固定する筋収縮力との相互作用によって生じるため、患者とセラピストの筋収縮力が一致しなければスポンジの弾力性を感じることができない。

　そのため患者にはセラピストの手がスポンジを押す力とスポンジの圧縮感との区別が必要になる。つまり、セラピストの手がスポンジを押す力は、どの方向からどの程度の強さで押されているかの情報を患者に伝えるが、その情報はスポンジの柔らかさではない。患者がスポンジ自体の柔らかさを相互作用によって識別するには、セラピストの手がスポンジを押す力が常に一定でなければならず、直立座位を支持する体幹の微妙な筋収縮力の変化への気づきが必要である。そして、その場合、患者は「スポンジが体幹の中に沈み込んでくるように感じる」はずである。

　このように他動的に体幹を動かされて壁に固定されたスポンジの柔らかさを知覚するよりも、セラピストがスポンジを手で押す力とスポンジの圧縮感を区別した上でスポンジの柔らかさを知覚する方が難しい。押す力は固い物体でも発生するが、その圧の強弱は押す力の強弱であり、その物体の属性としての硬さや柔らかさではない。固い物体とスポンジのどちらでも圧力を加えることはできるが、スポンジの弾力性は拮抗し合う2つの微妙な筋収縮を含んだ協調的な相互作用でなければつくれない。

　要するに、患者が直立座位を保持している状態でセラピストがスポンジを体幹に接触させた場合の柔らかさや硬さの差異は、弾力性を属性としてもつスポンジでなければつくり出せない。その意味でスポンジは身体(患者)と環境(セラピスト)の相互作用が必要な特殊な道具なのである。

■スポンジを使用する時のセラピストの手技

　したがって、スポンジを使用する接触問題を体幹に実施する時、その手技をセラピストは正確にマスターしておく必要がある。

　まず、スポンジの圧を体幹表面の形状に沿って加える必要がある。スポンジの接触感はスポンジ全体の圧の空間的な均等化を前提としているからである。このためセラピストには手掌と手指を微妙に使って圧の空間的な均等化をつくり出す手技が求められる。時には手掌と手指の動きの強度や速度によってスポンジは接触時に彎曲することもある。

　セラピストの手がスポンジを押す強度は常に一定でなければならない。特に、柔らかさの異なる2つのスポンジを押す時には、左右同時に一定の強度で押す必要がある。セラピストの手技がスポンジの圧の弾力性の差異を生み出す鍵である。

　また、セラピストの手がスポンジを押す力には方向性がある。たとえば、セラピストが後方から右の肩甲帯にスポンジを当てて前方に押す力を加えると、患者は体幹の伸展によって圧を知覚しようとすることが多い。しかし、体幹の細分化がなされていれば体幹の回旋によって圧を知覚できるはずである。セラピストは自分の手掌で、こうした体幹の筋収縮の違いを感じ取れなければならない。経験を積んで手技をマスターすれば、患者の体幹の筋収縮がスポンジを押す力に反応しているか、それともスポンジの弾力性を微妙に知覚探索しているかが感じ取れるようになる。

　特に、「セラピストの手技はスポンジの弾力性を知覚探索させることが基本であり、強く押

す力を加えて体幹の動きを生じさせない」という原則に留意しておく必要がある。

　この意味を理解していなければ、前述した「スポンジを押す方向は座位での体幹の姿勢制御における殿部の支持基底面との関係性を考慮する」という説明の誤解につながるように思われる。

　確かに、セラピストがスポンジを押す方向は殿部の支持基底面を変化させる作用を生じさせるのだが、この訓練はセラピストの手の押す力に反応させて体幹の運動を誘導しようと試みているわけではない。「体幹の立ち直り反応を徒手的に誘発するために肩の側面からの圧刺激を入力しているわけではない」のである。あくまでも目的は「坐骨結節という立ち直り反応時の自己中心座標の知覚」のためである。いわば「殿部の支持基底面への意図」のためである。

　つまり、直立座位でセラピストが体幹にスポンジを接触させる場合、基本的にセラピストの手でスポンジを押す力が体幹の動揺を生じさせてはならない。患者は直立座位を保持するために体幹の筋収縮を持続させている。セラピストの手がスポンジを押す力と直立座位を保持する体幹の筋収縮力との相互作用による合致や微妙な差異が、スポンジの弾力性を生み出して「硬さや柔らかさ」という知覚を発生させている点を忘れてはならない。

　結論づけると、体幹の支持機能の回復の訓練におけるスポンジの弾性の差異は、「患者とセラピストの協調的な相互作用によってつくられる知覚情報」だといえる。

■動的な予測的姿勢制御への貢献

　次に重要な点は、「直立座位から体幹を移動させてスポンジの圧を識別する訓練」が体幹の動的な予測的姿勢制御の出現に貢献する点である。患者が体幹から離れた位置にあるスポンジの柔らかさを識別するには、能動的に体幹の運動の空間性、時間性、強度を「予測（予期）」しなければならない。もし、その予測を誤れば体幹は動揺してスポンジの圧の識別に失敗してしまう。セラピストは直立座位を支持した患者の体幹の前方、後方、側方の1か所または2か所にスポンジを離して位置させる。その圧の知覚に対応して患者は体幹の接触部位を空間定位し、体幹を細分化し、体重移動や重心移動を予測し、体幹筋の筋収縮シークエンスを決定しなければならない。これは動的な予測的姿勢制御に対応した運動プログラムを求めていることに他ならない。

　この体幹の細分化を伴う筋収縮シークエンスが「シナジー」として運動プログラムされることが、座位での体幹の動的な予測的姿勢制御の出現に導く。それゆえ、将来、こうした接触問題による訓練は立位や歩行の回復にも適用される。立位バランスや歩行も動的な予測的姿勢制御の産物である。座位での予測的姿勢制御の学習は立位バランスや歩行の前提条件なのである。

13.5　体幹の重心移動を制御する機能の回復

■「骨盤の運動覚による座面の水平性の知覚」と「殿部の圧による体重分配の知覚」

　体幹の重心移動を制御する機能の回復のために、椅座位で座面の水平性の変化を識別し、直立座位を支持することを求める。そのためには、「骨盤の運動覚による座面の水平性の知覚」と「殿部の圧による体重分配の知覚」が不可欠である。また、その制御には座面の水平性の変化や殿部の体重分配に対応した脊柱、肩甲帯、骨盤の細分化が必要である。ここでは「殿部の圧に

よる体重分配の知覚」⇒「骨盤の運動覚による座面の水平性の知覚」の順で説明する。

■殿部の圧による体重分配の知覚

　座位での体幹の体重分配は両側の殿部での圧の比較によって知覚されている。直立座位で左右の殿部の下にそれぞれ体重計を置き、体重分配の比率の知覚を求める。最初は「体重の左右比率が同じか、それともどちらかに偏位しているか」を質問する。この静的な直立座位で左右の殿部に50%ずつ荷重している状態を意識化することが重要である。そして、重心線がどこに落ちているかについて注意を向けるように指示する。

　さらに、左右の坐骨結節での荷重状況の差異を言語化する。体幹の正中線と重心線との一致を確認させ、その体幹の正中線が左右の坐骨結節間の中央に落ちているかどうかも確認する。

　次に、セラピストは体幹を他動的に傾斜させ、患者にその傾斜状態を保持させて「左右の比率がどのように変化したか」を質問する(図13.15)。

　これは接触問題であり、椅座位で両足底を床面に接触して行う方法と端座位で両足底を浮かして殿部の支持基底面のみで行う方法がある。

　体幹の体重分配の知覚は直立座位の保持の基本だが、直立座位の制御には床面で反作用として生じる荷重量と圧変化の関係性を学習することが必要である。

■骨盤の運動覚による座面の水平性の知覚

　座面の水平性は骨盤の傾斜と連動している。骨盤の傾斜を識別することは両側の骨盤の運動覚を介した床面の知覚でもある。訓練の道具としては「単軸不安定板」、「多軸不安定板」、「多軸のバネ付き不安定板」を用いる。また、骨盤の運動覚による座面の水平性の知覚には、前後傾斜、左右傾斜、多方向への傾斜の識別も含まれている。それは座面の水平性の知覚の難易度であると同時に、不安定板の軸中心に重心線を落とすことを求めている。そして、それは直立座位における「体幹の正中線と垂直な重心線の一致」を意味する。

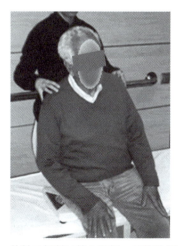

図13.15　体幹の傾斜に伴う殿部への荷重分配の比較

◆ 単軸不安定板を用いた座面の水平性と前後傾斜の識別

患者は前後方向に傾斜する単軸不安定板の上に座る。セラピストは患者に単軸不安定板（座面）の水平性を知覚するよう求める。水平位とは前傾と後傾の中間位であり、体幹が単軸不安定板の面に対して垂直位になることを指す。そのためには体幹筋の過度な筋収縮がなく、体重も左右均等にする必要がある。

また、患者が単軸不安定板を水平位にして座位が取れれば、単軸不安定板と床面との間にクーポラと呼ばれる高さの異なる半球形の物体を挿入し、水平面の角度を前後に変化させる。患者はその傾斜の方向を識別しなければならない（図13.16）。

また、スポンジを前後に挿入して高さの差異や硬さの差異を識別することもできる。最初は硬さの差異が大きいスポンジを挿入し、その差異を知覚させる。柔らかいスポンジを置いた方が下降する。この時、2つのスポンジの硬さは骨盤の前傾と後傾によって比較する。この体幹下部と骨盤との運動（腰椎骨盤リズム）に対して、体幹上部は垂直位を維持しなければならない。したがって、これは腰椎－骨盤間の繊細な細分化である。両肩を前屈させたり、下肢を強く踏ん張って体重移動させてはならない。

この空間問題によって患者は支持基底面の変化に対応して骨盤と腰椎をどのように動かせばよいかを学習してゆく。この学習は日常生活の座位に大きな改善をもたらすことが多い。

◆ 単軸不安定板を用いた座面の水平性と左右傾斜の識別

患者は左右方向に傾斜する単軸不安定板の上に座る。セラピストは硬さの異なるスポンジを左右の単軸不安定板の下に挿入し、抵抗感と傾斜角度を調節する。直立座位を取らせ、上肢は大腿部に置く。前方の机の上に両手を置いて行うこともある（図13.17）。

セラピストは単軸不安定板の水平位を求める。次に他動的に左右に傾斜させて、どちらの方向に傾斜したかを質問する。また、半球形のクーポラを介入させて高さの差異の識別を要求することもできる。

この訓練は空間問題であり、骨盤と腰椎の細分化が必要である。患者は骨盤が左右どちらか

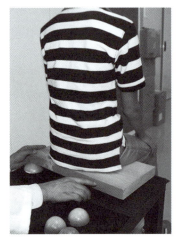

図13.16 単軸不安定板を用いた座面の前後傾斜の識別

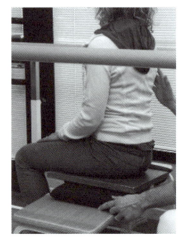

図13.17 単軸不安定板を用いた座面の左右傾斜の識別

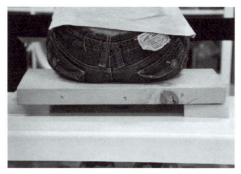

図13.18　多軸不安定板を用いた座面の多方向への傾斜の識別

に傾斜しても、両肩を水平にして直立座位を支持する必要がある。骨盤の水平性の変化が生じても、体幹の正中線と重心線が一致するように努める。それによって体幹の立ち直り反応に近似した静的な予測的姿勢制御が出現する。重心線は骨盤を左右に分割する不安定板の単軸の上に落ちるようにして、左右の体重分配を一致させる。頭部や体幹を側屈させてはならない。

◆多軸不安定板を用いた座面の水平性と多方向への傾斜の識別

同様の方法を多軸不安定板を用いて行う。不安定板の中央には多軸の中心軸（ピボット）が付いており、360度の全方向（前後、左右、斜め）に傾斜するようになっている（図13.18）。

まず、水平位で維持することを求め、次にスポンジを2つ挿入して骨盤の多方向への傾斜に伴うスポンジの硬さの差異を識別させる。また、2か所に高さの異なる半球形のクーポラや柔らかさの異なるスポンジを挿入して傾斜角度を調節し、どちらが高いか硬いかを比較させる。

患者は多軸不安定板の中心軸に対して、体幹の正中線を落とし、重心動揺を制御する必要がある。つまり、体幹を垂直位に支持した状態で、骨盤の多方向への傾斜を細分化して制御しなければならない。

◆単軸または多軸不安定板上の錘の重量の識別

単軸または多軸不安定板の上で直立座位を取り、不安定板を水平にした状態で板上の端に重錘を載せ、その位置や重さの差異を識別させる。患者は常に直立座位を支持していなければならない。

◆単軸または多軸不安定板上での体幹へのスポンジの圧の識別

患者は左右に傾斜する単軸不安定板または多軸不安定板上で直立座位を支持する。次に、セラピストはスポンジを体幹に接触させる。たとえば、背中（腰椎部）の左右に2つのスポンジを接触させ、その柔らかさの差異を識別させる。患者は常に不安定板の水平性を維持していなければならない（図13.19）。

◆多軸のバネ付き不安定板を用いた座面の水平性と多方向への傾斜の識別

同様の訓練を多軸のバネ付き不安定板を用いて行う（図13.20）。患者には水平性の保持を求める。また、傾斜の方向を識別させる。この訓練では多軸のバネ付き不安定板の物理的特性で

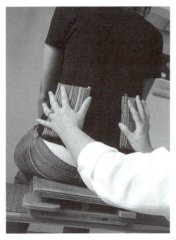

図13.19 単軸不安定板上での体幹へのスポンジの圧の識別（Rizzello C：体幹に対する認知神経リハビリテーション．日本認知神経リハビリテーション学会・スペシャルセミナー（神戸），2012 より）

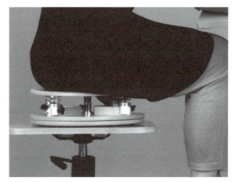

図13.20 多軸のバネ付き不安定板を用いた水平性と多方向への傾斜の識別

　ある中心軸（ピボット）の位置、体重分配、水平面の360度方向（前後、左右、斜め）への傾斜、バネによる反発力の識別などが求められる。これらはすべて体幹の重心動揺の制御要因である。運動制御の難易度が高いため、前方に机を置いて上肢の支持状態で試みてもよい。

　座位で多軸のバネ付き不安定板を水平位に維持するためには、次のような変化要因を知覚する必要がある。

- 両肩の水平性
- 不安定板の水平性
- 体重分配の程度
- 殿部に対する中心軸（ピボット）の位置
- バネの反発力と配置
- 不安定板に対する下肢関節の位置関係
- 体幹の正中線と垂直な重心線の一致

　バネは前後左右の4か所にあり、中心軸（ピボット）との距離を調節できるようになっている。中心軸にバネを近づけると荷重に対する反発力が低くなり、中心から遠ざけると荷重に対する反発力が高くなる。そこで、4つのバネを中心から遠ざけておき、その内の1つのバネだけを中間点に位置させる。それによって一方向へ傾斜する状態を設定することができる。

　しかしながら、この訓練は殿部に対する中心軸の位置を知覚していなければならないという絶対条件がある。それが知覚できなければ水平面の傾斜やバネの反発力の識別は難しい。したがって、この訓練は体幹の支持機能が向上している患者に限定して適用する。

13.6　体幹の直立座位と上下肢の運動を分離する機能の回復

■不安定板上の座位での上下肢の運動時に直立座位を支持する

　直立座位で体幹と上下肢の運動を分離するために、不安定板上の座位での上下肢の運動時に直立座位の制御を求める。この訓練は体幹の支持機能の訓練における「体幹の重心移動を制御する機能の回復」の延長線上にある。

　ただし、「単軸または多軸不安定板」と「多軸のバネ付き不安定板」上での上下肢の他動運動あるいは自動運動となる。したがって、直立座位の重心移動の制御という点で、より難易度の高い体幹(脊柱、肩甲帯、骨盤)と上下肢の細分化が必要となる。

■他動的な股関節運動時の直立座位の保持能力の確認

　この訓練に入る前に、他動的な股関節運動時の直立座位の保持能力を確認しておく。なぜなら、単軸または多軸不安定板と多軸のバネ付き不安定板上での上下肢の他動運動あるいは自動運動は難易度が高く、体幹の崩れや上下肢の伸張反射の亢進、放散反応、原始的運動スキーマ(共同運動)を誘発しやすいからである。体幹の異常姿勢や上下肢の異常な筋緊張が出現している状態では適用とならない。

　そうした意味で、セラピストによる下肢の他動運動時に直立座位の制御ができるかどうかを確認する。患者は閉眼し、椅座位で直立座位を保持する。患側上肢は大腿部の上に置く。セラピストは他動的に患側下肢の股関節をゆっくりと屈曲して足部を上方に持ち上げる。また、同様に健側下肢の股関節を屈曲して足部を上方に持ち上げる(図13.21)。

　患者は股関節の屈曲の他動運動中、腰椎骨盤リズム(骨盤前傾－腰椎前彎)によって直立座位を維持しなければならない。この体幹と骨盤と下肢の細分化ができなければ、股関節の屈曲に伴って重心と殿部の圧が後方に移動し、すぐに背中が背もたれに接触してしまう。直立座位での左右への体重移動と重心移動の制御を求める場合は、空中での股関節屈曲位から股関節を内外転させる。

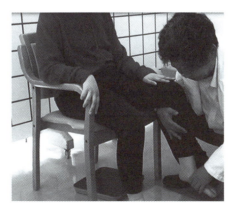

図13.21　他動的な股関節運動時の直立座位の保持能力の確認
股関節の屈曲に伴って直立座位が崩れ、背中が椅子の背もたれに接触してしまうことが多い

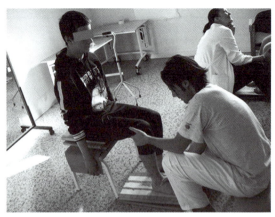

図13.22 体幹と骨盤と患側下肢の細分化
他動的な膝関節屈伸時の単軸不安定板上での直立座位の制御

　患者は下肢の運動を予測して直立座位を保持しつづけ、殿部での体重移動や重心移動が生じないように、体幹の予測的姿勢制御を行う必要がある。

◆単軸または多軸不安定板上の直立座位での患側下肢と健側下肢の他動運動

　患者は閉眼し、左右に傾斜する単軸不安定板または多軸不安定板上で直立座位を制御し、常に水平性を維持していなければならない。両肩と両骨盤も水平である。また、両上肢を下垂させておく。手指の伸展も求める。上肢や手指には放散反応が出現しやすい。

　セラピストは、傾斜板を用いて患側下肢の膝関節を他動運動で屈伸し、踵の位置の識別を求める（図13.22）。同様に傾斜板を用いて健側下肢の膝関節を他動運動で屈伸し、踵の位置の識別を求めることもできる。足底は傾斜板に接触させて移動させる。

　この訓練は体幹、骨盤、上肢、患側下肢、健側下肢の分離した細分化を求める難易度の高い空間問題である。また、体幹の正中線と一致した重心線を中心軸（ピボット）に落としておく必要がある。患者は下肢の移動に注意を向けながら、体幹の重心動揺をモニターしながら、体幹の微妙な筋収縮を正確に制御しなければならない。

　健側下肢や患側下肢の自動運動を要求することもできるが、不安定板上の座位での下肢の自動運動は難易度が高く困難である。試みてもすぐに体幹が動揺して不安定板は傾斜してしまうだろう。しかし、下肢の運動麻痺が軽度で、不安定板の水平性を十分制御することができれば、セラピストが介助してゆっくりと一側の下肢を動かすことを試みることが可能な場合もある。

◆単軸または多軸不安定板上の直立座位での健側上肢の他動運動

　この訓練は開眼と閉眼の両方で行う。単軸または多軸不安定板の水平性を維持した直立座位で、セラピストが健側上肢を多方向に他動運動する。たとえば、セラピストは肩関節を他動運動で屈曲させたり外転させたりする。患者は単軸または多軸不安定板の軸の位置に重心線を保持し、体幹の直立性を制御した状態で、健側上肢をリラックスして他動運動が生じるようにしなければならない。

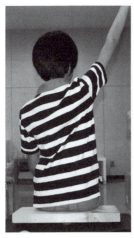 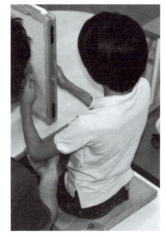

図13.23　単軸または多軸不安定板上の直立座位での健側上肢の自動運動　　図13.24　単軸または多軸不安定板上の直立座位での患側上肢の他動運動

◆ 単軸または多軸不安定板上の直立座位での健側上肢の自動運動

　単軸または多軸不安定板の水平性を維持した直立座位で、患者に健側上肢の多方向への自動運動を要求する（図13.23）。

　また、同様に不安定板上の座位で後方に振り向く体幹の回旋を要求することもできる。ただし、上肢のリーチングは伴わない体幹の直立位での回旋である。体幹の回旋によって重心が左右に偏位してしまうと不安定板はすぐに傾斜してしまう。

◆ 単軸または多軸不安定板上の直立座位での患側上肢の他動運動

　この訓練も開眼と閉眼で行う。患者は、単軸または多軸の不安定板上で直立座位を維持する。セラピストは他動的に患側上肢を動かして手の位置を変化させる。たとえば、正中矢状面にタブレットを縦に置き、患者が健側の手指をある場所に接触させ、次にセラピストが他動運動で患側上肢を動かして手指を接触させ、左右の手指が同じ位置にあるかどうかを問う（図13.24）。患者が注意を手指に向けると、不安定板の傾斜が生じやすい（同時注意）。

　患者は患側上肢の空間的な位置変化を伴う他動運動が生じても、不安定板の水平性を維持し、体幹の直立位を保持していなければならない。つまり、この訓練は肩関節周囲筋（大胸筋、広背筋）や肘関節屈筋（上腕二頭筋）の伸張反射の制御と体幹、骨盤、患側上肢の分離した細分化を求めている。

◆ 単軸または多軸不安定板上の直立座位での患側上肢の自動運動

　患者は閉眼し、単軸または多軸不安定板上で直立座位を制御する。患者は患側上肢の自動運動を行う。たとえば、肩関節を自動運動でゆっくりと屈曲したり外転したりする（図13.25）。

　この自動運動によって体幹の重心移動が生じる。肩関節の屈曲運動では前後方向、外転運動では左右方向、屈曲外転運動では斜め方向への重心移動が生じる。また、殿部の荷重量も微妙に変化する。患者はその重心動揺や荷重量の変化を体幹筋の精密な予測的姿勢制御によって調節し、不安定板の水平性を維持し、肩甲帯の動きを巻き込んで上肢を動かしつつ、直立座位を

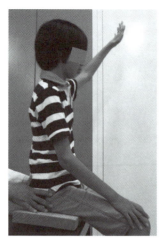
図13.25 単軸または多軸不安定板上の直立座位での患側上肢の自動運動

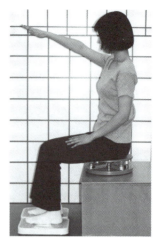
図13.26 多軸のバネ付き不安定板上の直立座位での健側上肢の自動運動

制御しなければならない。

　また、患者は肩関節の自動運動に伴う肘関節、手関節、手指などへの放散反応や上肢全体の原始的な運動スキーマ（共同運動）を制御することも必要である。

　したがって、この課題の難易度は高い。なぜなら、体幹、骨盤、患側の肩甲帯、上肢、手関節の分離した細分化が自動運動レベルで求められているからである。

◆多軸のバネ付き不安定板上の直立座位での健側上肢の他動運動

　患者は多軸のバネ付き不安定板上の座位で、不安定板を水平に保ちながら、直立座位を制御したままで、セラピストが健側上肢を多方向に他動運動する。開眼で行ってもよい。

　この多軸のバネ付き不安定板上での健側上肢の他動運動は単軸または多軸不安定板に比べて難易度が高いものの、多軸のバネ付き不安定板の水平面の傾斜、中心軸（ピボット）の位置、体重分配、バネの反発力の識別などが向上すれば可能となる。

◆多軸のバネ付き不安定板上の直立座位での健側上肢の自動運動

　患者は多軸のバネ付き不安定板上の座位で、不安定板を水平に保ちながら、直立座位を支持したままで、健側上肢をさまざまな方向に自動運動する（図13.26）。患者は自動運動によって発生する重心移動の方向を予測しなければならない。常に患側上肢は大腿上に保持しておく。

◆多軸のバネ付き不安定板上の直立座位での患側上肢の他動運動

　多軸のバネ付き不安定板上での患者の患側上肢の他動運動は困難な場合が多い。なぜなら、セラピストが患者の患側上肢を全介助して他動運動すると、肩関節周囲筋（特に大胸筋、広背筋）や肘関節屈筋（上腕二頭筋）の伸張反射が亢進して体幹の動揺が出現するからである。

　患者は殿部で他動運動によって生じる重心移動をモニターしなければならない。そのためセラピストは事前にどちらの方向に患側上肢を他動運動するかを口頭で伝えておき、伸張反射が出現しない速度でゆっくりと他動運動する。

◆ 多軸のバネ付き不安定板上の直立座位での患側上肢の自動運動

片麻痺患者にとって多軸のバネ付き不安定板上の直立座位での患側上肢の自動運動は難易度が高い。なぜなら、患側上肢を自動運動する場合、体幹の対称機能、垂直機能、支持機能のすべてを、多軸のバネ付き不安定板の物理的特性（座面の水平性、体重分配の比率、殿部に対する中心軸（ピボット）の位置、バネの反発力と配置、不安定板に対する下肢関節の位置関係の変化、体幹の正中線と垂直な重心線の一致に関連づけて制御しなければならないからである。

また、患側上肢の自動運動時には放散反応や原始的運動スキーマ（共同運動）の出現によって体幹の大きな動揺が生じやすい。そのため患側上肢の自動運動時の多軸のバネ付き不安定板上での直立座位の制御は困難な場合が多く、上肢の運動麻痺が軽度な場合にのみ適用する。

13.7　座位バランスの随意的な制御の向上

■体幹の立ち直り反応としての複数のシナジーの随意的な制御

こうした一連の治療によって体幹の支持機能が回復する。直立座位の制御（支持）を段階的に学習してゆくことによって、体幹と上下肢の細分化を伴う「座位バランス」が向上し、「体幹の立ち直り反応としての複数のシナジーの随意的な制御」が可能になってゆく。

体幹の座位バランス（立ち直り反応としての複数のシナジー）は、外乱刺激に対する定型的（ステレオタイプ）な筋収縮反応ではなく、体幹の身体図式としての運動空間（内的な体幹の空間アライメント）や体幹と外部の物体との接触的な関係性（相互作用）を柔軟に変更する、高度な随意運動（運動の巧緻性）と見なすべきである。

そして、体幹の支持機能の回復によって直立座位が安定化し、日常生活動作（食事動作、整容動作、衣服の脱着動作、靴を履くなど）の目的に応じて、体幹を抗重力位で自由に制御する能力が再学習されてゆく。

ただし、体幹の支持機能の治療では、大きな重心移動を伴う体幹の到達機能は要求していない。上肢の他動運動や自動運動も含まれているが、それは基本的に直立座位の重心移動の制御のためであり、さらなる体幹の機能の回復には動的な体幹のリーチングと上肢のリーチングの協調が必要となる。

文献
1) Cogo R, Crea E, Rizzello C：Il recupero della motilità del tronco nell'emiplegico: il trattamento in posizione seduta. Collana di Riabilitazione Medica 6, Idelson Gnocchi, 1996.
2) Rizzello C：体幹に対する認知神経リハビリテーション．日本認知神経リハビリテーション学会・スペシャルセミナー（神戸），2012.
3) 宮本省三：体幹と認知とリハビリテーション．認知神経リハビリテーション 11：3-28, 2011.
4) 鶴埜益巳：中枢神経疾患片麻痺患者に対する体幹の訓練の組織化．認知神経リハビリテーション 11：29-42, 2011.
5) 宮本省三：片麻痺―バビンスキーからペルフェッティへ．協同医書出版社，2014.

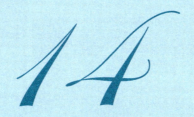

体幹の到達機能を治療する

14.1 体幹の到達機能とは何か？

■体幹と上肢のリーチングの協調

　体幹の到達機能（リーチング）は、「体幹と上肢のリーチングを協調する機能」である。それは「身体周辺空間における上肢の長さよりも遠い距離での行為」として遂行される。そして、サブ機能としては次の2つがある。

- 体幹と上肢のリーチングを連動する機能
- 体幹と上肢のリーチングを分離する機能

　直立座位からの体幹のリーチングは垂直位からの傾斜である。しかし、体幹が傾斜した状態から垂直位になるには立ち直り反応が必要である。つまり、垂直位から傾斜する体幹のリーチングと傾斜位から垂直位にする体幹のリーチングがある。

■体幹のリーチングと立ち直り反応

　CarrとShepherdは「バランスのとれた座位」の体幹のリーチングと立ち直り反応を説明している（図14.1）。たとえば、側方に手を伸ばす時は体幹の垂直位を制御して上肢をリーチングするが、下方に手を伸ばす時は体幹の傾斜位を制御して上肢をリーチングする。そして、側方に手を伸ばす時は重心を支持基底面内に留めようとする対側の体幹筋の立ち直り反応（求心性収縮）が出現し、下方に手を伸ばす時は重心が支持基底面の外に出ようとするのにブレーキをかける対側の体幹筋の立ち直り反応（遠心性収縮）が出現する。
　そして、どちらの場合も手でグラスを取るという行為の目的に対する体幹と上肢の協調した運動だが、そのためには体幹と上肢の空間的に異なる方向への分離した運動が必要である。
　片麻痺患者の場合、この体幹の立ち直り反応が出現せず、体幹と上肢のリーチングの協調ができない。特に、体幹と上肢の分離した筋収縮が出現しない。片麻痺患者では体幹と上肢のリーチングが原始的運動パターン（共同運動）として出現したり、上肢のリーチングの困難さの

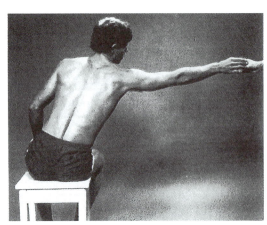
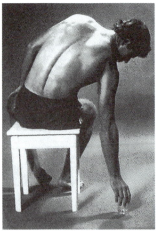

図14.1 バランスのとれた座位 (Carr JH, et al.：A motor relearning programme for stroke. Heinemann Physiotherapy, London, 1987)
グラスを取るために側方に手を伸ばす時と下方に手を伸ばす時

代償運動として体幹のリーチングが過剰に出現したりする。

■「正しい座位」での体幹のリーチング

体幹の垂直位や傾斜位を制御して上肢をリーチングする機能は、どちらも直立座位の制御が可能であることを前提条件としている。これは腰椎骨盤リズム（骨盤前傾－腰椎前彎）を介した坐骨支持での「正しい座位」である。

しかしながら、体幹と上肢のリーチングの協調は直立座位でなくても出現する。一般的な日常生活動作では仙骨座りでも無意識的に行われる。したがって、体幹が崩れていても身体周辺空間における上肢の長さよりも遠い距離での行為が達成できることがある。それは脊柱が円背した体幹と上肢のリーチングの協調である。直立座位が制御できない片麻痺患者は、脊柱の前屈によって前方に体幹をリーチングしようとする。これは体幹が崩れた状態でのリーチングであり、骨盤後傾と胸腰椎後彎の状態での運動である。つまり、それは正しい座位での体幹のリーチングではない。

片麻痺患者の体幹のリーチングの治療においては、直立座位での股関節－骨盤－脊柱の運動の自由度を上肢のリーチングに連動させたり、上肢のリーチングと分離することが可能な股関節－骨盤－脊柱の「運動の自由度」の回復を目指すべきである。その柔軟で自由な「正しい座位での体幹のリーチング」の再学習によって、「身体周辺空間における上肢の長さよりも遠い距離での行為」が可能になる。

■目標とする物体に対する直線リーチング

体幹のリーチングは単独でも可能だが、行為において体幹と上肢のリーチングは協調することが多い。それは行為の目的を共有しているからである。その際、物体の方向に体幹と上肢のリーチングは連動する。たとえば、テーブルの上の右前方45度の位置に置かれたグラスに手を伸ばす場合はどちらも右前方45度の方向に動く。もちろん、異なる方向に分離して動くこ

ともできる。同じ状況で体幹を前方にリーチングし、上肢を外側にリーチングしてグラスに手を伸ばすことは可能である。あるいは、体幹の回旋が加わると上肢のリーチングの方向は変化する。それは右手と左手のどちらの手を伸ばすかによっても変化する。しかし、体幹と上肢のリーチングの協調は「目標とする物体に対する直線リーチング」が基本である。

　乳児の上肢のリーチングの発達では生後6か月に「クルピエ・リーチング」が出現する。クルピエ（croupier）とはルーレット台に置かれたコインを集める長い棒を使う者のことである。これは物体に対する肩関節での上肢の方向づけだが、肘関節を伸展したまま上肢を長い棒のように使用する側方からのリーチングである。次に、生後7か月で肩関節と肘関節の運動を組み合わせて手の運動軌道が描けるようになり物体への「放物線リーチング」が出現する。生後8か月で物体に対して手を最短距離で方向づける「直線リーチング」が出現する。つまり、この段階で肩関節を自己中心座標原点とする物体への直線的な手の運動軌道を学習する。

　また、直立座位での体幹のリーチングは前方へは股関節、斜め方向や側方へは脊柱の第3腰椎を自己中心座標原点とした運動である。

　したがって、中枢部の体幹の正中線、肩関節、股関節、第3腰椎の自己中心座標原点に対する末梢部の手の空間位置の方向と距離が知覚できることによって、「目標とする物体に対して最短距離の直線で方向づける」ことができるようになる。

14.2　リーチング空間の拡張

■身体周辺空間における体幹と上肢のリーチング

　体幹と上肢のリーチングの協調においては、自己の身体を中心とした3つの「空間表象（spatial representation）」を考慮しておく必要がある。

- 身体空間（personal space＝個人空間、自己が占める空間）
- 身体周辺空間（peripersonal space＝身体近傍空間、近位空間）
- 身体外空間（extrapersonal space＝外部空間、遠位空間）

　この内、身体周辺空間は「リーチング空間（reaching space）」とも呼ばれる。上肢のリーチング（肩甲帯、肩関節、肘関節の運動）によって手が物体に届く範囲の空間という意味である。主に空間の方向には肩関節が関与し、空間の距離には肘関節が関与する（図14.2）。

　たとえば、座位で机の上に置かれたグラスに手を伸ばすためには、上肢のリーチングが必要である。この上肢のリーチングはグラスの位置の変化によって方向や距離が多様に変化する。つまり、左右の手が届く範囲が上肢のリーチング空間である。

　しかしながら、机の上に置かれたグラスに手が届かない場合は、上肢のリーチングに体幹のリーチングを連動させて方向や距離を調節する。それによってリーチング空間が拡張されることになる。

　リーチング空間の拡張のためには体幹と上肢の細分化（複数の関節を異なる方向に動かす能力）が必要である。つまり、グラスの位置の変化に対応して、体幹と上肢は同じ方向に動いたり、あるいは異なる方向に動きながら行為を遂行しなければならない。上肢（肩甲帯、肩関節、

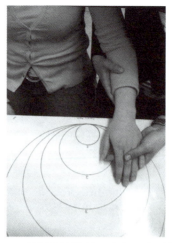

図14.2　上肢のリーチング空間(肩関節は方向、肘関節は距離に関与する)

肘関節)と体幹(脊柱、骨盤)の関節運動の自由度を考えると、この上肢と体幹のリーチング空間で行為を遂行する運動制御の難易度は高い。

また、体幹の正中線や肩関節は上肢のリーチングにおける自己中心座標原点であるが、体幹のリーチングが加わると自己中心座標原点の空間的な位置が変化する。たとえば、坐骨支持の直立座位での前方への体幹のリーチングでは股関節が、仙骨支持の体幹のリーチングでは第3腰椎が自己中心座標原点となる。行為によっては体幹各部のさまざまな部位が空間認知の自己中心座標原点となる。また、それによって座位の支持基底面、重心線、圧中心、重心移動、体重分配の変化も生じる。さらに、体幹筋は座位での抗重力的な体幹の支持性を維持したままで体幹のリーチングを達成しなければならない。体幹の予測的姿勢制御や立ち直り反応の制御も必要である。片麻痺の場合は上肢の異常な伸張反射、放散反応、原始的運動スキーマ(共同運動)の制御も必要となる。

■視覚空間と体性感覚空間の一致

そして、リーチング空間は「視覚空間(開眼)」と「体性感覚空間(閉眼)」の多感覚統合として頭頂連合野で表象されている。したがって、治療は「体幹のリーチング空間」と「上肢のリーチング空間」の多感覚統合的な再組織化を目指すものでなければならないだろう。そのためには「視覚空間と体性感覚空間の一致」を原則とした、次の空間表象の再組織化や空間知覚の「結びつき(バインディング)」を要求する必要がある。

- 体幹と外界の物体の空間関係(視覚、体性感覚)
- 体幹の運動の方向と距離(視覚、運動覚)
- 体幹の重心移動(触覚、圧覚、運動覚)
- 座面の水平性(運動覚)
- 殿部と足底の体重分配(重量覚、筋感覚)

こうした多感覚統合的な体幹各部の知覚の精密化によって、上肢と体幹のリーチングが協調

し、座位での「身体周辺空間における上肢の長さよりも遠い距離での行為」が出現する。

14.3 体幹の「立体配置(コンフォメーション)」

■体幹の3次元空間的な形態

体幹と上肢のリーチングを連動したり分離するためには、体幹の「立体配置(conformation)」が重要である。

立体配置という言葉は空間アライメント(矢状面、前額面、水平面の配列)とほぼ同義だが、立体配置は3次元的で、空間アライメントは2次元的である。ここでは体幹と上肢のリーチングが協調した行為のための「体幹の3次元空間的な形態、構造、適合、一致」という意味を強調するために使用する。それは外的な形態と内的な体性感覚の変化を含んだ体幹の運動イメージでもある。そして、体幹のリーチングの立体配置や運動イメージの想起には次の点を考慮しておく必要がある。

- 座位における支持基底面の水平性
- 体幹の正中線
- 重心線
- 重心移動
- 体重分配
- 体幹の空間情報の変化
- 体幹の接触情報の変化
- 脊柱の細分化
- 脊柱と肩甲帯の細分化
- 脊柱と骨盤の細分化
- 頭部と脊柱と上下肢の細分化

特に、体幹のリーチングの立体配置は上肢のリーチングに対応して多様に変化する。その場合、座位の安定性が確保された状態で、座面(支持基底面)の水平性(傾斜)、広さ(面積)、形態(V字型、長方形型)、硬度(硬さ、柔らかさ)、摩擦(滑り具合)の知覚が必要である。そして、行為に応じて直立位から傾斜位へ向かう重心移動や体重分配を制御するための「脊柱、肩甲骨、骨盤の細分化した立体配置」が決定され、体幹と上肢のリーチングが遂行される。

■肩甲帯(肩甲骨)の立体配置

ここで強調しておきたいのは、体幹と上肢のリーチングにおける「肩甲帯(肩甲骨)」の立体配置の重要性である。まず、体幹の直立性を制御しながら上肢をリーチングすることができる。これは厳密には体幹のリーチングではない。なぜなら、体幹が傾斜していないからである。しかしながら、体幹の直立性を制御して身体周辺空間の上肢の長さよりも遠い距離へ上肢をリーチングすることが可能である。これは脊柱の直立位を制御した状態での前鋸筋による肩甲骨のプロトラクション(挙上、外転、上方回旋)の作用である。つまり、上肢のリーチングに

は次の2つがある。

- 近い身体周辺空間での肩関節－肘関節の運動による上肢のリーチング
- 遠い身体周辺空間での肩甲胸郭関節－肩関節－肘関節の運動による上肢のリーチング

　これに対して、片麻痺患者が上肢の長さよりも遠い距離で行為する場合、体幹のリーチングによって上肢のリーチングを代償することが多い。あるいは両方が一体化（共同）したリーチングが生じる。つまり、片麻痺患者は体幹と上肢のリーチングを分離することが困難である。これは肩甲胸郭関節における胸郭（肋骨）と肩甲骨の立体配置の異常が原因である。体幹の直立位を制御した状態で前鋸筋による肩甲骨のプロトラクション（挙上、外転、上方回旋）を伴う上肢のリーチングが出現しないということである。それは肩甲骨をリトラクション（下制、内転、下方回旋）する菱形筋の痙性のためである。また、肩甲胸郭関節は関節包や靭帯を有する解剖学的関節ではなく運動学的（機能的）関節であり、肩甲骨の運動の知覚が難しい。そのため、片麻痺患者は体幹と上肢のリーチングを分離できず、体幹の直立位を制御して上肢の長さよりも遠い距離に手を持ってゆくことができない。肩関節の亜脱臼が出現していれば、より困難である。

■骨盤の立体配置

　座位での体幹のリーチングは骨盤前傾位が開始の条件である。また、座位での前方への体幹のリーチングにおける骨盤の動きは前傾の増大であり、それは股関節の屈曲運動である。したがって、前方への体幹のリーチングでは重心が前方移動する。そして、この骨盤の動きは坐骨支持で生じ、仙骨支持では脊柱（胸腰椎）の動きのみでの体幹のリーチングになってしまう。

　一方、斜め方向の体幹のリーチングには骨盤の動き（股関節の屈曲）に脊柱（胸腰椎）の回旋や側屈が加わる。側方への体幹のリーチングには骨盤の前傾と脊柱（胸腰椎）の回旋や側屈が大きく関与する。つまり、骨盤の動きに着目すると次のような特徴がある。

- 前方への体幹のリーチング…………骨盤の前傾
- 斜め方向への体幹のリーチング……骨盤の前傾と脊柱の回旋や側屈
- 側方への体幹のリーチング…………骨盤の前傾と脊柱の回旋や側屈

　したがって、体幹のリーチングの立体配置における骨盤と脊柱の動きの関係性は複雑である。どの方向に体幹と上肢のリーチングが連動するかによって骨盤の空間アライメントは変化する。骨盤は支持基底面を構築しているが、時に骨盤（殿部）は支持基底面の水平性、重心移動、体重分配を知覚しなければならない。その上で骨盤と脊柱の細分化した立体配置を決定しなければならない。

　その意味で骨盤の制御は体幹のリーチングにきわめて重要である。その基本は腰椎骨盤リズムによる骨盤前傾位の保持である。この骨盤前傾位で体幹の直立位を制御し、体幹のリーチングを再学習することが、座位の行為での骨盤と脊柱の細分化した立体配置の自由度の前提条件となる。

　行為の目的に応じて体幹と上肢のリーチングは相互に関係づけられている。その連動性の理解には脊柱、肩甲帯、骨盤の立体配置が重要である。さらに、起立、立位、歩行では「体幹と

下肢を協調する機能」も必要である。したがって、セラピストは、行為を生み出す"関係性の構築者"としての体幹の役割を理解しなければならない。

14.4　体幹と上肢のリーチングの連動と分離を目指す

■治療の難易度

　体幹のリーチングの治療は、常に上肢のリーチングと組み合わせて行うのが原則である。まず、体幹の直立位を制御して上肢のリーチングを要求する。それは体幹の支持機能における「体幹の直立座位と上下肢の運動を分離する訓練」に似ているが、単に上肢を前方や側方へ動かすのではなく、「身体周辺空間における上肢の長さよりも遠い距離」に到達目標を定めて行う。それによって体幹の直立位で肩甲帯（肩甲骨）が上肢のリーチングに参加してくる。

　そして、それが可能になった段階で体幹の傾斜位を制御して上肢のリーチングを要求する。この体幹の傾斜方向は上肢のリーチングと連動したり分離したりする。分離には体幹の回旋を伴うことが多い。

　また、体幹の直立位と傾斜位の制御には座面（支持基底面）の安定化が不可欠である。したがって、治療には「座位（椅座位・端座位）」と「不安定板上の座位（単軸・多軸・多軸のバネ付き）」の2条件での制御を組み込むべきである。さらに、片麻痺患者の場合、「健側上肢」と「患側上肢」のリーチングについても考慮する必要がある。

　つまり、体幹の直立位と傾斜位を制御した健側上肢の自動的なリーチングに体幹のリーチングを連動させ、その後に患側上肢の他動的、自動介助的、自動的なリーチングに体幹のリーチングを連動させてゆく。その際の目安として、上肢の「運動の特異的病理（痙性の状態）」に応じて、第1段階（他動運動；passive movement）、第2段階（自動介助運動；active-assistive movement）、第3段階（自動運動；active movement）の順で行う。

　これらの点を考慮すると、次の8段階に難易度を設定して治療計画を立案できるだろう。また、椅座位では閉眼、不安定板上の座位では開眼で行う。

① 座位で体幹の直立位を制御して健側上肢を他動運動でリーチングする
② 座位で体幹の直立位を制御して患側上肢を他動運動でリーチングする
③ 座位で体幹の傾斜位を制御して健側上肢を自動運動でリーチングする
④ 座位で体幹の傾斜位を制御して患側上肢を他動運動でリーチングする
⑤ 不安定板上の座位で体幹の傾斜位を制御して健側上肢を他動運動、自動介助運動、自動運動でリーチングする
⑥ 不安定板上の座位で体幹の傾斜位を制御して患側上肢を他動運動でリーチングする
⑦ 不安定板上の座位で体幹の傾斜位を制御して患側上肢を自動介助運動でリーチングする
⑧ 不安定板上の座位で体幹の傾斜位を制御して患側上肢を自動運動でリーチングする

■体幹の傾斜位を制御する

　体幹の傾斜位と表現しているが、これは動的で可動域の大きな体幹のリーチングではない。静的で可動域の小さな運動である。上肢のリーチングに伴う肩甲骨のプロトラクションが生じ

た後の体幹の細分化による微妙な傾斜(前屈、側屈、回旋)のことである。この体幹の傾斜位を制御することで安定した上肢のリーチングが可能となる。そのためには、体幹の傾斜による重心移動の方向や距離の知覚と体重移動の知覚(殿部と足底)が重要である。また、傾斜位から直立位へと戻る自然な立ち直り反応も必要となる。

■不安定板上の座位での体幹のリーチング

また、不安定板上の座位での体幹のリーチングも動的で可動域の大きな運動ではない。それは不安定板の水平性を保持した状態で体幹の直立位を制御しながらの上肢のリーチングや、不安定板の水平性を保持した状態で体幹の傾斜位を微妙に制御しながらの上肢のリーチングによって出現する、静的で可動域の小さな運動である。つまり、粗大ではなく巧緻な運動であり、特に左右の骨盤の坐骨支持の微調節による脊柱の直立位と傾斜位の制御という特徴がある。

したがって、不安定板上の座位での体幹のリーチングは「身体周辺空間における上肢の長さの距離での行為」の範囲内に留める。それ以上の動的で可動域の大きな体幹と上肢のリーチングの連動は、支持基底面の安定化、重心移動や体重分配の制御、立ち直り反応、知覚の精密化、体幹の細分化などが求められるため、片麻痺患者の能力に応じて距離を調節する必要がある。上記の8つの難易度が達成できれば、「身体周辺空間における上肢の長さよりも遠い距離での行為」が自然に出現する。

14.5　座位で体幹の直立位を制御して健側上肢を他動運動でリーチングする

■座位、直立位、健側上肢、他動運動

患者は座位で体幹の直立位を制御する。セラピストは健側上肢の他動運動によるリーチング時の手の位置を空間問題によって問う。道具としては、タブレット上の9つの升目、机上の目標物、五目板、円軌道、運動軌道板などを用いることができる。

上肢のリーチングには肩関節と肘関節の運動や肩甲骨のプロトラクションが参加する。しかし、肩甲骨と脊柱の細分化ができなければ、体幹のリーチング(前屈、側屈、回旋)が出現して

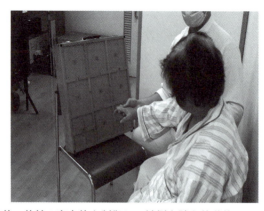

図14.3　座位で体幹の直立位を制御して健側上肢を他動的にリーチングする

くる。その結果として体幹の直立性が崩れる。

　この時、患者が健側上肢の肩甲骨の動きを感じ取れるか、体幹の直立性の制御に注意を向けるかについての観察が重要となる。健側上肢の他動運動によるリーチングの場合、やや遠くにタブレット上の9つの升目を配置しても、肩甲骨のプロトラクションが生じれば体幹を直立位に維持できる。その場合は体幹の重心移動や体重移動は生じない。一方、代償的に体幹のリーチングが出現すれば重心移動や体重移動が生じる。その差異に気づくことが重要である。

　患者は、肩甲骨の動きに意識の志向性を向け、体幹のリーチングの有無に注意して、健側上肢の他動運動によるリーチングの方向や距離を識別しなければならない（図14.3）。

14.6　座位で体幹の直立位を制御して患側上肢を他動運動でリーチングする

■座位、直立位、患側上肢、他動運動

　セラピストは座位での患側上肢の他動運動によるリーチング時の手の位置を空間問題によって問う。同様に、道具としてタブレット、目標物、五目板、円軌道、運動軌道板などを用いることができる。道具を設置する位置は大胸筋の伸張反射の亢進を考慮して内外側を決める。道具との距離は上腕二頭筋の伸張反射の亢進が出現しないことが条件である。

　患者は閉眼し、セラピストは患側上肢を他動運動でリーチングし、9つの升目のどこの空間に手を伸ばしたかを識別させる。その際、上肢の異常な伸張反射や放散反応、肩関節や肘関節の運動覚の異常、運動イメージの想起能力、体幹のリーチングの関与度、重心移動の有無などを観察する（図14.4）。

　道具を遠くに配置すると体幹のリーチングの出現状況を観察することができる。上肢の痙性が強ければ、患側上肢の他動的なリーチングと体幹のリーチングが一体化した動きとなる。あるいは、誤った方向への体幹のリーチングが出現したり、上肢と体幹のリーチングの分離に失敗する。一方、上肢の痙性が制御可能なら、上肢のリーチング、肩甲骨のプロトラクション、体幹のリーチングの順でスムーズな重心移動と体重移動が生じる。したがって、セラピストは患側上肢のリーチング中に上肢、肩甲骨、脊柱の状況をモニター（監視）する必要がある。

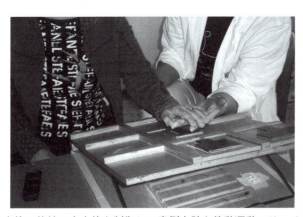

図14.4　座位で体幹の直立位を制御して患側上肢を他動運動でリーチングする

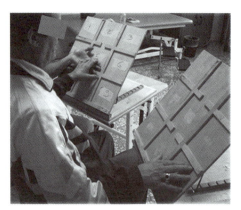

図14.5　上肢のリーチングの左右比較

　道具を前方の遠くに配置すると、肘関節の伸展と体幹の屈曲が参加してくることになる。この場合、セラピストは上腕二頭筋の異常な伸張反射が出現しない速度で他動運動しなければならないし、異常な伸張反射が出現する場合は道具を近くに配置しなければならない。
　一方、道具を側方の遠くに配置すると、肩関節の外転と体幹の側屈が参加してくる。この場合、セラピストは大胸筋の伸張反射の異常が出現しない位置に道具を配置しなければならない。もし、大胸筋の伸張反射の異常が出現すれば、不自然な体幹の側方移動を伴うであろう。その時には殿部の重心移動や体重移動の方向に注意を喚起させ、体幹のリーチングを止めるか連動させるかの意志決定を求める。
　多くの片麻痺患者において、菱形筋の異常な伸張反射によって患側の他動的なリーチング中に肩甲骨のプロトラクションが生じない。その時、セラピストは上肢を前方や側方に引っ張ってはならない。セラピストの牽引力は肩甲骨や上肢の屈筋群の異常な伸張反射を誘発するし、肩関節の亜脱臼を生じさせる。上肢全体の重量を両手で保持し、肩甲骨の動きの知覚への注意を促しながら患側上肢の他動的なリーチングを行う。
　また、左右の上肢の他動的なリーチングを比較することも重要である。これは左右の斜め前方に9つの升目に分割されたタブレットを配置して行う。まず、健側上肢の手の位置を決定し、その後のセラピストによる他動的な患側上肢の手の位置と比較する。あるいは逆に、セラピストによる他動的な患側上肢の手の位置を決定し、その後に健側上肢の手を動かして比較してもよい（図14.5）。

14.7　座位で体幹の傾斜位を制御して健側上肢を自動運動でリーチングする

■座位、傾斜位、健側上肢、自動運動

　座位で患者は開眼し、直立座位を制御した状態から、正中矢状面の患側の手指（示指）の位置に健側の手指（示指）を自動運動で持ってゆき、左右の手指を一致させる。不一致の場合は空間的な差異を照合させる（図14.6左上）。
　患側の手指（示指）の位置はセラピストが他動運動で変化させる。患側の手指（示指）を遠くに

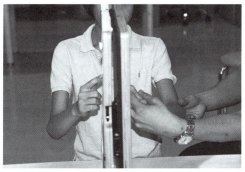
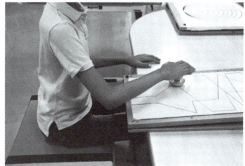
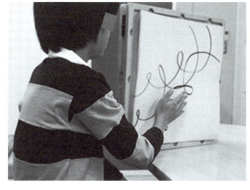

図14.6　座位で体幹の傾斜位を制御して健側上肢を自動運動でリーチングする

位置させる上肢のリーチングの場合、身体周辺空間の手の位置が遠くになるにしたがって肩甲骨のプロトラクションや体幹の傾斜(前傾)が参加してくる。患者は肩甲骨のプロトラクションを知覚しながら、体幹の傾斜位が出現しないよう制御し、健側上肢の自動運動によるリーチングを遂行しなければならない。

また、座位で患者は開眼し、直立座位を制御した状態から、体重移動や重心移動を伴って、机の上の前方や側方に置かれた運動軌道板の軌跡を健側上肢の自動運動(active movement)で追跡することもできる。手掌に小型の半球(クーポラ)を介在させる方法、手指に小型のバネ付き不安定板を介在させる方法などがある。(図14.6 左下・右上)

運動軌道板の位置や面と運動軌道を変化させることによって、身体周辺空間における手の位置を遠くに持ってゆき、肩甲骨のプロトラクション、肩関節、肘関節、手関節の運動を巻き込んだ複数の訓練を行うことができる。

14.8　座位で体幹の傾斜位を制御して患側上肢を他動運動、自動介助運動でリーチングする

■座位、傾斜位、患側上肢、他動運動、自動介助運動

座位で患者は開眼し、直立座位を制御した状態から、机上の前方や側方に置かれた運動軌道板の軌跡を、セラピストによる患側上肢の他動的なリーチングで追跡する。この時、運動軌道が遠くになるにしたがって体幹のリーチングが加わるように運動軌道板を配置して行う(図14.7)。

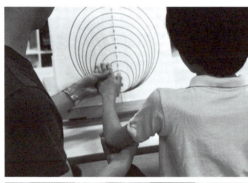
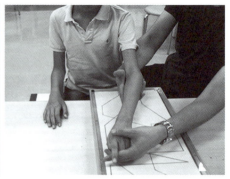
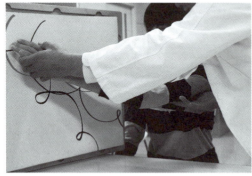

図14.7 座位で体幹の傾斜位を制御して患側上肢を他動運動でリーチングする

　運動軌道のバリエーションによって上肢の運動制御の難易度が変化する。たとえば、運動軌道の角度変化が90度の直線であれば、上肢の各関節は屈曲−伸展、内転−外転運動する。一方、運動軌道が斜め方向の直線や曲線であれば関節運動に回旋要素が加わってくる。
　この訓練では上肢のリーチングに体幹の前屈や回旋を伴うリーチングが巻き込まれてくる。したがって、患者は殿部で重心移動や体重分配の変化を知覚しなければならない。さらに、肩甲骨のプロトラクション、肩関節、肘関節、手関節の運動、上肢の重量など、運動制御しなければならない要素と範囲が増加する。他動運動では肩甲骨のプロトラクション不足が生じやすい。また、自動介助運動では肩甲骨の過度な挙上などの代償運動が生じやすい。
　また、手指が身体に近い場所での運動軌道の追跡は肩関節や肘関節のリーチングで可能であるが、手指が身体から遠く離れてゆくにしたがって体幹の傾斜が要求されてくる。したがって、セラピストは手指が身体から遠く離れてゆくのに対応して肩甲骨のプロトラクションと体幹のリーチングが連動しているかどうかを観察しなければならない。最初から体幹のリーチングが生じるのは代償運動であり、適切な運動シークエンスではない。
　特に重要なのは、体幹の前方へのリーチングと側方へのリーチングの差異を強調することである。
　身体周辺空間における体幹の前方へのリーチング（前屈）は、手指が身体から前方に遠く離れてゆくにしたがって関与してくる。この動きは体幹を左右対称にした直立座位からの股関節屈曲による前屈である。この体幹の前屈は将来の起立（椅子からの立ち上がり動作）の初期に生じる動きである。それは殿部の支持基底面での荷重を足底の支持基底面の荷重へと移す動きである。したがって、この治療は起立動作の準備状態を形成するために重要である。
　体幹の側方へのリーチング（側屈）は、手指が身体から外側に遠く離れてゆくにしたがって関

与してくる。しかしながら、その外側には前方斜め方向も含まれる。たとえば、左手が体幹の正中線から左側の前外側45度の方向に遠く離れてゆく運動軌道を追跡すれば、左側の前方斜め方向への体幹のリーチングが生じる。あるいは、左手が体幹の正中線から右側の前外側45度の方向に遠く離れてゆく運動軌道を追跡すると、大きな体幹の回旋を伴う右側の前方斜め方向への体幹のリーチングが生じる。

　こうした体幹のリーチングの可変性は、将来の座位での日常生活動作時に頻繁に使われる。それは殿部の支持基底面での重心移動や体重移動の自由度に必要不可欠な動きである。したがって、この訓練は座位での日常生活動作の準備状態を形成するために重要である。

　さらに、訓練に使用する運動軌道にはバリエーションがある。椅座位で患側上肢の他動運動や自動介助運動によるリーチングを多様に試みる。それに体幹の傾斜を適切に連動させるようにするのがポイントである。

　そして、他動運動の場合は片麻痺に特有な上肢の伸張反射の出現を制御しなければならない。自動介助運動の場合は放散反応や原始的運動スキーマ（共同運動）を制御しなければならない。

　また、患者の能力が高ければ、端座位で試みることもできるが、重心移動や体重移動を制御する難易度がより高まる。

14.9　不安定板上の座位で体幹の傾斜位を制御して健側上肢を他動運動、自動介助運動、自動運動でリーチングする

■不安定板上の座位、傾斜位、健側上肢、他動・自動介助・自動運動

　患者は開眼し、「単軸不安定板」、「多軸不安定板」、「多軸のバネ付き不安定板」上で直立座位を保持し、体幹の傾斜位を制御しながら「健側上肢の他動運動、自動介助運動、自動運動」で運動軌道を追跡する。運動軌道板の面や角度を変化させることもできる。

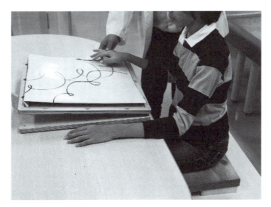

図14.8　不安定板上の座位で体幹の傾斜位を制御して健側上肢を他動運動、自動介助運動、自動運動でリーチングする

手指を運動軌道に接触させる方法、手掌に小型の半球（クーポラ）を介在させる方法、手指に小型のバネ付き不安定板を介在させる方法などがある。

手で遠くの運動軌道を追跡するにしたがって肩甲骨のプロトラクションと体幹の傾斜や回旋が加わってくる。その際に、不安定板は水平に保持していなければならない（図14.8）。

また、不安定板上の座位での訓練によって、「体幹と上肢のリーチングを連動する機能」のみでなく、「体幹と上肢のリーチングを分離する機能」が加わってくる。なぜなら骨盤は不安定板を水平に保持する必要があり、体幹と上肢のリーチングは同一の運動方向ではないタスク（課題）となるからである。

14.10　不安定板上の座位で体幹の傾斜位を制御して患側上肢を他動運動でリーチングする

■不安定板上の座位、傾斜位、患側上肢、他動運動

患者は開眼し、単軸不安定板、多軸不安定板、多軸のバネ付き不安定板上で直立座位を保持する。セラピストは「患側上肢の他動運動（passive movement）」で目標物体にリーチングしたり、運動軌道を追跡する。患者は患側上肢の異常な伸張反射を制御しなければならない。

手指を運動軌道に接触させる方法、手掌に小型の半球（クーポラ）や小型のバネ付き不安定板を介在させる方法もある（図14.9）。

たとえば、患者は開眼し、多軸不安定板上で体幹の直立性を維持する。セラピストは運動軌道に沿って患側上肢を他動的に動かし、手指の位置を変化させる。あるいは、直径の異なる複

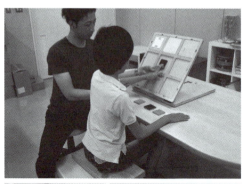
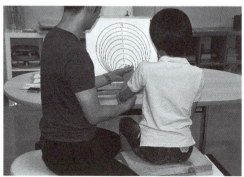
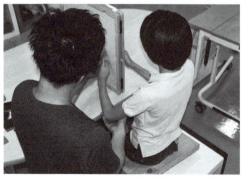

図14.9　不安定板上の座位で体幹の傾斜位を制御して患側上肢を他動運動でリーチングする

数の「円」が描かれた運動軌道板を前方に置き、セラピストが手指を接触させた状態で患側上肢を他動的に動かして軌道を追跡する。患者は不安定板を水平に維持しなければならない。

また、運動軌道板は傾斜しており、手指が前方に位置するにしたがって、上肢のリーチングにおける肘関節の前後の距離調節のみならず、肩甲骨のプロトラクションが巻き込まれてくる。脊柱と肩甲骨の分離した細分化ができなければ、他動運動によって重心は前方に移動し、殿部での不安定板の水平保持は困難になる。あるいは、体幹の回旋が生じ、両肩の空間的な位置が前額面で一致しなくなる。

患者は患側上肢の他動運動によるリーチングに、肩甲骨のプロトラクションを複合させ、骨盤で不安定板の水平性を維持し、体幹の直立位を保持していなければならない。つまり、この課題は脊柱、骨盤、肩甲骨、患側上肢の分離した運動シークエンスを求めている。

運動軌道や運動軌道板の面を変化させるため、不安定板上の座位での体幹、骨盤、肩甲骨、上肢(他動運動)の細分化が必要となる。

患者は殿部で不安定板を水平に維持しながら上肢の他動的なリーチングに体幹の微妙な傾斜や回旋をスムーズに連動させる必要がある。

したがって、不安定板は水平に維持されているが、体幹は直立座位を保持しつづけているわけではない。手指が身体から前方に遠く離れてゆくにしたがって、肩甲骨のプロトラクション、体幹の前傾、側方傾斜、回旋などの動きが加わってくる。また、患者は上肢の異常な伸張反射を制御しなければならない。その点に注意を集中すると、不安定板の水平の保持に失敗してしまう。身体各部に対する同時注意の活性化が必要となる。

14.11　不安定板上の座位で体幹の傾斜位を制御して患側上肢を自動介助運動でリーチングする

■不安定板上の座位、傾斜位、患側上肢、自動介助運動

患者は開眼し、単軸不安定板、多軸不安定板、多軸のバネ付き不安定板上で直立座位を保持する。セラピストは「患側上肢の自動介助運動(active-assistive movement)」で運動軌道を追跡する。不安定板上の座位での脊柱、骨盤、肩甲骨、患側上肢(自動介助運動)の細分化が必要となる。患者は患側上肢の放散反応を制御しなければならない。

手指を運動軌道に接触させる方法、手掌に小型の半球(クーポラ)や小型のバネ付き不安定板を介在させる方法などがある(図14.10)。

患者は不安定板上の直立座位を保持した状態から、患側上肢の自動介助運動と体幹のリーチングを連動させなければならない。この時、脊柱の屈曲や肩甲骨のプロトラクションを伴う回旋が連動して生じる。それらの体幹の細分化した動きを、セラピストがゆっくりと誘導する手の運動方向に応じて制御しなければならないため難易度は高い。また、手掌に小型の半球(クーポラ)やバネ付き不安定板を介在させると、その中心圧と傾斜角度を知覚しなければならない。この訓練では患側の肩関節に随意的な筋収縮が生じている。

身体周辺空間における上肢と体幹のリーチングの連動は、運動軌道板が配置された場所、面の傾斜角度、運動軌道により難易度が変化する。体幹の屈曲と回旋を伴う傾斜、肩甲骨のプロトラクション、肩関節、肘関節、手関節の運動、上肢の重量など、運動制御しなければならな

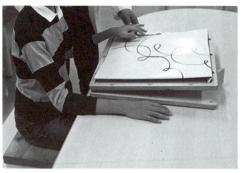
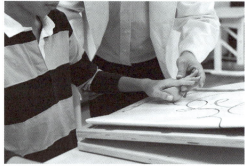
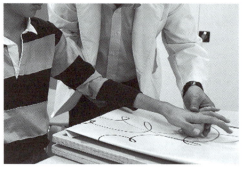

図14.10 不安定板上の座位で体幹の傾斜位を制御して患側上肢を自動介助運動でリーチングする

い要素と範囲が増加するからである。殿部の水平性に注意しながら、体幹のリーチングを参加させ、足部への荷重を調節することも求められる。

さらに、患者は片麻痺に特有な上肢の放散反応や原始的運動スキーマ（共同運動）を制御しなければならない。自動介助運動に伴う肩甲骨の過度な挙上などの代償運動が生じやすい。

14.12　不安定板上の座位で体幹の傾斜位を制御して患側上肢を自動運動でリーチングする

■不安定板上の座位、傾斜位、患側上肢、自動運動

患者は開眼し、単軸不安定板、多軸不安定板、多軸のバネ付き不安定板上の座位で、手掌に小型の半球（クーポラ）や小型のバネ付き不安定板を介在させ、「患側上肢の自動運動（active movement）」で運動軌道板上の運動軌道を追跡する。殿部に不安定板を介在させる。不安定板を水平に維持した状態での体幹のリーチングのより巧緻な制御が求められる。

特に、運動軌道板の面や運動軌道を変化させるため、不安定板上の座位での脊柱、骨盤、肩甲骨、患側上肢（自動運動）の細分化が必要である。患者は患側上肢の原始的運動スキーマ（共同運動）と運動単位の動員（筋出力）を制御しなければならない。

また、手掌に小型の半球やバネ付き不安定板を介在させる。患者は手掌で小型の半球やバネ付き不安定板の中心圧と傾斜角度を知覚しながら、水平な運動軌道板上の複数の運動軌道を追跡しなければならない（図14.11）。

患者は体幹と上肢のリーチングを協調させながら、肩甲骨と骨盤の動きを空間的に調節しつ

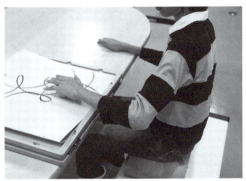
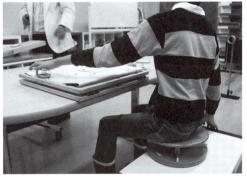

図14.11　不安定板上の座位で体幹の傾斜位を制御して患側上肢を自動運動でリーチングする

つ、上肢と体幹のリーチングの連動と分離を正確に運動制御しなければならない。この訓練には殿部と足底の荷重調節も巻き込まれてくるため、殿部と足底の支持基底面間での重心移動と体重移動の制御が求められる。

また、運動軌道板は角度調節ができるので追跡する軌道をさまざまな空間面で設定することによって難易度を変化させることが可能である。運動軌道そのものを変更することで難易度を変化させることもできる。それに伴って体幹の細分化の程度は異なってくる。したがって、さまざまなバリエーションがあり、セラピストには治療の創造力が求められる。

そして、こうした体幹と上肢のリーチングを協調する機能の再学習の結果として、冒頭で説明した「バランスのとれた座位」（CarrとShepherd　図14.1）が出現する。すなわち、体幹の直立位や傾斜位を立ち直り反応によって制御して、上肢の運動の自由度を拡大できるようになる。それが身体周辺空間（リーチング空間）の再学習を意味する。

14.13　体幹と上肢のリーチングの協調性は「行為に埋め込まれている」

　最後に、体幹と上肢のリーチングの協調性は「行為に埋め込まれている」ことを強調しておく。その意味はMuybridgeの写真の母親の行為に反映されている（図14.12）。子どもが花束を持って歩きながら近づいてくる。花束が母親の身体周辺空間に入ると上肢のリーチングが始まる。しかし、この時点では体幹のリーチングは生じていない。

　体幹と上肢のリーチングの協調性が始まるのは、母親が子どもを抱きしめようとする時である。

　まず、身体周辺空間のやや遠い位置に立っている子どもを抱きしめるために、体幹の屈曲と両上肢の伸展が生じる。これが「体幹と上肢のリーチングを連動する機能」である。体幹と上肢は目標に対して同じ方向に動いている。

　次に、母親は自分の身体空間に子どもを引き寄せようとして、両上肢を屈曲しながら体幹をさらに屈曲してキスをする。これが「体幹と上肢のリーチングを分離する機能」である。体幹と上肢は目標に対して異なる方向に動いている。

　体幹と上肢のリーチングの協調性は、「身体周辺空間における上肢の長さよりも遠い距離で

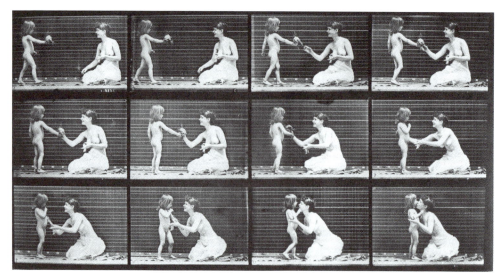

図14.12 「行為に埋め込まれた」体幹と上肢のリーチングの協調性（Muybridge E：The human figure in motion. Dover Publications, New York, 1955）

の行為」として遂行される。その行為の中に体幹と上肢のリーチングの連動と分離が埋め込まれているのである。つまり、体幹と上肢のリーチングの連動と分離は「目的ある行為（意図）」を遂行するためであり、それは単に物体に到達するだけでなく、到達後に物体とどのような相互作用をしたり、物体をどのように片手や両手で操作するかも含まれる。

そして、体幹と上肢のリーチングの協調性を再学習することによって、座位での体幹の対称機能、垂直機能、支持機能、到達機能のすべての回復が達成されることになる。そのためには、体幹の認知過程（知覚、注意、記憶、判断、言語、イメージ）を再組織化する必要がある。また、手の回復も必要である。それが各種の日常生活動作や道具使用を含めた多様な行為を創発する。

文献

1) Carr JH, Shepherd RB：A motor relearning programme for stroke. Heinemann Physiotherapy, London, 1987（横山 巌・監訳：脳卒中の運動訓練プログラム，医学書院，1991）．
2) Puccini P, Perfetti C：L'intervento riabilitativo nel bambino affetto da paralisi cerebrale infantile. I.B.S. Sud, 1987（宮本省三，他・監訳：子どもの発達と認知運動療法．協同医書出版社，2000）．
3) 宮本省三，八坂一彦，平田尚大，田渕充勇，園田義顕：人間の運動学―ヒューマン・キネシオロジー．協同医書出版社，2016．
4) Cogo R, Crea E, Rizzello C：Il recupero della motilità del tronco nell'emiplegico: il trattamento in posizione seduta. Collana di Riabilitazione Medica 6, Idelson Gnocchi, 1996.
5) Rizzello C：体幹に対する認知神経リハビリテーション．日本認知神経リハビリテーション学会・スペシャルセミナー（神戸），2012．
6) 宮本省三：片麻痺―バビンスキーからペルフェッティへ．協同医書出版社，2014．
7) Muybridge E：The human figure in motion. Dover Publications, New York, 1955.

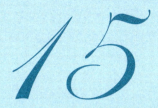

15 座位から起立、立位、歩行へ

15.1　起立

■立ち上がり動作

起立とは椅座位からの「立ち上がり動作(sit-to-stand motion)」のことである。体幹と下肢の関節運動に伴って重心線の前方移動と重心の上方移動が生じる(図15.1)。

立ち上がり動作は直立座位を保持した状態からの体幹の前傾に始まる。これは正確には骨盤の前傾(股関節の屈曲)である。骨盤の前傾によって股関節は90度から120度まで屈曲する。ただし、体幹の前傾には脊柱の屈曲(円背)を伴うこともある。また、立ち上がり動作の開始肢位における膝関節は屈曲105度であり、足部(踵)の位置は膝関節の直下ではない。したがって、足部は膝関節の直下よりも10cm後方に位置し、足底は床に全面接地している。

その後、体幹の前傾位から脊柱と下肢を伸展して立位へと移行する。そのため股関節は屈曲120度から0度まで、膝関節は屈曲105度位から0度まで、足関節は背屈10〜15度位から2〜3度まで伸展する。脊柱の伸展には脊柱起立筋が働く。下肢の伸展には大殿筋や大腿四頭筋などの抗重力筋が働く。下腿三頭筋は抑制されていなければならない。

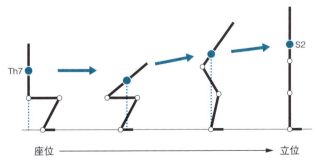

図15.1　立ち上がり動作
関節運動の変化、重心線の前方移動、重心の上方移動

また、体重の支持基底面は「両側の殿部(坐骨結節)－大腿下面－足底」から「両側の足底」へと移行する。重心は座位の第7胸椎レベルから立位の第2仙椎レベルへと移動する。つまり、座位と立位では重心の位置が異なるため、立ち上がり動作時に膝関節の伸展によって重心は上方移動するが、その地面からの高さ(距離)は大きく変化しない。

■ランバード・パラドックス

立ち上がり動作の筋活動としては「ランバード・パラドックス(Lombard paradox)」と呼ばれる二関節筋の「同時収縮(co-contraction)」が興味深い。これは大腿四頭筋(大腿直筋)とハムストリングスの作用である。大腿直筋は膝関節伸展と股関節屈曲に作用し、ハムストリングスは膝関節屈曲と股関節伸展に作用する。しかし、膝関節伸展の関節モーメント(回転力)は大腿直筋の方が強く、股関節伸展の関節モーメントはハムストリングスの方が強い。そのために両筋が同時収縮すると膝関節伸展と股関節伸展が生じる。

■立ち上がり動作の3相

立ち上がり動作は第Ⅰ相と第Ⅱ相に区分する。第Ⅰ相は「体幹の屈曲相(座位から殿部の離床まで)」である。第Ⅱ相は「体幹と下肢の伸展相(殿部の離床から立位まで)」である。

一方、Millingtonは座位を0%、立位を100%として「第Ⅰ相＝体重移動(weight shift phase)、27%」、「第Ⅱ相＝移行(transition phase)、8%」、「第Ⅲ相＝上昇(lift phase)、65%」に区分している。36～100%では足底が支持基底面となって「体幹と下肢(膝関節)が伸展」する(図15.2)。

また、Millingtonは立ち上がり動作の3相における上肢、体幹、下肢の関節運動と筋活動を分析している(図15.3)。体幹筋の活動は第Ⅰ相の後半の脊柱起立筋の活動に始まる。これは第Ⅰ相の体幹の屈曲位を脊柱起立筋が遠心性収縮によって制御していることを示している。第Ⅱ相では脊柱起立筋は求心性収縮によって体幹を伸展する。そして、第Ⅱ相の膝関節伸展に伴い大腿四頭筋やハムストリングスの筋収縮が出現する。興味深いのは、第Ⅱ相で上腕二頭筋や下

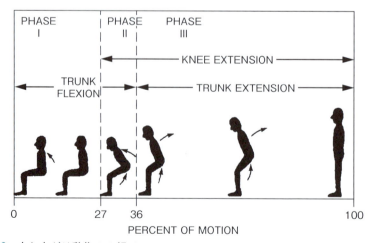

図15.2 立ち上がり動作の3相 (Millington PJ, et al.：Biomechanical analysis of the sit-to-stand motion in elderly persons. Arch Phys Med Rehabil. 73(7)：609-617, 1992より)

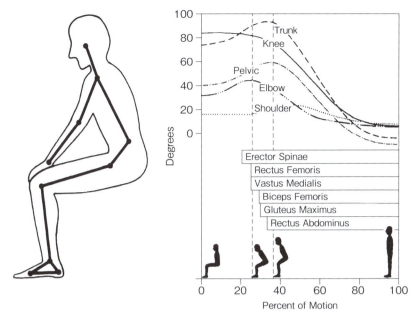

図15.3 立ち上がり動作の3相における関節運動と筋活動 (Millington PJ, et al.: Biomechanical analysis of the sit-to-stand motion in elderly persons. Arch Phys Med Rehabil 73(7): 609-617, 1992より)

腿三頭筋の筋活動が出現している点である。片麻痺患者の立ち上がり動作時の異常な放散反応としての肘関節の屈曲や足関節の内反尖足は、第Ⅱ相の膝関節伸展と同時に出現するのであろう。第Ⅲ相の体幹の伸展には脊柱起立筋だけではなく腹直筋の筋収縮も参加している。立位への移行時には体幹の伸筋と屈筋は同時収縮するのであろう。さらに、これに第Ⅳ相の「立位から座位への着座」を加えることもある。

- 第Ⅰ相＝体重移動
- 第Ⅱ相＝移行
- 第Ⅲ相＝上昇

■立ち上がり動作の難易度

また、立ち上がり動作の難易度は次の3つの力学的な要因によって変化する。

- 上肢の支持
- 座面の高さ
- 足部の位置

健側上肢による手の支持は支持基底面を拡大して起立時の重心動揺を安定化させ、患側下肢への荷重を介助する。

座面が高いと立ち上がり動作は力学的に優位になる。下肢の関節運動の範囲が狭くなることによって関節モーメントが軽減し、上方への重心移動や体重移動が楽にできる。

足部の位置は重心移動の方向を変化させる。重心は正中矢状面で殿部から足部の支持基底面へ移動するが、左右どちらかの足部が手前にあれば、体重が手前の足部に先に荷重して立位になるため重心移動はカーブを描く（図15.4）。

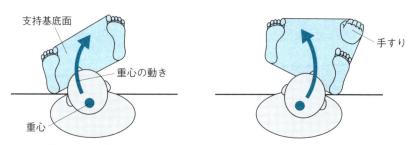

図15.4　椅子からの立ち上がり時の足部の位置、支持基底面、体重移動、重心移動

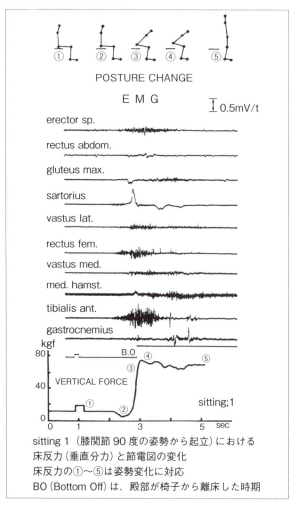

sitting 1（膝関節90度の姿勢から起立）における
床反力（垂直分力）と筋電図の変化
床反力の①～⑤は姿勢変化に対応
BO（Bottom Off）は、殿部が椅子から離床した時期

図15.5　椅子からの立ち上がり時の筋活動（星 文彦, 他：椅子からの立ち上がり動作に関する運動分析. 理学療法学 19(1)：43-48, 1992より. 一部改変）

■ 立ち上がり動作における前脛骨筋の反作用

　立ち上がり動作は足底を床面に固定した「閉鎖運動連鎖（closed kinetic movement）」である。筋活動としては下肢の抗重力筋の作用が不可欠だが、足部を固定する働きがきわめて重要である。星の筋電図による研究によると、立ち上がり時に最も強く活動しているのは「前脛骨筋」である（図15.5）。Muntonの椅子からの起立動作と着座動作の筋電図による研究でも、前脛骨筋は殿部が座面から離れる直前と立位から着座する直前に強く活動する（図15.6）。つまり、殿部が座面から離れる瞬間に前脛骨筋の「反作用（reverse action）」によって踵の圧を高めて足底を固定する。また、着座の直前に殿部が支持基底面に対してどの程度の強さで接触するかを調節するショック吸収の役割を果たしている。

　この前脛骨筋の反作用による踵の床面への圧力が不十分であれば、立ち上がり動作の膝関節、股関節、骨盤、体幹などの筋収縮シークエンスが乱れてしまう。また、立位姿勢制御においても前脛骨筋による背屈反応（平衡反応）は重要である。

■ 片麻痺患者の立ち上がり動作における問題点

　一方、片麻痺では下腿三頭筋の伸張反射が亢進しており、殿部が離床する瞬間の前脛骨筋の筋活動が出現しない。さらに、殿部の離床後は足底への荷重に伴って足関節は底屈（背屈制限）を生じやすい。そのため踵が床から浮き上がり、足底の全面接地が維持できない。

　したがって、片麻痺患者の立ち上がり動作の回復においては、膝関節屈曲105度、足関節は背屈10〜15度で、踵を床面に接地し、下腿三頭筋の伸張反射の異常を制御し、足部の底屈を出現させないことが前提条件となる。

　この足底の全面接地の困難さには足部の内反尖足を伴う。それには座位での股関節の空間制御能力が関与している。片麻痺の座位では麻痺側下肢の股関節が外旋・外転していることが多

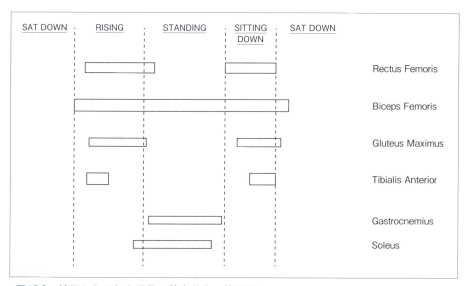

図15.6　椅子からの起立動作と着座動作の筋電図　(Munton JS, et al.：Use of electromyography to study leg muscle activity in patients with arthritis and in normal subjects during rising from a chair. Ann Rheum Dis. 43(1)：63-65, 1984 より)

い。外部観察的には矢状面で股関節と足部を結ぶ線に対して膝関節の位置が外側に開いている。この股関節の外旋・外転と足部の内反尖足は連動しており、足底の支持基底面は外側部分のみとなってしまう。それでは患側の足底の全体に体重負荷することができない。

　その結果、片麻痺患者の起立は健側下肢の足底に体重負荷した、体幹が健側に傾斜した立ち上がり動作となってしまう。また、患側下肢に体重負荷すると陽性支持反応の出現によって下腿三頭筋の伸張反射の亢進が顕著となり、放散反応や原始的運動スキーマが出現する。この下腿三頭筋の伸張反射の亢進は強制的に体重負荷しても足関節の背屈が生じないほど強固なこともある。短下肢装具(AFO：ankle-foot orthosis)を装着しても内反尖足が持続している。

　そして、こうした「下肢伸展パターン(股関節内転、膝伸展、内反尖足)」と呼ばれる異常な筋緊張を伴う立ち上がり動作では、必ず患側上肢に屈曲パターンの放散反応(連合反応)が出現する。それは肩甲骨の後退(リトラクション)に働く筋群(大小菱形筋)、肘屈筋群(上腕二頭筋)、手関節屈筋群、手指屈筋群などに出現しやすい。起立するための過度な努力は必ず上肢の放散反応を誘発するということである。したがって、患側上肢への放散反応を制御する立ち上がり動作の指導が重要となる。

　また、着座時の異常については腰部をゆっくりと座面に接床する能力を観察する。「ドスン」と尻もちをつくように座る患者は膝関節の運動覚が低下し、大腿四頭筋の遠心性筋収縮が困難な状況である。さらに、殿部のゆっくりとした着座には体重のショック吸収が必要であり、それは腰椎骨盤リズムによってなされる。床面への衝撃を「股関節(大腿骨－骨盤の関係性)」と「腰椎(骨盤－腰椎の関係性)」という2つの関節の動きで受け取るのである。

　以上の点をまとめると、次のような点が片麻痺の起立動作においては問題となる。

- 体幹の左右非対称性……………………身体の正中線の偏位
- 内反尖足による足底の支持基底面の欠如…下腿三頭筋の過緊張と前脛骨筋の作用欠如
- 股関節の外旋・外転傾向………………股関節の空間制御不足
- 下肢への体重負荷の減少………………足関節ストラテジーの欠如と重量覚の異常
- 下肢の伸展パターン……………………荷重に伴う放散反応や原始的運動スキーマ
- 上肢の屈曲パターン……………………荷重に伴う放散反応
- 着座時の腰椎骨盤リズムの消失………ショック吸収の欠如

　したがって、起立(立ち上がり訓練)を反復練習するよりも、こうした複数の問題点を解決するための治療が必要となる。

　そのためには体幹の対称機能、垂直機能、支持機能、到達機能の回復を目指す治療と同時に、下肢に対する認知問題(空間問題や接触問題)が必要となる。ここではいくつかの認知問題を紹介しておくが、これらの治療は起立への「準備状態(レディネス)」をつくる訓練と考えるべきである。

15.2 起立のための治療

■骨盤回旋と左右の膝蓋骨部の関係性

　直立座位では左右の肩関節を結ぶ線と左右の坐骨結節を結ぶ線は前額面上にある。セラピストは体幹上部の回旋のみでなく、骨盤の回旋が生じていないかどうかを確認する。右の坐骨結節が前方に位置していると、右の膝蓋骨部が左の膝蓋骨部よりも前方にある。左の坐骨結節が前方に位置していると、左の膝蓋骨部が右の膝蓋骨部よりも前方にある。左右の膝蓋骨部が揃っていると骨盤は回旋していない。もし、骨盤の回旋が生じていれば他動的または自動的に修正する。

■足部の位置と足底圧の識別

　床面や傾斜板を使って足部の位置と足底圧の変化を識別する訓練を行う。出発肢位は椅座位で膝関節屈曲90度、踵は膝関節の直下に位置している。実際の起立時の踵の位置は膝関節屈曲105度であり、踵は膝関節の直下よりも10cm後方に位置している。

　床面や傾斜板に複数の目印を付け、セラピストが他動的に患側下肢の足部を動かして踵の位置を識別させる。あるいは、健側下肢を膝関節屈曲90度にして踵を膝関節の直下に位置させ、患側下肢の踵との位置関係を比較させる。

　前者は患側の膝関節を自己中心座標原点とする患側の踵の位置の識別であり、後者は健側の踵を自己中心座標原点とする患側の踵の位置の識別である。患側の踵が後方に移動すると足関節の背屈が要求されるため、下腿三頭筋の伸張反射を制御しなければならない。傾斜板の角度を変化させて足関節の背屈の難易度を調整することができる。この下腿三頭筋の伸張反射の制御は立位や歩行（踵接地期～立脚中期）においてもきわめて重要である。

　また、患側の踵が後方に移動すると足底の前部の圧が高まる。前方に移動すると足底の後部の圧が高まる。そうした足底圧の変化に注意を向けるよう促す。立ち上がり動作のためには膝関節屈曲105度位で足底が床面に全面接地している必要がある。すなわち、踵が床面に接触した状態から起立を開始する（図15.7）。

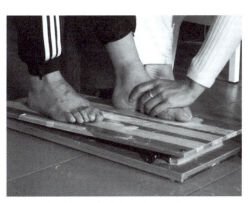

図15.7　足部の位置と足底圧の変化の識別

■ 足底の接触空間（機能面）の識別

片麻痺患者は起立時に内反尖足を生じやすい。足底を床面に全面接地して立ち上がり動作を遂行するためには、足底の「接触空間（接触面）」としての「機能面（functional surface）」の知覚が重要である。

接触空間とは身体と物体が触れ合う場所のことである。手足の行為において機能面は連続的に変化する。たとえば、歩行の推進期（踏切り期）を観察してみよう。足底は床面に全面接地した状態（踵－小指球－母指球の三角形）から始まる。次に踵が離床して足底は前足部のみ（小指球－母指球－母指の三角形）で接地する。そして、最後は母指（指腹）が離床して遊脚期に移行する。つまり、足底と床面との接触空間（機能面の場所と面積）は連続的に変化する。これは手と物体、体幹と物体の接触空間においても同様である。したがって、行為においては身体のどの部分が物体と接触するかを予測しておく必要がある。この予測は行為に伴う触圧覚の変化として運動イメージに組み込まれている。

ここでは小型の四角の木片（高さ1cm）を用いた「足底の接触空間（接触面＝機能面）の細分化」を紹介しておく（図15.8）。患者が直立座位を保持した状態でセラピストは患側の股関節を屈曲させた後、四角の木片の上に足底の後足部の踵を接触させる。前足部（母指球、小指球、足指）を床面に接触させる場合と接触させない場合がある。また、足底全体の外側部や踵の内側部のみに接触させることもできる。その状態に対してセラピストは次のように問う。

- 足底のどこが物体と接触しているか
- 足底の前足部と後足部の接触面は区別できるか
- 足底の内側部と外側部の接触面は区別できるか
- 足底の前足部と後足部の接触面の高さは同じか
- 足底の内側部と外側部の接触面の高さは同じか
- 足関節は背屈しているか底屈しているか
- 健側の足部との空間的、接触的な差異はあるか

■ 足圧中心の運動軌道の識別

起立、立位、歩行などでは重心移動や体重移動に伴って足圧中心の運動軌道が生じる。起立

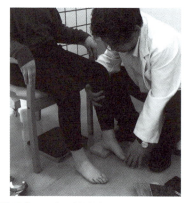

図15.8　足底の接触空間（機能面）の識別

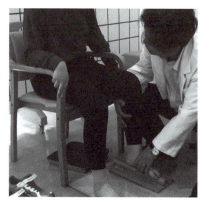

図15.9　足圧中心の運動軌道の識別

では後足部(踵)から前足部へ向かう。立位では足底の中心部で静止し、歩行では「踵中央－後足部外側－小指球－母指球－母指」へと足圧中心は移動してゆく。こうした足圧中心の運動軌道が知覚できなければ、起立、立位、歩行は安定しない。そこで、座位で不安定板の長軸の上に足底を接地させて足圧中心の運動軌道(直線)の方向性を識別させる(図15.9)。

■椅子からの立ち上がり動作

椅座位からの立ち上がり動作は次の点への注意を促しながら行う(図15.10)。セラピストは患者の前側方または側方から患側上肢の動きを介助する。

- 座位における体幹の対称性と垂直性
- 直立座位からの骨盤前傾
- 膝関節の屈曲角度と左右の足部の位置関係
- 体幹前傾の方向性と距離
- ゆっくりとした立ち上がり
- 殿部から足底への支持基底面の移動
- 足底の床への全面接地の維持

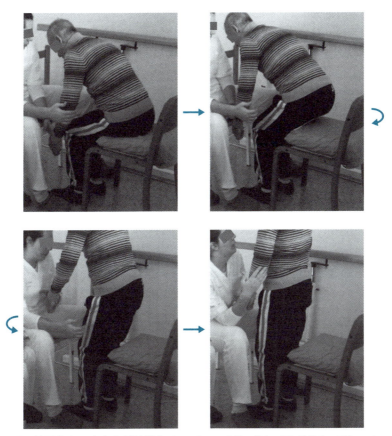

図15.10　椅子からの立ち上がり動作 (Rizzello C：体幹に対する認知神経リハビリテーション．日本認知神経リハビリテーション学会・スペシャルセミナー(神戸)，2012 より)

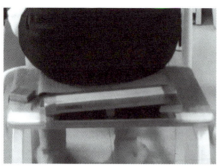

図15.11 着座時に単軸不安定板の水平性を識別する

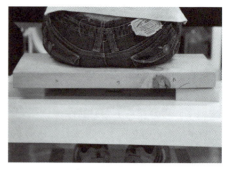

図15.12 着座時にスポンジの左右の硬さを識別する

- 足底圧の変化
- 重心の位置と移動方向
- 左右の体重分配の比較
- 患側上肢の放散反応の制御(セラピストの介助)
- 立位における踵−股関節−肩関節の垂直性

■着座時の座面の識別

　着座時の座面の識別は前方または側方に机を置き、健側上肢(手)の支持で行う。立位が安定していれば両上肢を下垂した状態で行う。椅子(立ち上がり台)の上に単軸不安定(左右傾斜)を置き、立位からゆっくりと着座し、不安定板の水平性を識別させる。セラピストは小型の板(高さ1cm)を介在させて傾斜をつくって識別させる(図15.11)。また、多軸不安定板の下の左右にスポンジを介在させ、その差異を識別させる(図15.12)。着座に向かう大腿四頭筋の遠心性収縮と着座の直前の前脛骨筋の反作用を伴う踵での体重支持が重要である。

15.3 立位

■立位でのウェルニッケ・マン肢位の改善

　「立位姿勢(standing position)」の空間アライメント(立体配置)を前額面、矢状面、水平面から外部観察する。片麻痺の典型的な立位姿勢はウェルニッケ・マン肢位である。また、体幹の前屈、体幹の側屈、股関節の屈曲、反張膝、内反尖足が出現しやすく、重心や体重は健側下肢に偏位している。セラピストは正常な立位姿勢とウェルニッケ・マン肢位との差異を比較し、その改善の可能性を検討する必要がある。

　前額面では左右の肩の高さと左右の骨盤の腸骨稜の位置は水平である。また、両側の足関節−膝関節−股関節−肩関節の空間関係が垂直かつ平行な直線となる。その結果、両肩関節と両股関節の4点を結ぶと長方形を形成している。この平行関係の中心線が「体幹の正中線」である。

　特に、矢状面では体幹の前屈に注意する。体幹の前屈の原因が腸腰筋の短縮による骨盤の前傾の場合は、直立立位を取ろうとして代償的な腰椎の前彎が生じる。原因が体幹の崩れの場合

は上半身が前屈する。また、TKA線（大転子－膝関節－足関節）の垂直線上に肩が位置するようにする。TKA線の乱れでは膝関節の過伸展が生じやすい。

水平面では骨盤の回旋や肩甲骨の後退が生じないようにする。これは上肢の痙性による屈曲パターンの影響である。両上肢は肘関節を伸展して下垂するように促す。

ウェルニッケ・マン肢位では前額面、矢状面、水平面のすべての空間アライメントが変化している。基本的には下肢、骨盤、脊柱、肩甲骨、上肢、手指の順で修正してゆく。

■立位姿勢制御のストラテジー

立位姿勢制御のストラテジー（戦略）は「足関節ストラテジー」、「股関節ストラテジー」、「ステッピング・ストラテジー」によって説明されることが多い。これに「膝関節ストラテジー（重心の上下移動の制御）」が加わることで3次元空間での立位姿勢制御が可能になる。

片麻痺の立位姿勢制御の治療では「足関節ストラテジー」の回復を最優先させるべきである。内反尖足で足底が全面接地できなければ健側下肢での立位となってしまう。また、立位姿勢制御には頭部と体幹の立ち直り反応と上下肢の平衡反応が組み込まれていることを忘れてはならない。特に、片麻痺では頭部と体幹の立ち直り反応の出現が立位姿勢制御の前提条件となる。患側上下肢の平衡反応は出現しないことが多い。

さらに、立位姿勢制御と上肢のリーチングの協調のためには「体幹のリーチング」の出現状況を観察する必要がある。これらは「下肢－骨盤－体幹－頭部－上肢」の細分化によって実現されている。完全な立位姿勢制御の学習には複数のストラテジーの回復が必要である。

■立位の意味、片麻痺の立位、立位機能検査

片麻痺患者の立位姿勢制御能力の分析において、セラピストは「立位の意味」、「片麻痺の立位」、「立位機能検査」などについて考慮しておく必要がある。

［立位の意味］
- 劇的な支持基底面積の減少
- 少ない数の支持点
- 立位が動的で多様になるほど支持基底面は厳密となる
- 立位が動的で多様になるほど組織化すべき身体部位の数が増す
- 荷重は両下肢に分配され、さらに足底で細分化される

［片麻痺の立位］
- 立位姿勢保持の状況
- 痙性の病的要素の出現
- 外的な支持物の必要性、使い方、使う位置
- 頭部の垂直性
- 患側上肢への放散反応（連合反応）の出現
- 肩甲骨の位置
- 姿勢を保持するための上肢の使い方
- 体幹の垂直性

- 骨盤の水平性
- 足部の方向と体重の支持性
- 患側下肢の伸展パターンの出現

[立位機能検査]
- 踵を対側足指の位置まで前方に移動させる
- 足指を対側踵の位置まで後方に移動させる
- 足部を外側に軽く広げる
- 段の上に一側の足を上げる

15.4 立位のための治療

■立位での体幹の細分化

患者は閉眼し、背面の垂直な壁に背中を接触させた立位をとる。足関節−膝関節−股関節−肩関節の空間アライメントが垂直な一直線をとるようにする。両上肢は下垂しておく。

セラピストは柔らかさの異なる3種類のスポンジを用意して左右の肩甲骨の背部や骨盤の背部にスポンジを挿入する。そして、他動的に患者の体幹を壁に向かってゆっくりと押す。スポンジの弾力性を背中で識別するためには体幹を矢状面と水平面で細分化する必要がある。また、その細分化に不必要な筋は弛緩させなければならない。この体幹の背部でスポンジの弾力性を比較する治療は次のような手順で進める（図15.13）。

① 接触部位を識別させる
② 柔らかさの異なるスポンジを左右の同一部位に挿入して圧の違いを識別させる

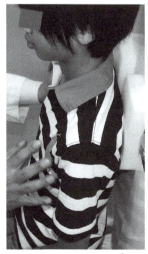

図15.13 立位での体幹の細分化（矢状面と水平面）

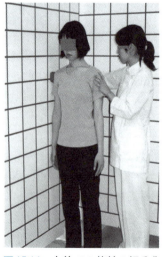

図15.14 立位での体幹の細分化（前額面）

③柔らかさの異なるスポンジを複数部位に挿入して圧の違いを比較させる

　患者は体幹の触覚、圧覚、運動覚情報を収集して差異を識別しなければならない。そのためには、肩甲骨の動きを細分化しなければならない。また、左右の肩甲骨の背部に挿入されたスポンジの弾性を識別するために上部体幹の回旋が生じることもある。それに対応して骨盤が一緒に回旋しないようにする。

　この治療によって他動運動による体幹上部(肩甲帯)の細分化が可能になれば、体幹の自動運動によって左右のスポンジの差異を識別させる。また、脊柱からのスポンジの距離を変えて左右の接触空間を比較させながら体幹の正中線を再構築してゆく。なお、自動運動による治療では体幹の予測的姿勢制御を求めることになる。

　次に、同様の体幹への訓練を、垂直な壁に体幹側面の肩や骨盤を接触させて行う。これは体幹の前額面での細分化を求める訓練である。最初に健側の肩の側方にスポンジを接触させ、後に患側の肩の側方に接触させる。また、最初に健側の骨盤の側方(大転子)にスポンジを接触させ、後に患側の骨盤の側方に接触させる。その後、自動運動によって同様の訓練を試みる。患者は体幹の自動運動によって、身体の正中線と重心線の垂直性を比較してゆく(図15.14)。

　この体幹の側面でスポンジの弾力性を識別する訓練は、他動運動でも自動運動でも一側下肢に体重が移動する。その荷重の変化や重心移動を足底で予測的に知覚するとともに、その重量の変化に応じた下肢筋の予測的姿勢制御による筋収縮の調整が求められる。

■立位での体幹と上肢の細分化

　患者は立位で閉眼する。セラピストは患側上肢の他動運動で複数の円の運動軌道をゆっくりと追跡させる。これは立位での上肢の到達機能の使用であるが、肘関節を伸展位に保持しているため、肩関節の運動によって円の直径を識別しなければならない空間問題となっている。また、これは立位で体幹と上肢の分離を要求している(図15.15)。

　まず、上肢のリーチング(肩の屈曲、外転)によって手指の先端が円の運動軌道に届く位置に道具を配置して行う。この場合、患者は体幹の到達機能を参加させる必要はない。円の直径の識別は肩関節の動きで知覚できる。体幹は直立立位の保持に参加している。

　次に、道具を上肢の長さより遠くに配置して同じ訓練を行う。この場合、患者は直立立位を保持した状態で肩甲帯の動きを肩関節の運動方向に参加させる必要がある。体幹の水平面での

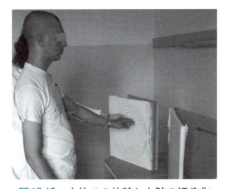

図15.15　立位での体幹と上肢の細分化

回旋を生じさせてはならない。

次に、道具をより遠くに配置して同じ訓練を行う。この場合、患者は肩甲帯と肩関節の運動方向に体幹の到達機能を参加させる必要がある。骨盤を水平面で回旋させずに、上部体幹の脊柱の到達運動を連動させる。

この訓練は、健側上肢の他動運動によって行うこともできる。重要なのは、立位における脊柱、肩甲骨、上肢、骨盤、下肢の細分化である。特に、肩甲帯周囲筋の「弛緩」が求められる。また、下肢による立位姿勢制御も求められている。道具を配置する距離や方向が患者の能力に見合っていなければ、すぐに立位姿勢が不安定になり、体幹が動揺して上肢に放散反応が出現してしまう。立位での体幹の細分化の精密度と立位姿勢保持の調節が同時に必要な難易度の高い課題である。この能力が高まれば、立位での行為に体幹の到達機能が連動してくる。

将来的には、開眼し、健側上肢の自動運動で行うこともできるが、患側上肢の自動運動で行うことは難しい場合が多い。

■立位での体幹と骨盤の細分化

患者は平行棒内で可能な限りの直立立位を保持する。上肢を使って上半身を安定させる。その状態でセラピストはスポンジを骨盤の側方に接触させ、側方への股関節ストラテジーを使ってスポンジの弾性を識別させる。スポンジを識別するためには重心の側方移動の制御が必要である。この訓練は立位で体幹と骨盤の細分化を求めている（図15.16）。

この時、患者は頭部と体幹の正中線が側方移動しないようにする。頭部と体幹は動かさず、骨盤の側方移動によって重心移動を調節する。床に全面接地した足底で重心移動の方向を知覚することも重要である。下肢筋の足関節ストラテジーと股関節ストラテジーの組み合わさった筋収縮の微調整が求められる。

■立位での予測的姿勢制御のための訓練

立位バランスのためには外乱に対する予測的姿勢制御が必要である。また、自発的な立位姿勢制御においても予測的姿勢制御が必要である。立位での予測的姿勢制御は重心移動の方向、距離、強度、速度などに対応した体幹の立ち直り反応として出現する筋収縮シークエンスであ

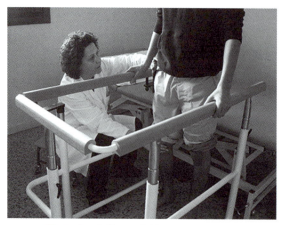

図15.16　立位での体幹と骨盤の細分化

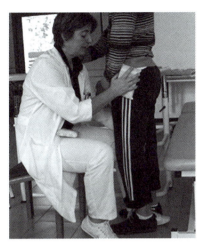

図15.17　前額面の立位バランスにおける骨盤と体幹の予測的姿勢制御

る。しかしながら、片麻痺患者にとって立位での予測的姿勢制御は困難なことが多い。

そこで立位での予測的姿勢制御のための訓練を次の手順で行う。

① 立位を保持した患者に対してセラピストがスポンジを体幹や骨盤に接触させる
② スポンジの硬さ（柔らかさ）の差異を識別させる
③ スポンジの圧の方向を識別させる
④ 複数のスポンジの硬さと圧の方向を比較させる
⑤ 立位バランスでの重心移動と体重分配を制御する

（a）前額面（左右）の立位バランスにおける骨盤と体幹の予測的姿勢制御

患者は可能な限り直立立位を保持する。立位が不安定であれば患者の手をセラピストの肩に軽く接触させて置いておく。平行棒を手で保持している状態より立位バランスが求められる。

この状態でセラピストはスポンジを骨盤の側方に接触させて圧を加え、硬さと圧の方向を識別させる。患者は静的な立位を保持しているが、前額面上での左右方向への足関節ストラテジーや股関節ストラテジーを使って予測的姿勢制御しなければならない。足底での重心の側方移動の知覚も必要となる（図15.17）。

この時、頭部と体幹の正中線が側方移動しないようにするのは平行棒内立位での立位バランス訓練と同様である。また、同様に頭部と体幹は動かさず、自発的な骨盤の側方移動によって微妙な重心移動を調節する。床面に全面接地した足底で重心移動の方向を知覚する時、その移動方向と移動距離を問うこともできる。

この治療は骨盤だけでなく、両肩にスポンジを適用して自動運動でも行うことができる。患者は直立立位を保持しながら、体幹上部で2つのスポンジの弾性と圧の方向を比較する。前額面上での下肢筋の足関節ストラテジーと股関節ストラテジーの組み合わさった、予測的姿勢制御による筋収縮の調整がより求められる。足底の左右方向への重心移動の知覚と両肩のスポンジの圧の知覚の変化を関係づけなければならない（図15.18）。

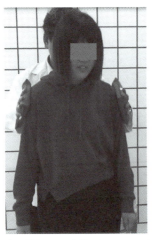 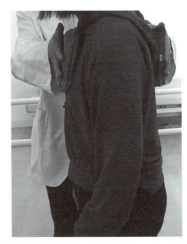

図15.18 前額面の立位バランスにおける体幹の予測的姿勢制御　　図15.19 矢状面の立位バランスにおける体幹の予測的姿勢制御

（b）矢状面の立位バランスにおける体幹上部の予測的姿勢制御

　患者の胸部と背中にスポンジを接触させて、2つのスポンジの硬さと圧の方向を比較する。患者は矢状面上での前後の立位バランスを維持しなければならない。この訓練では股関節ストラテジーは使用せず、足関節ストラテジーによる予測的姿勢制御を求める。患者は立位で体重を支持しながら、足底の前後方向への重心移動の知覚と体幹を介したスポンジの知覚の変化を関係づけなければならない。そのためには下腿三頭筋の伸張反射の制御が不可欠である。足底圧の変化にも注意を向ける必要がある（図15.19）。

（c）水平面の立位バランスにおける体幹回旋の予測的姿勢制御

　患者の一側の胸部（前方）と肩甲骨（後部）に2つのスポンジを接触させて、体幹回旋時の立位バランスの訓練を行う。この訓練では足関節ストラテジーも股関節ストラテジーも使わない。体幹の回旋の細分化のみを求める。

（d）両足部の位置関係を変化させての立位バランスの予測的姿勢制御

　左右どちらかの足部の位置を前方に出し、左右と前後の立位バランスの訓練を行う。セラピストはスポンジを骨盤の側方に接触させ、側方への足関節ストラテジーや股関節ストラテジーを使って、硬さを他動的または自動的に識別させる。

　スポンジの硬さを識別するためには足底での重心の側方移動の制御が必要となる。患者には左右の下肢での適切な体重の分配が求められている。前方に出している下肢への荷重は踵部で支持しなければならない。スポンジをさまざまな方向から骨盤に接触させて硬さを識別させることもできる。また、スポンジを両側から接触させて比較させることもできる。この訓練によって歩行の踏切り期への準備が始まる（図15.20）。

■立位での体重分配の識別

　立位で体重計を使って左右の体重分配の知覚を求める。最初は直立立位で2台の体重計を用

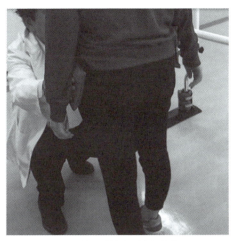
図 15.20　両足部の位置関係を変化させての立位バランスの予測的姿勢制御

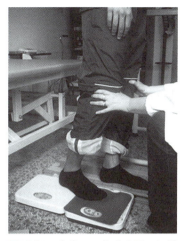
図 15.21　立位での体重分配の知覚

いて左右の足部の下に置いて比較させる。足底は体重計に全面接地する。次に、4台の体重計を用いて左右の足部の前部と後部に置いて比較させる。

　その上で、患側下肢の足部を後方に位置させ、歩行の踏切り期の状態で足部の下に体重計を2台置き、前足部と後足部の荷重量の差異の知覚を求める。体重は健側下肢に3/4ほど荷重し、患側下肢に1/4ほど荷重する。セラピストの膝関節保持への介助が必要かもしれない。足関節の背屈が要求されるため、患側の足部が後方に配置できないことがある。また、患側下肢に1/2荷重すると、下腿三頭筋の筋緊張が制御できないために前足部への荷重が過度になる。その患側の足部の位置は患者の踏切り期としては不適切である。その位置では適切な踵離床ができない（図15.21）。

　そこで、前足部と後足部の比率が均等か、あるいは後足部の踵で荷重することのできる患側下肢の足部の位置を探す。その位置が踏切り期の位置とする。そして、患者に骨盤をわずかに前後移動させながら、前足部と後足部の体重分配の比率を変化させるように指示する。患者はその変化を足底圧の変化として感じ取らなければならない。

■立位における踏切り期の空間アライメント

　特に重要なのは、立位における踏切り期の空間アライメントとして体幹の直立性を保持しておくことである。常に股関節の上方に肩関節が位置している状態を保つようにする。

　患者はゆっくりと膝関節を屈曲させ、踵を離床させ、足の中足指節関節（MPJ）を伸展させ、前足部（小指球と母指球と母指を結ぶ三角形）で荷重を支える。股関節を外旋して足部のウィップ（回旋）を起こさないようにする。あくまでも膝関節の屈曲によって踵の離床を促すことが大切である。これによって、歩行における患側下肢の踏切り期の運動が細分化される。

　また、片麻痺患者では踏切り期の後に「分廻し歩行」が生じやすいが、その原因は踏切り期（踵離床期）に骨盤を挙上して足部を持ち上げようとするからである。そして、その骨盤挙上に伴って体幹の側方傾斜が必発する。これを制御するためには、必ず体重支持側である健側の股関節の上方に健側の肩関節を位置させる。また、踏切り期の骨盤は患側が下降していなければ

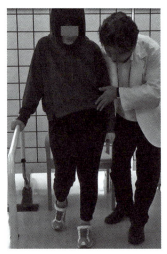

図15.22　立位における踏切り期の空間アライメント
患側…前足部接地、踵離床、膝屈曲、骨盤下降
健側…体重移動時の足－股－肩の垂直性

ならない（図15.22）。

　正しい歩行の踏切り期のためには、骨盤を挙上することなく、「体幹の直立位の保持」－「健側下肢の股関節を垂直軸とした骨盤の前方回旋」－「患側下肢の膝関節屈曲」－「踏切り期の後足部から前足部への荷重の知覚」－「MP関節の伸展」が連動しなければならない。セラピストは、それらの準備状態の一つとして立位での体重分配の知覚の精密化を求める。

　こうした立位バランスのための訓練のすべては「歩行再教育の準備状態（レディネス）をつくる」ためのものである。

15.5　歩行

■直立二足歩行と体幹の崩れ

　人間の歩行は「直立二足歩行」である。したがって、歩行の治療の目標は直立二足歩行の再学習である。

　座位、起立、立位での体幹の機能システム（対称機能、垂直機能、支持機能、到達機能）と下肢の機能システム（推進機能、到達機能、緩衝機能、支持機能）の回復を目指す治療によって片麻痺の異常歩行は著しく改善する。

　一方、体幹が崩れた状態で歩行の治療を試みても上手くいかない。たとえば、片麻痺では矢状面での体幹の前屈が生じやすい。同時に下腿三頭筋の伸張反射の異常による足関節の底屈が生じやすい。その結果として重心線（床反力）が膝関節の前方を通過して「反張膝歩行」が出現すると歩行の回復は難しい。この場合、セラピストは体幹の垂直性の保持と足関節ストラテジーの制御が歩行の運動再教育の鍵だと肝に銘じておくべきである。つまり、体幹が前屈位のままでは直立二足歩行は回復しないということである（図15.23）。

　また、前額面ではトレンデレンブルグ歩行（骨盤傾斜）に伴う体幹の側屈を生じやすい。これ

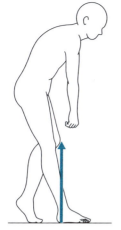

図15.23　体幹の前屈と反張膝歩行
床反力が膝関節の前方を通る

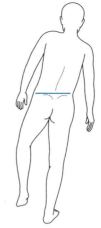

図15.24　体幹の側屈とデュシェンヌ歩行

をデュシェンヌ歩行(微候)という。一本杖の使用である程度は改善するが、骨盤は傾斜したままである。これは骨盤を水平保持する中殿筋の反作用と脊柱を垂直化する腰方形筋の反作用の欠如(筋収縮不全)が原因である(図15.24)。

15.6　歩行時の体幹のグライダー機能

■ 前方へのスムーズな体幹の水平滑走

　体幹と直立二足歩行の関係において最も重要なのは、「体幹のグライダー機能(glider function of trunk)」である。体幹のグライダー機能とは、「前方へのスムーズな体幹の水平滑走」のことである。

　大空を滑るように飛ぶことを「滑空」という。鳥が広げた羽を動かさないで飛んでいる姿は誰でも見たことがあるだろう。また、空気よりも重いが動力なしで空を飛ぶことのできる飛行機を「グライダー(glider)」という。誰でも紙飛行機をつくって手で飛ばしたことがあるだろう。

　そうしたスムーズな動きは「空中滑走」とも呼ばれる。通常は重力の影響によって地面に対して傾斜方向に下降してゆくが、前方や側方から風を受けると上昇したり旋回したりすることもある。鳥や紙飛行機には重力や風と相互作用するグライダー機能がある。

　Muybridgeによる直立二足歩行の連続写真を見てみよう(図15.25)。歩行の動力は地面と相互作用する下肢の動きが生み出している。一方、体幹は動かずに空中滑走している。この前方へのスムーズな移動が体幹のグライダー機能である。

　Elftmanは直立二足歩行する人間の身体を「パッセンジャー(passenger)」と「ロコモーター(locomotor)」の2つに区分している。パッセンジャーとは上半身のことであり、ロコモーターとは下半身のことである。

　つまり、運ばれるのは体幹であり、運ぶのは下肢である。Elftmanはパッセンジャーを

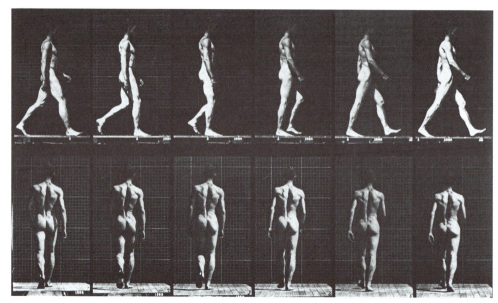

図15.25 体幹のグライダー機能 (Muybridge E：The human figure in motion. Dover Publications, New York, 1955 より)

「HAT（Head, Arm, Trunk）」と呼んでおり、その機能として①ロコモーター上での体幹の垂直性、②ロコモーター上を前進する体幹のグライダー機能、③体幹の安定化による視線の動揺のコントロール を挙げている。

一方、ロコモーターは骨盤、大腿、下腿、足部、足指の動きで構成され、その機能として①立位の安定性の維持、②接地時のショック吸収、③前方への推進力の生成、④エネルギーの温存 を挙げている。

このように直立二足歩行においては体幹の直立性に準拠した体幹のグライダー機能がきわめて重要である。もし、歩行時に体幹が動揺すれば安定した視線の確保ができなくなってしまう。

この点についてBerthozは「歩行する時、どこへ行くかは視覚が決め、どのように行くかは体性感覚が決める」と述べている。歩行時の体幹のグライダー機能は体性感覚制御だが、視覚の安定性に寄与しているのである。

また、体幹が少しでも前屈、側屈、回旋して直立性が崩れれば、下肢には体幹の重量を支える関節モーメントに対応した筋収縮が要求されてしまい、歩行のための筋収縮シークエンスが乱れてしまう。それが片麻痺の「分廻し歩行」、「トレンデレンブルグ歩行」、「シザーズ歩行」、「ウィップ歩行」、「反張膝歩行」、「内反尖足歩行」などの異常歩行である。

一見、直立二足歩行において体幹は静止状態に見えるが、体幹のグライダー機能は進化の頂点に位置する高度に学習された運動の一つである。その運動制御は大脳基底核と大脳皮質の高次神経ネットワークを反映した巧緻運動である。

かつて、Sherringtonが「姿勢は影のように運動に寄り添う（Posture follows movement like a shadow）」と言ったことを思い出しておこう。この言葉は「体幹は影のように歩行に寄り添う」と言い換えることができるだろう。セラピストはすべての片麻痺患者の「体幹のグライダー機能」の回復に挑戦すべきである。

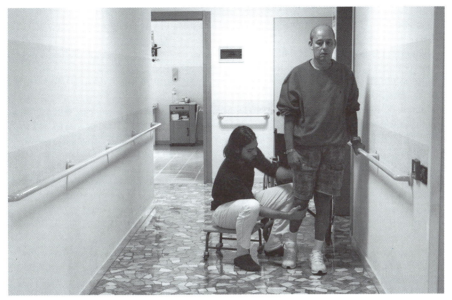

図15.26　直立二足歩行の再学習　(Perfetti C, et al.：Il corpo la storia la vita: il centro studi di riabilitazione neurocognitiva di Santorso: il lavoro, la formazione, la ricerca. Centro studi Villa Miari, 2007 より)

15.7　歩行のための治療

■体幹の垂直位を維持した歩行の再教育を行う

　リハビリテーションの臨床に"まなざし"を向けてみよう。平行棒や杖を使った「歩行練習」の頻度は高い。だが、それは下肢のリハビリテーションだと捉えられている。その思考のパラダイム転換を図る必要がある。体幹の回復が下肢の回復を導き、下肢の回復が体幹の回復を導くと考えるべきである。

　セラピストが治療的に介入する歩行練習は、体幹のグライダー機能の回復を目指す「歩行再教育」として計画する必要がある。体幹の機能を無視した単なる歩行練習は、たとえそれが再び歩くことで患者の感動を呼び起こすものであったとしても、適切な歩行再教育ではない。常に、体幹の垂直性をチェックしながら、一歩行周期の各相に対応した下肢の各関節の「空間情報」や足部と床面の相互作用による「接触情報」に意識的な注意を向けながら、直立二足歩行の再学習を行うべきである(図15.26)。

文献

1) Lombard WP：The action of two-joint muscles. American Physical Education Review 8(3)：141-145, 1903.
2) Millington PJ, Myklebust BM, Shambes GM：Biomechanical analysis of the sit-to-stand motion in elderly persons. Arch Phys Med Rehabil. 73(7)：609-617, 1992.
3) 星 文彦，山中雅智，高橋光彦，高橋正明，福田 修，和田龍彦：椅子からの立ち上がり動作に関する運動分析．理学療法学 19(1)：43-48, 1992.
4) Munton JS, Ellis MI, Wright V：Use of electromyography to study leg muscle activity in patients with arthritis and in normal subjects during rising from a chair. Ann Rheum Dis. 43(1)：63-65, 1984.
5) 宮本省三：片麻痺—バビンスキーからペルフェッティへ．協同医書出版社，2014.
6) Rizzello C：体幹に対する認知神経リハビリテーション．日本認知神経リハビリテーション学会・スペシャルセミナー（神戸），2012.
7) 宮本省三，八坂一彦，平田尚大，田渕充勇，園田義顕：人間の運動学—ヒューマン・キネシオロジー．協同医書出版社，2016.
8) Muybridge E：The human figure in motion. Dover Publications, New York, 1955.
9) Elftman H：The functional structure of the lower limb. In Klopsteg PE, et al. (eds.)：Human limbs and their substitutes. p.411-436, McGrow-Hill, New York, 1954.
10) Berthoz A（Weiss G (tr.)）：The brain's sense of movement. Harvard University Press, 2000.
11) Sherrington CS：Decerebrate rigidity, and reflex coordination of movements. J Physiol. 22(4)：319-332, 1898.
12) Perfetti C, Chiappin S, Borgo L：Il corpo la storia la vita: il centro studi di riabilitazione neurocognitiva di Santorso: il lavoro, la formazione, la ricerca. Centro studi Villa Miari, 2007.

あとがき　体幹の回復への歩みを止めてはならない

　21世紀の現在、世間では「体幹トレーニング」が流行している。書店の健康増進やスポーツのコーナーには体幹のストレッチ、筋力増強、ボールセラピーによる姿勢バランス練習などを推奨する書籍が数多く並んでいる。また、リハビリテーションの世界でも片麻痺の体幹筋の弱化を確認する研究が数多く発表され、各種の機器を使った体幹トレーニングが推奨されている。だが、こうした体幹トレーニングは体幹の筋収縮に「量」を求め、「質」を求めていないように思われる。なぜなら、脳の「意識(consciousness)」が筋収縮の発揮のみに向けられているからである。

　そこには人間の「随意運動(voluntary movement)」は「意志(will)」の発動による筋収縮の発揮だとする"思い込み"がある。その強固なイメージはDescartesの心身二元論をルーツに、一般市民、スポーツ選手、医師、リハビリテーション医療で働くセラピスト(理学療法士、作業療法士、言語聴覚士)、患者、脳科学者、運動制御と運動学習の研究者に至るまで広く普及しており、ある種の社会文化的な思想となっている。この意志とは、身体への「運動指令(motor command)」のことであり、その結果が筋収縮である。したがって、精神が身体を操るのであり、強い意志があれば強い筋収縮が発揮されると考える。つまり、意志と筋収縮は量的に相関することが前提となっている。

　しかしながら、それは「行為(action)」においては通用しない。何かの目的ある行為をする時、強い意志があれば行為に必要な運動プログラムに準拠した筋収縮が発揮されるわけではないからだ。意志が強ければ行為ができると考えるのは甘い幻想にすぎない。意志が強ければ誰でも外国語を話せるわけではないし、ピアノを弾けるようになるわけではないし、スポーツ技能が向上するわけではない。失語症患者が話せるようになるわけではないし、片麻痺患者が座位、起立、立位、歩行時の正しい筋収縮を発揮できるわけではない。行為のためには脳を使って筋収縮に質を求める必要がある。

　そのためには脳の「意識」を筋収縮の発揮ではなく、行為を生み出す以前の「認知過程(知覚、注意、記憶、判断、言語、イメージ)」に向けなければならない。その「心的操作(mental operation)」の質が筋収縮の質と相関する。ここで強調している「意識」とは、単なる覚醒ではなく、「意識の志向性」のことである。「志向性(intentionality)」とは、Husserlが「意識は常に何ものかについての意識である」と定義しているように、「意識が何かに向かう」という意味である。

　また、「意志」と「志向性」は違う。意志は「やる気(motivation)」のようなもので、志向性とは脳の認知過程が世界の何かに向かうことである。たとえば、身体空間、身体周辺空間、身体外空間の何かに意識の志向性を向けて、行為を準備し、予測し、選択し、決定し、発動し、行為の予測と結果を比較照合することである。また、そうした行為の心的操作の中に「意図(intention)」が生まれる。つまり、意識の志向性が意図をつくり出すのであり、行為の質は意志ではなく意図によって改変するのである。

　このように考えると、片麻痺患者の体幹に「体幹トレーニング」は適用すべきでないことが理解できるはずだ。片麻痺患者には体幹の運動麻痺や感覚麻痺が生じている。行為のために体幹をどのように動かせばよいのかわからないと解釈すべきである。そんな状態に陥っている片麻痺患者に、強い意志を喚起させて体幹への運動指令や筋収縮を要求しても回復しない。問題の本質は意志の喚起ではなく意図の想起のあり方に潜んでいる。

　そして、この問題の本質に片麻痺患者が自分で気づくのは困難だ。だから、こんな風に問うべきだろう。一体、誰が行為の意図の想起のあり方を教えるのか？　あるいは、一体、片麻痺の体幹を回復へと導くことができるのは誰なのか？

　既に、100年以上も前にBeevorは片麻痺患者の体幹の筋収縮を研究している。50年前にはBrunnstromやBobathが体幹の回復を目的とした運動療法を開始している。25年前にはDaviesやCarrとShepherdが手技的に展開している。そして、同じ頃、Perfettiが体幹に対する認知運動療法を開発している。

だが、そんな歴史的展開にもかかわらず、現在のリハビリテーションの臨床には「体幹の崩れ」が発生している片麻痺患者が大勢いる。それはセラピストが体幹の回復を達成していないことを意味する。この現実は重い。片麻痺患者は自己の体幹の重さを感じ取れないが、同様にセラピストが自己の治療の重さを感じ取れないのでは話にならない。もっと、その重さに痛みを感じなければならない。もっと、リハビリテーションは臨床の現実を直視すべきだ。21世紀のリハビリテーションは、その現実に"まなざし"を向けることから再出発しなければならないだろう。現実を乗り越え、新たな挑戦の旅を始めるべきだろう。

　そんな再出発に誘うために、もう少し片麻痺の体幹について語っておこう。最も重要なのは、心身二元論からの脱却と同時に、体幹を使って行為することがリハビリテーションだとする思考から脱却することだ。そうではなく、行為を生み出すために体幹をどのように使うかを知ることがリハビリテーションなのである。「人には魚を与えるのではなく、魚の釣り方を教えなければならない」という中国の諺と同じだ。そして、それを実現するためには行為の心的操作を担う認知過程の再組織化が不可欠である。行為は意図的な運動であり、それは脳の認知的な運動制御のメカニズムに根ざしている。片麻痺の体幹に対するリハビリテーションは、「脳のなかの体幹」の神経可塑性に働きかける「教育−学習アプローチ」であるべきだ。

　そして、体幹は「身体の中心」であると同時に「行為の中心」でもある。人間のすべての行為に体幹は連動している。したがって、座位、起立、立位のリハビリテーションのみならず、手の作業や歩行のリハビリテーションにおいても、決して体幹を忘れてはいけない。

　体幹の動きは粗大で、手足の動きは巧緻だとするのは誤っている。行為における体幹の動きは「運動スキル」に満ちている。行為は音楽のようなものであり、「柔らかな体幹」の動きによってメロディ、ハーモニー、リズムがつくられる。脳は筋肉のことなど何も知らない、運動を知るだけである (Jackson, 1889)。しかし、人間は無数の「運動の自由度」を奏でることができる(ベルンシュタイン問題)。脳は身体のすべての運動を同時的に制御できる(Perfetti, 1998)。それは一つの奇跡なのだ。

　また、行為は「世界に複数の意味を与える」ことによって生み出されている。体幹は「知覚スキル」に満ちている。単に何かを感覚するのではなく、行為に必要な感覚モダリティ（視覚、聴覚、体性感覚〔触覚・圧覚・運動覚・重量覚〕）の優先度に応じて、「どこの空間」と「何の空間」に準拠して世界を知覚する。人間は物体の特徴を多感覚統合によって結びつけて正確に知覚する(バインディング問題)。その知覚した世界に主体が意味を与えることで、「どのように動くか」という「意図(intention)」が誕生する。それは一つの奇跡なのだ。

　つまり、行為は「運動と知覚のリンケージ(認知過程の連鎖)」と「意識の志向的な関係性(意図の選択)」に根ざしている。体幹が運動することは知覚することである。体幹が知覚することは運動することである。また、行為は意図の想起に始まり、結果の確認で終わる (Perfetti, 2014)。行為の意図には予測的な運動イメージや知覚イメージが含まれている。セラピストは、関節可動域、筋力、反射、反応、空間アライメント、動作だけではなく、行為における体幹の認知過程と意図を治療しなければならない。行為のための体幹の運動スキルを治療しなければならない。

　体幹は「世界内存在」(Heidegger, 1927)であり、体幹と世界の間には、目に見える「物理的な関係性(生体力学的な関係性)」だけでなく、目に見えない「認知的な関係性(意味的な関係性)」が無数の網目のように絡み合っている。その網目の糸が「神経(neuron)」であり、糸の結び目が「認知(cognition)」である。セラピストには見えないものを見ることが要求される。人間は「認知の絆」を生きるのであり、片麻痺患者が体幹と世界の相互作用に複数の意味を与えることで行為は回復してゆく。それは奇跡ではなく、セラピストの仕事である。

　リハビリテーションは片麻痺の体幹の回復への歩みを止めてはならない。もっと、セラピストは片麻痺の体幹の行為、機能、情報を精密に治療すべきである。新しい体幹のリハビリテーションの可能性を探求すべきである。そして、日々の臨床での光景から、退院後の家庭での生活から、体幹の崩れを消し去るべきである。

最後に、本書について触れておこう。体幹を理解し、体幹を治療することの重要性を教えてくれたのは、体幹が崩れた片麻痺患者だった。本書には僕の個人的な片麻痺の体幹に対するリハビリテーションの考え方と治療の実際が色濃く反映されている。その意味で内容の責任が僕に帰属することは自覚している。特に、セラピストが何を考え、どのように治療すれば、片麻痺患者が正しい座位、起立、立位を再学習できるかをイメージしながら書いた。

　健常者であれば、座位で体幹を左右対称にし、垂直位を保持し、傾斜位でも支持し、体幹と上肢をリーチングして机の上の物体を取ることは簡単である。座位から起立し、立位を取ることも簡単である。しかし、その簡単なことが片麻痺患者には難しい。決してすべてできないわけではないが、それらの行為を正しく遂行することが難しい。一人一人異なる病態としての異常な筋緊張の亢進や感覚麻痺の存在が、高次脳機能障害の合併が、正しい座位、起立、立位の再学習を妨げるからである。片麻痺患者の脳は身体のすべての運動を同時的に制御できない状態に陥っている。

　その身体の動きの空間的、時間的、強度的な同時性の乖離に戸惑いつつも、体幹を少しでも回復へと導くために、セラピストとして何を考え、具体的にどのように治療すれば、より改善が得られるかの経験を紹介した。その内容の良し悪しは読者に委ねられるが、個人的な評価は明らかに「まだ不十分」である。なぜなら、まだすべての片麻痺患者の体幹の回復は達成できていないからである。それから片麻痺患者の一人称言語記述が分析されていない。セラピストは片麻痺患者が体幹をどのように意識経験しているのかを知るべきだ。だから、もっとよい治療があると思う。

　ただ、片麻痺患者が正しい座位、起立、立位を再学習するために、セラピストがそれを再教育するために、これだけ多くの論議すべきことがあるということ自体が、体幹のリハビリテーションの可能性なのだと呟いておきたい。

　また、直立座位は人間の進化の頂点だが、セラピストは決して片麻痺患者の直立座位の再獲得だけで満足してはならない。直立座位が再獲得されていても、セラピストが患側の肩関節外転を他動運動すると直立座位が崩れてしまうことがある。これは肩関節外転に伴う大胸筋の伸張反射が制御できないからである。同じ直立座位でセラピストが患側の股関節屈曲や膝関節伸展を他動運動すると直立座位が崩れてしまうこともある。これはハムストリングスの伸張反射が制御できないからである。

　あるいは、閉眼した直立座位で、セラピストが肩や背中に手掌を接触させて、さまざまな方向にさまざまな圧を加える時、その外力の方向と強度を知覚しつつ直立座位を維持することを要求してみよう。多くの片麻痺患者は予測的姿勢制御が困難で直立座位は崩れてしまう。これは殿部での重心移動と体重分配の知覚が精密化できていないからである。

　このように、一見、直立座位が再獲得できているように見えても、直立座位の再学習（自由度）は達成されていないことが多い。セラピストは、こうした直立座位の詳細な問題点を発見し、それを解決するための治療を立案することができる。そこに行為を生み出す体幹のリハビリテーションの重要性があると大声で叫んでおきたい。

　人間の体幹は謎に満ちている。体幹の動きは、人間が生きた来歴として、脳のなかの記憶としても存在している。もっと想像力を働かせて、体幹を世界の中心に存在する「私（自己）」であると仮定してみよう。その私は体幹の中にどれだけの関節と筋が存在するのか知らないにもかかわらず、体幹を「自由」に動かして生活しているではないか。だとすれば、片麻痺患者の体幹に対するリハビリテーション治療は、「私の自由」を取り戻すための意味と価値を有していることになる。

　私の自由とは行為が選択できるということだ。意図的に体幹と世界がコミュニケーション（対話）する多様性をもつということだ。片麻痺患者の体幹は固く行為の選択肢が少ない。一方、健常者の体幹は柔らかく行為の選択肢が多い。この行為の選択の差異を無くし、固い体幹を柔らかな体幹へと変化させてゆくために、「脳のなかの体幹」を再組織化するのが体幹のリハビリテーションの核心だと思う。

　片麻痺の体幹を治療することは「人間が自由に生きること」へと拡張している。今、僕は、そんな風に体幹のリハビリテーションを捉え始めている。

イタリア・サントルソ認知神経リハビリテーションセンターのCarlo Perfetti教授、Franca Pantè先生、Carla Rizzello先生、Marina Zernitz先生に感謝する。本書はイタリアの友人たちの果実である。高知医療学院と愛宕病院リハビリテーション科のスタッフに感謝する。臨床や症例検討会で写真撮影を許可して頂いた方々に感謝する。

　協同医書出版社の中村三夫社長、編集者と制作を担当して頂いた方々に感謝する。本書の以前には、拙著『片麻痺─バビンスキーからペルフェッティへ』（協同医書出版社, 2014）が存在する。その上で、本書は『片麻痺を治療する［Ⅰ］体幹』として企画されたものである。今後は『片麻痺を治療する［Ⅱ］上肢』、『片麻痺を治療する［Ⅲ］下肢』の3冊シリーズとなる予定である。

　パリのルーブル美術館でリベーラの《エビ足の少年》を見たのは26歳の時だった。もう随分前のことで記憶は淡い。だが、僕は今でも「片麻痺を治療する」という夢を見ているし、現実の厳しさも知っているつもりだ。その夢と現実をあなたと共有できれば幸いである。

宮本省三
2018年7月28日

宮本 省三（みやもと しょうぞう）

1958年、高知県に生まれる。
1981年に高知医療学院理学療法学科卒業。1983年には同学院講師となり、現在は学院長。
1990年にイギリス、フランス、イタリアにて研修。2000年より日本認知運動療法研究会(現、日本認知神経リハビリテーション学会)の会長を務める。2004年にはイタリア・サントルソ認知神経リハビリテーション・センターにて研修。「認知運動療法」の提唱者であるイタリアの神経内科医 Carlo Perfetti（カルロ・ペルフェッティ）の著書の翻訳、教育・研修コースを実施するなど、日本における脳科学、身体哲学、認知科学を融合させたリハビリテーション治療の開発と普及に取り組んでいる。

［単著］『片麻痺—バビンスキーからペルフェッティへ』『恋する塵—リハビリテーション未来圏への旅』(協同医書出版社)、『リハビリテーション・ルネサンス—心と脳と身体の回復　認知運動療法の挑戦』(春秋社)、『リハビリテーション身体論—認知運動療法の臨床×哲学』(青土社)、『脳のなかの身体—認知運動療法の挑戦』(講談社)、他。

［共著］『人間の運動学—ヒューマン・キネシオロジー』『認知とは何か』(協同医書出版社)、他。

片麻痺を治療する［Ⅰ］
体幹——座位、起立、立位のリハビリテーション

2018年9月13日　初版第1刷発行©
2021年6月23日　　第3刷発行
定価はカバーに表示

著　者　宮本省三
発行者　中村三夫
発行所　株式会社 協同医書出版社
　　　　〒113-0033　東京都文京区本郷 3-21-10
　　　　電話 03-3818-2361　ファックス 03-3818-2368
　　　　郵便振替 00160-1-148631
　　　　http://www.kyodo-isho.co.jp/　E-mail：kyodo-ed@fd5.so-net.ne.jp
ＤＴＰ　　Kyodoisho DTP Station
印刷所　永和印刷株式会社
製本所　永瀬製本所

ISBN 978-4-7639-1084-4

JCOPY 〈(社)出版者著作権管理機構 委託出版物〉
本書の無断複写は著作権法上での例外を除き禁じられています。複写される場合は、そのつど事前に、(社)出版者著作権管理機構(電話 03-5244-5088, FAX 03-5244-5089, e-mail:info@jcopy.or.jp)の許諾を得てください。

本書を無断で複製する行為（コピー、スキャン、デジタルデータ化など）は、「私的使用のための複製」など著作権法上の限られた例外を除き禁じられています。大学、病院、企業などにおいて、業務上使用する目的（診療、研究活動を含む）で上記の行為を行うことは、その使用範囲が内部的であっても、私的使用には該当せず、違法です。また私的使用に該当する場合であっても、代行業者等の第三者に依頼して上記の行為を行うことは違法となります。